編著 渡邊 祐司
永山 雅子

図を見てわかる
膵疾患の MRI
知っておきたい撮像と読影・診断のポイント

日本メディカルセンター

◆著者略歴

・渡邊　祐司

1957 年　岡山県生まれ
1981 年　京都大学医学部卒業
1981-1982 年　京都大学医学部附属病院放射線科核医学科　研修医
1982-1986 年　愛媛大学医学部附属病院放射線科　助手
1986-1990 年　京都大学大学院　博士課程修了　博士号取得
1990-1992 年　ハーバード大学付属マサチューセッツ総合病院がんセンター　研究員
1992-1992 年　ハーバード大学付属ボストン子供病院放射線科　研修員
1992-2014 年　倉敷中央病院　放射線科主任部長　放射線センター長兼任
2014 年-現在　九州大学大学院医学研究院　分子イメージング診断学講座　教授

学会専門医

日本医学放射線学会放射線診断専門医
日本核医学会専門医
日本核医学会 PET 核医学認定医
日本脈管学会専門医

所属学会

日本医学放射線学会(評議員)
日本磁気共鳴医学会(代議員)
日本腹部放射線学会(評議員)
日本脈管学会(評議員)
日本核医学会(評議員)
RSNA(北米放射線学会)
ISMRM(国際磁気共鳴医学会)

・永山　雅子

1962 年　岡山県生まれ
1987 年　島根医科大学卒業
1987-1989 年　岡山大学医学部放射線科研修医
1989-2000 年　倉敷中央病院放射線科
2000-2001 年　トーマスジェファーソン大学放射線科
2001-2014 年　倉敷中央病院放射線科
2014 年-現在　香川労災病院第二放射線診断科　部長

学会専門医

日本医学放射線学会放射線診断専門医

所属学会

日本医学放射線学会
日本磁気共鳴医学会
日本腹部放射線学会
日本小児放射線学会
RSNA(北米放射線学会)
ISMRM(国際磁気共鳴医学会)

序　文

　本書は 2003〜2008 年の 6 年間にわたって膵臓・胆嚢・胆管を中心とした消化器の MR 診断について雑誌『臨牀消化器内科』に連載したものを土台として，とくに反響の大きかった膵臓について書籍刊行に至ったものです．膵臓の診療に関わる消化器内科・外科・放射線科の先生方や研修医諸兄，放射線技師を含め，膵臓 MR を学ぶ方々の "もっと知りたい" に応えて膵疾患理解の必携書となることをめざしました．MR 診断のポイントを簡潔明瞭に示し，典型的な所見を記憶しやすいように工夫してあります．MR 画像は高画質のものを約 850 コマ収載し，図中にコメントを加え，模式図を駆使して病変部の特徴をわかりやすく解説しています．また各疾患の概要について最新の情報やガイドラインを組み込み，診断に続く治療や経過観察にも役立つ内容としています．

　本書は臨床に重点をおき，先天異常，急性膵炎，慢性膵炎，自己免疫性膵炎，外傷，囊胞性腫瘍，膵管内腫瘍，充実性偽乳頭状腫瘍，膵神経内分泌腫瘍，膵癌，転移性膵腫瘍，膵悪性リンパ腫，膵周囲腫瘍，膵・胆道の血管病変の 14 章から構成されています．症例ごとに 1 ページあるいは見開きで内容を完結させてあるので見やすく，疾患ごとに目的の異常所見をどの MR シークエンスの画像で見つければよいか，囲み記事を使ってわかりやすく解説しています．そのため興味のある症例だけを拾い読みしても平易に理解できる組み立てになっています．典型的症例だけでなく，画像のバリエーションとして非典型例や，まれな症例も提示してあります．

　付録 1 として，病変画像の解剖を理解するために，正常構造の解剖図を各 MR シークエンスで逐一注釈を入れて掲載しました．また付録 2 として，MR 画像の基礎を 21 項目の Q&A にまとめ，臨床に必要な原理や画像の特徴，アーチファクトについて簡潔に要点を解説しています．MR 画像は多彩ですが，T1-in-phase 強調像・T1-out-of-phase 強調像・脂肪抑制 T1 強調像・脂肪抑制 T2 強調像・Heavy T2 強調像・ブラックブラッド脂肪抑制 T2 強調像・バランスシークエンス・拡散強調像のそれぞれの特性を理解して，各疾患でどの画像を重点的に読影すればより早く正しい診断に繋がるか，おわかりいただけると思います．

　本書は MR 画像の読影を短時間で習得したいという皆様のご要望に応えて，診断のエッセンスを凝縮し，本書の図を眺めていただければ MR 診断のポイントを一気に大摑みできるように構成してあります．膵 MR を難しいと感じている先生方も，所見について放射線診断専門医や他科医と議論することでお互いのレベルアップをはかり，さらに自ら MR 画像を読影・診断できるようになることを期待しています．また本書は膵疾患を網羅した一冊になっていますので，膵臓の総説書としても活用して頂ければ幸いです．

　最後に，この本を刊行するに当たり多大な労力を提供して頂いた(株)日本メディカルセンター　有田敏伸氏に深謝いたします．

2017 年 9 月

九州大学大学院医学研究院 分子イメージング診断学講座 教授

渡邊　祐司

香川労災病院第二放射線診断科 部長

永山　雅子

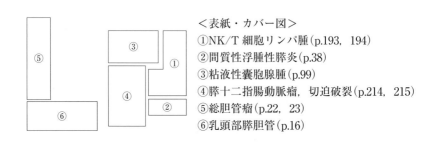

＜表紙・カバー図＞
①NK/T細胞リンパ腫(p.193, 194)
②間質性浮腫性膵炎(p.38)
③粘液性囊胞腺腫(p.99)
④膵十二指腸動脈瘤，切迫破裂(p.214, 215)
⑤総胆管瘤(p.22, 23)
⑥乳頭部膵胆管(p.16)

図を見てわかる 膵疾患の MRI─知っておきたい撮像と読影・診断のポイント

【目 次】

I. 膵胆管の先天異常 ··· 15

❶ Oddi 括約筋と乳頭部膵胆管正常像 ·· 15

◆乳頭部膵胆管の MR 所見／15
1. 共通管／16
2. 別開口／16
3. Oddi 括約筋機能不全(過緊張)／17
※NOTE：乳頭膨大部の読影手順／17
　　　　 膵胆管の重なり／17

❷ 膵胆管合流異常 ·· 18

① 胆管非拡張型／19
　症例 1) 鋭角合流型
　症例 2) 複雑合流型
② 先天性胆道拡張症／20
　症例 3) 囊腫型(総胆管囊腫)
　症例 4) 紡錘型
　症例 5) 肝外肝内胆管拡張型
　症例 6) 紡錘型：胆囊癌合併

❸ 総胆管瘤，膵管瘤，Santorini 管瘤 ··· 22

① 総胆管瘤／22
　症例 7) 総胆管瘤
　※NOTE：胆汁のジェット流による欠損像／23
② 膵 管 瘤／24
　症例 8) 膵管瘤
③ Santorini 管瘤(Santorinicele)／25
　症例 9) Santorini 管瘤

❹ 膵の発生と先天異常 ·· 26

① 膵管の正常変異／27
　1. 膵管のループ状変異／27
　2. 膵管の重複変異／27
② 膵管癒合不全(非癒合)／28
　1. 完全型／28
　2. 完全型疑い／28
　3. 不完全型(機能的膵管癒合不全)／29
　4. 膵管癒合不全(膵頭部癌合併例)／29
③ 輪 状 膵／30
　輪状膵の膵管／30
　症例 10) 輪状膵
④ 膵低形成(hypoplasia, partial agenesis)／32
　症例 11) 背側膵低形成(体尾部欠損)

5 異所性膵（迷入膵）／33
    症例 12） 異所性膵
    症例 13） 慢性膵炎合併の異所性膵

Ⅱ. 急性膵炎 35

原因／35　　臨床症状／35　　経過・予後／35　　分類／36
造影 CT による重症度判定と Grade 分類／36　　合併症／36
◆急性膵炎の MR 検査手順／37　◆急性膵炎の MR 所見／37

❶ 間質性浮腫性膵炎 38

症例 1） 間質性浮腫性膵炎：典型例，急性膵周囲液体貯留（APFC）
症例 2） 間質性浮腫性膵炎：限局性，軽症
※NOTE：MR による急性膵炎の評価／39
　　　　 間質性浮腫性膵炎の主膵管／39

❷ 壊死性膵炎 40

1 典 型 例／40
    症例 3） 壊死性膵炎：典型例，膵実質および周囲の急性壊死性貯留
    ※NOTE：CT での膵壊死の判定には造影剤を用いる／41
2 時間経過／42
    症例 4） 急性壊死性貯留（ANC）治癒過程

❸ 急性膵炎の合併症 43

1 感染合併症（感染性膵壊死）／43
    症例 5） 感染合併した急性壊死性貯留（気腫性膵炎）
    ※NOTE：MR 診断の弱点／43
2 被包化壊死（walled-off necrosis；WON）／44
    症例 6） 被包化壊死：典型例
    ※NOTE：被包化壊死（WON）の一般的事項／45
3 膵仮性囊胞／46
    症例 7） 慢性膵炎に合併した膵仮性囊胞：典型例
4 膵仮性囊胞内出血／48
    症例 8） 出血を合併した仮性囊胞：典型例
    ※NOTE：囊胞内への出血の確認所見：造影 CT／49
    　　　　 仮性囊胞内の出血の機序／49
5 仮性動脈瘤破裂／50
    症例 9） 急性膵炎後の経過中に合併し破裂した仮性動脈瘤：典型例
    ※NOTE：仮性動脈瘤の確認所見：造影 CT／51
    　　　　 仮性動脈瘤の発生部位と機序／51
6 瘻孔形成／52
    症例 10） 膵管癒合不全に合併した胃壁内瘻孔および縦隔内仮性囊胞
    症例 11） 膵癌に続発した膵仮性囊胞に合併する胃壁内瘻孔
7 急性腎不全／54
    症例 12） 間質性浮腫性膵炎に合併した急性腎不全：典型例

Ⅲ. 慢性膵炎 55

病理／55　　原因と分類／55　　症状／55
◆慢性膵炎の MR 所見／56

❶ 膵実質の萎縮と線維化 ·················· 57

慢性膵炎における膵実質の委縮，線維化の評価(4 例の比較)／57

❷ 主膵管と分枝膵管の狭窄と拡張 ·················· 58

症例 1) 膵管拡張，膵石・蛋白栓

❸ 膵石，蛋白栓 ·················· 59

① 膵石の移動／59

症例 2) アルコール性慢性膵炎：膵石の移動

② 膵石嵌頓／60

症例 3) 膵石嵌頓

③ 膵石嵌頓，慢性膵炎の急性増悪／61

症例 4) 膵石嵌頓による慢性膵炎急性増悪

❹ 総胆管狭窄・閉塞性黄疸 ·················· 62

症例 5) アルコール性慢性膵炎，閉塞性黄疸
※NOTE：膵石・蛋白栓の信号強度／63

❺ 慢性膵炎に伴う仮性囊胞 ·················· 64

症例 6) 原因不明の再発性慢性膵炎
※NOTE：原因不明の慢性膵炎／64

❻ 器質的原因による慢性膵炎 ·················· 65

症例 7) Billroth I 法再建に伴う慢性膵炎

❼ 特殊な慢性膵炎：Groove pancreatitis ·················· 66

症例 8) Groove pancreatitis
※NOTE：成因機序／67
鑑別診断：groove 領域癌／67

〔参考〕Brunner 腺過形成／68

症例 9) Brunner 腺過形成
※NOTE：類縁疾患：Brunner 腺過誤腫／69

Ⅳ. 自己免疫性膵炎 ·················· 71

1 型自己免疫性膵炎(type 1 AIP)／71　　2 型自己免疫性膵炎(type 2 AIP)／71
◆ AIP の MR 所見／72
※NOTE：AIP に特徴的なサインのまとめ／73

❶ 典型的な AIP ·················· 74

症例 1) AIP：典型例(分節型)

❷ 実質病変の特徴的 MR 所見：膵癌との鑑別点 ·················· 76

1. 正常部の混在：T1-speckled hyperintensity／76
2. DW 高信号の強弱混在，DW 高と T1-in 低の病変範囲の乖離／77
3. 造影ダイナミック早期相における Speckled enhancement／78
4. 遅延性濃染／78
※NOTE：DW の病変検出能／77
DW で検出できる他臓器所見／77
病変部の病勢と造影所見／78

❸ 主膵管の狭細化：特徴的所見とスペクトラム ··············· 79

　　1. びまん型：主膵管の狭細化像は複数カ所／79
　　2. びまん型：主膵管の狭細化像は複数カ所，硬化性胆管炎の合併／79
　　3. 分節型：主膵管の狭細化像は実質病変部に一致して複数カ所／79
　　4. 主膵管の狭細化の長さと実質病変の範囲の乖離／80
　　5. 主膵管壁・総胆管壁の造影増強所見／80
　　※NOTE：Duct-penetrating sign／80

❹ ステロイド治療による経過：MRCP，T1，造影 ··············· 81

　　症例2）ステロイド治療による主膵管と実質所見の変化
　　症例3）ステロイド治療による実質の異常信号の変化
　　※NOTE：ステロイド治療による変化から"治療前の異常所見"が判明することがある（後診断）／82
　　　　　　ステロイド治療後の線維化や萎縮／82
　　　　　　自然軽快する症例の報告がある／82

❺ 膵外病変と合併病変 ··············· 83

　　症例4）Mikulicz病合併（IgG4関連病変，AIPびまん型）
　　症例5）潰瘍性大腸炎合併（type 2 AIP）

V. 外傷性膵損傷　　85

　　一般的事項／85　　膵損傷の分類／85　　膵損傷の治療／86
　　鈍的外傷による膵損傷の成因／86　　外傷性膵炎の合併症／86
　　◆外傷性膵損傷のMR所見／86

❶ 膵断裂 ··············· 87

　　症例1）外傷性膵損傷（膵体尾部境界部の断裂）
　　※NOTE：主膵管損傷の判定／88

❷ 主膵管損傷 ··············· 89

　　症例2）主膵管断裂を伴った外傷性膵頸部損傷：膵仮性嚢胞の合併
　　※NOTE：主膵管損傷と液貯留／90

VI. 膵嚢胞性腫瘍　　91

❶ 漿液性嚢胞腺腫 ··············· 92

　　一般的事項／92　　形態・病理／92
　　◆漿液性嚢胞腫瘍のMR所見／92
　　※NOTE：漿液性嚢胞腫瘍の三つのタイプと信号強度：ピクセル当りの漿液と隔壁の割合がポイント／
　　　　　　92
　　症例1）漿液性嚢胞腺腫 Microcystic type：典型例
　　症例2）漿液性嚢胞腺腫，造影増強のない Microcystic type
　　症例3）漿液性嚢胞腺腫 Macrocystic type
　　症例4）漿液性嚢胞腺腫 Solid type

❷ 粘液性嚢胞腫瘍 ··············· 98

　　一般的事項／98　　病理／98　　肉眼的形態の特徴／98
　　悪性を示唆する所見／98
　　◆粘液性嚢胞腫瘍のMR所見／98
　　症例5）粘液性嚢胞腺腫：典型例

症例 6）粘液性嚢胞腺癌
※NOTE：粘液性嚢胞腫瘍の浸潤癌の診断／101

❸ 扁平上皮性嚢胞性腫瘍 ──────────── 102

１ 類表皮嚢胞／102
　一般的事項／102　　病理／102　　肉眼的形態の特徴／102
　◆類表皮嚢胞の MR 所見／103
　症例 7）類表皮嚢胞：典型例
２ 膵リンパ上皮嚢胞／105
　一般的事項／105　　病理／105　　肉眼的形態の特徴／105
　◆膵リンパ上皮嚢胞の MR 所見／105
　症例 8）膵リンパ上皮嚢胞：典型例
　※NOTE：ケラチンの特徴的な MR 所見／106
　症例 9）リンパ上皮嚢胞：充実性腫瘍類似症例
　※NOTE：MR 診断のポイント：漿液が少なくほとんどケラチンで充満するリンパ上皮嚢胞／108

VII. 膵管内腫瘍 ────────────────── 109

❶ 膵管内乳頭粘液性腫瘍(IPMN) ─────────── 109

　病理／109　　肉眼分類／109　　IPMN の組織型亜分類／109
　IPMN の悪性化／109　　治療と経過観察／109　　併存癌／109
　◆IPMN(IPMC)の MR 所見／110
　症例 1）IPMN 分枝型（腺腫）
　症例 2）IPMN 混合型（腺腫）
　症例 3）IPMN 主膵管型（腺腫）
　症例 4）IPMC：非浸潤性

❷ 膵管内管状乳頭状腫瘍(ITPN) ─────────── 116

　◆ITPN の MR 所見／116
　症例 5）膵管内管状乳頭腺癌：典型例
　※NOTE：膵管内管状乳頭腺癌の鑑別診断／118

VIII. 充実性偽乳頭状腫瘍 ─────────────── 119

　一般的事項／119　　分類／119
　◆SPN の MR 所見／120
　症例 1）SPN：典型例
　症例 2）SPN：液面形成
　※NOTE：出血変性の異常信号の機序／121
　※NOTE：液面形成(fluid-fluid level)／122
　症例 3）SPN：出血性壊死の所見が乏しい症例
　※NOTE：出血性変化が目立たない SPN の特徴／123
　症例 4）SPN：石灰化を伴う症例
　※NOTE：SPN と神経内分泌腫瘍との鑑別／124

IX. 膵神経内分泌腫瘍 ─────────────── 125

　一般的事項／125　　分類／125　　機能性神経内分泌腫瘍／126
　非機能性神経内分泌腫瘍／126
　◆膵神経内分泌腫瘍の MR 所見／127

❶ 機能性膵神経内分泌性腫瘍 ·· 128

　１ インスリノーマ／128
　　症例 1）単発性インスリノーマ
　　症例 2）多発性インスリノーマ（MEN 1 型）
　　※NOTE：MR による多血性充実性腫瘍の造影増強効果の判定／129
　　　　　　　MEN 1 型に合併する神経内分泌腫瘍／129
　２ ガストリノーマ／130
　　症例 3）ガストリノーマ
　　※NOTE：膵神経内分泌腫瘍は，DW で著明高信号／131
　　症例 4）十二指腸ガストリノーマ
　　※NOTE：ソマトスタチン受容体イメージング／133
　　　　　　　ガストリノーマでは，膵外，多発例，転移に注意！／133
　　　　　　　脂肪に囲まれた膵外 NET の T1-in, FS-T1 での描出／133
　３ グルカゴノーマ／134
　　症例 5）グルカゴノーマ
　　※NOTE：神経内分泌腫瘍の T1 低信号と FS-T1 等信号／134
　　　　　　　NET の T1 信号強度／135
　４ VIPoma／135
　　症例 6）VIPoma
　　※NOTE：NET における主膵管狭窄・途絶所見／136

❷ 非機能性膵神経内分泌腫瘍 ·· 137

　　症例 7）非機能性膵神経内分泌腫瘍（NET G1）

❸ 非典型的な膵神経内分泌腫瘍 ·· 138

　　症例 8）石灰化と硝子変性を伴う乏血性の悪性膵神経内分泌腫瘍（NET G2）
　　※NOTE：石灰化の検出／139
　　　　　　　石灰化を伴う膵腫瘍／139
　　症例 9）囊胞変性をきたした膵神経内分泌腫瘍（グルカゴノーマ）
　　※NOTE：囊胞性腫瘍の液体信号と DW 低信号 rim／141
　　　　　　　囊胞変性をきたした PNET の鑑別診断／141
　　症例 10）高度の主膵管狭窄をきたしたセロトニン産生膵神経内分泌腫瘍（カルチノイド G1）
　　※NOTE：セロトニン産生腫瘍（カルチノイド）に伴う主膵管の狭窄＋尾部側の拡張／143
　　症例 11）膵管内進展をきたした悪性膵神経内分泌腫瘍（NET G2）
　　※NOTE：膵管内進展する腫瘍／145
　　　　　　　主膵管内腫瘍進展—MRCP vs. ERCP／145

❹ 膵神経内分泌癌 ·· 146

　　症例 12）膵神経内分泌癌：Large cell type

Ⅹ．膵　　癌 ·· 149

　　一般的事項／149　　病理像／149
　　◆膵癌の MR 所見／149

❶ 膵癌の MRCP 所見 ·· 151

　１ 典 型 例／151
　　※NOTE：Double duct sign／151
　２ MRCP で注意すべき症例：膵辺縁の癌や小さな癌（主膵管の変化に乏しい場合）／152
　３ MRCP で注意すべき症例：特殊な場合／153

❷ 膵癌の実質シークエンス所見 ·· 154

　❶ T1 強調像での膵癌検出：T1-in vs. FS-T1／154
　　　1．膵癌と閉塞性膵炎／154
　　　2．脂肪織の混在が少ない状態（若年・中年者）／154
　　　3．脂肪織の混在の多い状態（高齢者）／154
　　　※NOTE：年齢による T1-in と FS-T1 の読影優先度／156
　❷ DW による膵癌検出／155
　　　1．膵癌と閉塞性膵炎：典型例／155
　　　2．DW と T1-in 併用で膵癌検出／155
　❸ T2 強調像，造影 MR，非造影 MRA／156
　　　1．T2 強調像：FS-T2 vs. BB-T2／156
　　　2．造影ダイナミック MR／157
　　　3．非造影 MRA（balanced-TFE；b-TFE）／157

❸ 浸潤性膵管癌 ··· 158

　❶ 閉塞性膵炎を伴う膵管癌／158
　　　症例 1）閉塞性膵炎を伴う膵管癌
　❷ 膵辺縁の癌，小さな癌／160
　　　症例 2）閉塞性膵炎を伴わない膵癌

❹ 膵癌の局所進展 ·· 162

　❶ 膵外神経叢浸潤／162
　　　症例 3）膵頭部癌，総胆管浸潤，膵外神経叢浸潤
　❷ 後方組織浸潤と大血管浸潤／163
　　　症例 4）膵尾部癌：後方組織浸潤，上腸間膜動脈浸潤，膵外神経叢浸潤
　❸ 十二指腸浸潤／165
　　　症例 5）膵体尾部癌，十二指腸水平脚浸潤
　❹ リンパ節転移／167
　　　症例 6）膵尾部癌，リンパ節転移，副腎転移
　　　※NOTE：慢性肝炎での反応性リンパ節腫大／167
　❺ 腹膜播種，腹水，肝転移／168
　　　症例 7）膵体尾部癌，腹膜播種，肝転移

❺ 非典型的な膵癌 ·· 169

　❶ 浸潤性膵管癌 Large duct type／169
　　　症例 8）浸潤性膵管癌 Large duct type
　　　※NOTE：浸潤性膵管癌 Large duct type の一般的事項／170
　❷ 浸潤性膵管癌，硬性型／171
　　　症例 9）浸潤性膵管癌，硬性型
　❸ 退形成癌／173
　　　症例 10）退形成癌
　　　※NOTE：退形成膵癌の一般的事項／174
　❹ Hepatoid carcinoma／175
　　　症例 11）Hepatoid carcinoma
　　　※NOTE：Hepatoid carcinoma の一般的事項／176

XI. 膵外原発癌の膵への転移と直接浸潤 177

頻度／177 　転移経路による分類／177 　原発部位／177
病理組織型／177
◆転移性膵腫瘍の MR 所見／177

❶ 転移性膵腫瘍 178

症例 1）肺癌, 孤発性膵転移
※NOTE：結節型の転移性膵癌の特徴／179
症例 2）胆嚢癌, 多発性膵転移
症例 3）腎細胞癌, 孤発性膵転移

❷ 膵周囲悪性腫瘍からの直接浸潤 182

症例 4）胃癌リンパ節転移からの直接浸潤（びまん性腫大型）
■ 総胆管癌からの浸潤／184
症例 5）総胆管癌, 膵浸潤

XII. 膵悪性リンパ腫 187

一般的事項／187 　MR 以外の画像診断／187 　鑑別診断／188
◆膵悪性リンパ腫の MR 所見／189

❶ 原発性膵悪性リンパ腫 190

症例 1）びまん性大細胞性 B 細胞リンパ腫
症例 2）びまん性大細胞性 B 細胞リンパ腫

❷ 二次性膵悪性リンパ腫 193

症例 3）NK/T 細胞リンパ腫

XIII. 膵周囲腫瘍 195

神経原性腫瘍／195 　リンパ節腫大／196 　後腹膜奇形腫／197
膵隣接臓器発生の腫瘍／197

❶ 神経原性腫瘍 198

■ 褐色細胞腫／198
症例 1）褐色細胞腫（副腎外）
② 神経鞘腫, 神経線維腫／200
症例 2）後腹膜神経鞘腫
※NOTE：ターゲットサイン／200

❷ リンパ節由来の腫瘍 202

■ Castleman 病／202
症例 3）Castleman 病（hyaline-vascular type）
※NOTE：Castleman 病（hyaline-vascular type）の鑑別診断／203
② 結核性リンパ節炎／203
症例 4）結核性リンパ節炎

❸ 後腹膜奇形腫 205

症例 5）後腹膜成熟奇形腫

ⅩⅣ. 膵，胆道の血管病変 207

門脈系の側副血行路と門脈閉塞症／207　　占拠性病変としての血管病変／207

❶ 側副血行路 209

症例 1) 傍食道，食道静脈瘤
症例 2) 空腸静脈–腎静脈シャント
症例 3) Cavernous transformation

❷ 占拠性病変としての血管病変 212

1 Cavernous transformation／212
症例 4) Cavernous transformation による胆管の圧排偏位
2 動 脈 瘤／213
症例 5) 脾動脈瘤
3 動脈瘤の切迫破裂／214
症例 6) 膵十二指腸動脈瘤，切迫破裂
4 膵動静脈奇形（AVM）／216
症例 7) 膵 AVM

付録 1. 膵 MR の正常解剖と画像コントラスト 219

付録 2. Ｑ＆Ａ—MRI の基礎知識 222

Q 1：MR 画像と CT 画像の空間分解能，コントラストの違いは？／222
Q 2：MR 画像の表示ウインドウ幅を狭めても
コントラストが CT 画像のように高くならないのはどうしてですか？／222
Q 3：T1，T2 強調像での信号強度と組織固有の T1，T2 との関係は？／223
Q 4：T1，T2 強調像の信号強度から推定される組織や病変は？／223
Q 5：なぜ脂肪抑制すると臓器のコントラストが高くなるのですか？／224
Q 6：脂肪抑制法（FS）の利点・有用性は？／224
Q 7：脂肪成分を検出することは何に役立ちますか？　その方法は？／225
Q 8：T1 強調像で高信号を示す要因は何ですか？
どのような腫瘍の性状診断に役立ちますか？／226
Q 9：T1-in-phase 画像にはどのような有用性がありますか？／226
Q 10：Heavy T2 強調像はどのような場合に有用ですか？
どのような短所がありますか？／227
Q 11：非造影 MRA（b-TFE）の原理とその画像の特徴は？／228
Q 12：MRCP の撮像方法の種類とその相違は？／228
Q 13：ss-MRCP と ms-MRCP の画像の特徴，相違は？／230
Q 14：ss-MRCP と ms-MRCP の読影手順は？／231
Q 15：拡散強調像と ADC の関係は？／231
Q 16：拡散強調像（DW）の読影の手順とポイントを教えてください．
また，どのような短所がありますか？／232
Q 17：拡散強調像（DW）の信号強度に影響を及ぼすものには
どのようなものがありますか？／233
Q 18：ADC から病変の性状が判定できますか？／233
Q 19：拡散強調像（DW）の読影上の注意すべきアーチファクトについて教えてください／234
Q 20：MR 特有のアーチファクトについて教えてください／235
Q 21：静磁場強度の違い（3 T と 1.5 T）で画質はどれくらい違いますか？／236

参考文献 237

略 語 表

略語 (シークエンス)	正式名称	日本語
T1-in	T1-in-phase image	T1-in-phase 強調像
T1-out	T1-out-of-phase image	T1-out-of-phase 強調像
FS-T1	fat-suppressed T1-weighted image	脂肪抑制 T1 強調像
FS-T2	fat-suppressed T2-weighted image	脂肪抑制 T2 強調像
Heavy T2	heavily T2-weighted image	Heavy T2 強調像
BB-T2	black-blood T2-weighted image	ブラックブラッド脂肪抑制 T2 強調像
b-TFE	balanced TFE image	非造影 MRA，バランスシークエンス
DW	diffusion-weighted image	拡散強調像
ADC	apparent diffusion coefficient	見かけの拡散係数
MRCP	MR cholangio-pancreatography	MR 膵胆管造影
ss-MRCP	single-slice MRCP	シングルスライス MRCP
ms-MRCP	multi-slice MRCP	マルチスライス MRCP
MRA	MR angiography	MR 血管造影
…高		…高信号
…低		…低信号
…著明高		…著明高信号
…著明低		…著明低信号
…無		…無信号

I. 膵胆管の先天異常

　膵胆管にはさまざまな形態上の正常変異（バリエーション）と先天異常がみられ，まれならず遭遇する[1)～11)]．これらのなかで膵胆管合流部にみられる先天異常は，膵炎，胆管炎の原因であるだけでなく，胆嚢癌や胆管癌などの悪性腫瘍の発生に強く関与している．また，上腹部の違和感や不快感などの不定愁訴の原因としても重要である．MRCPによる膵胆管とその合流部の描出，診断には細心の注意を要する．

　本章では，MRCPによる膵胆管と合流部について，描出法と形態のバリエーション，先天異常を中心に解説する．

1 Oddi 括約筋と乳頭部膵胆管正常像

- Oddi 括約筋は十二指腸下行部の Vater 乳頭に存在する括約筋で，総胆管と膵管を取り囲み，十二指腸内腔への胆汁と膵液の放出を調節している[12)～14)]．
- Oddi 括約筋は十二指腸の蠕動運動とは独立して収縮し，1分間に約4回の収縮と弛緩を繰り返している[14)]．
- Oddi 括約筋が収縮と弛緩を繰り返すのに伴い，乳頭部の膵管・胆管の形状は変化する．
- 収縮時の膵胆管像はあたかも乳頭膨大部腫瘍による狭窄・閉塞のように見え誤診することがある．このような誤診を避けるために，MRCPでの乳頭部膵胆管像の生理的変化を理解することが重要である．

乳頭部膵胆管の MR 所見

> **MR 診断のポイント**
> ● Oddi 括約筋の収縮時と弛緩時の膵胆管像を比較：MRCP の経時的撮像
>
> - Oddi 括約筋の作用範囲と乳頭部膵胆管
>   → 共通管を形成しているか，別開口かを判定．
> - Oddi 括約筋収縮時と弛緩時の MRCP 像
>   → 収縮時：下部総胆管や主膵管の下端が十二指腸まで届いていない画像は収縮時．
>   → 弛緩時：下部総胆管や主膵管が十二指腸内腔近傍まで見えている画像は弛緩時．
> - 十二指腸壁の同定
>   → 乳頭膨大部の膵管と下部総胆管を診断するためには十二指腸壁の位置を確認することが重要．
>   → 十二指腸内腔と膵胆管の最下端の距離を知ることで，Oddi 括約筋の作用範囲を特定できる．

1. 共通管

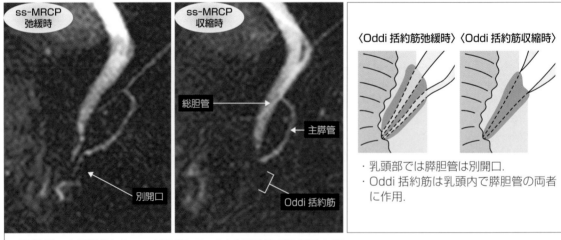

- 20秒間で3回撮像したss-MRCPで，Oddi括約筋の弛緩時と収縮時を捉えている．
- 乳頭部の共通管は，Oddi括約筋の弛緩時に描出されているが，収縮時に描出されていない．
- この2枚を比較することで，Oddi括約筋の作用範囲を特定できる．

〈Oddi括約筋弛緩時〉
- 十二指腸壁
- 総胆管 膵管
- 共通管
- 乳頭部
- 十二指腸内腔
- Oddi括約筋

〈Oddi括約筋収縮時〉
- 乳頭部で共通管を形成．
- Oddi括約筋は共通管の全長に作用．

2. 別開口

- 20秒間で3回撮像したss-MRCPで，Oddi括約筋の弛緩時と収縮時を捉えている．
- 弛緩時のMRCPで膵胆管は乳頭部で共通管を形成せずに別々に開口している．これらは収縮時に描出されていない．
- この2枚を比較することで，Oddi括約筋の作用範囲を特定できる．

〈Oddi括約筋弛緩時〉〈Oddi括約筋収縮時〉
- 乳頭部では膵胆管は別開口．
- Oddi括約筋は乳頭内で膵胆管の両者に作用．

3. Oddi 括約筋機能不全（過緊張）[14)〜18)]

- Oddi 括約筋の機能不全（過緊張）の場合，繰り返し撮像しても弛緩時の膵胆管・共通管像は得られない．

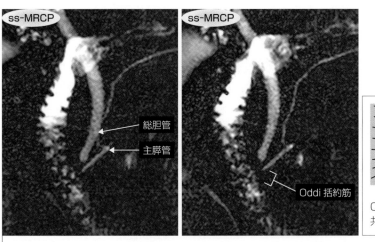
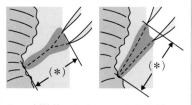

Oddi 括約筋の長さ（＊）はわかるが共通管か別開口かは判定できない

・複数回（合計 6 回 /1 分間）の ss-MRCP 撮像で，乳頭部膵胆管の描出なく，Oddi 括約筋の機能不全（過緊張）と考えられる．
・開口部が別開口か共通管を形成しているのかは判定できない．

NOTE

乳頭膨大部の読影手順
・経時的に撮像した MRCP 画像のなかから，Oddi 括約筋弛緩時と収縮時の MRCP 画像を特定する．
・弛緩時の MRCP 画像で，共通管タイプか別開口のタイプかを判定する．
・弛緩時と収縮時の MRCP を比較読影して，Oddi 括約筋の作用範囲を特定する．
・共通管のタイプではその長さを測定．
・収縮時のみの MRCP では下部総胆管と主膵管が閉塞しているようにみえるので，乳頭膨大部腫瘍との鑑別が困難なことがある．弛緩時の画像を用いて鑑別可能．

膵胆管の重なり
・ss-MRCP を経時的に撮像することで Oddi 括約筋の収縮時と弛緩時を捉えることができ，角度を変えながら撮像することで膵胆管の重なりを回避することができる（p.228, Q12 参照）．

2 膵胆管合流異常

- 膵胆管合流異常は，解剖学的に膵管と胆管が十二指腸壁外で合流する先天性の形成異常で，比較的まれな疾患[1〜3,19]．
- 胆管拡張を伴うタイプ(先天性胆道拡張症)と胆管拡張を伴わないタイプ(胆管非拡張型)がある[1〜7,20]．
- 膵胆管の共通管が長く，機能的に十二指腸乳頭部括約筋(Oddi括約筋)の作用が膵胆管合流部に及ばないため，膵液と胆汁が相互に逆流，混和し，胆囊・胆管や膵にさまざまな病態を引き起こす(下図)．
- 膵液の胆道内への逆流は，高率に胆囊・胆管癌を惹起する．胆管非拡張型では胆囊癌の比率が高い．
- 胆汁の膵管内への逆流は膵炎を惹起する．

膵胆管合流異常に随伴する病態

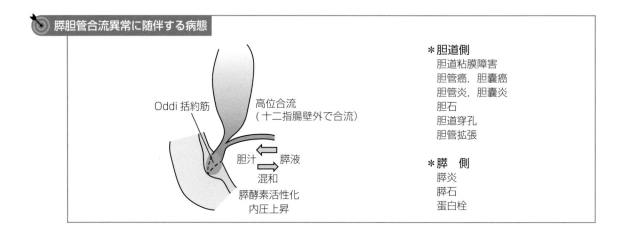

*胆道側
　胆道粘膜障害
　胆管癌，胆囊癌
　胆管炎，胆囊炎
　胆石
　胆道穿孔
　胆管拡張

*膵　側
　膵炎
　膵石
　蛋白栓

膵胆管合流異常の合流形式の分類[23]

*共通管を形成するもの(直角合流型，鋭角合流型)と，複雑な合流をするもの(複雑合流型)に分類される．

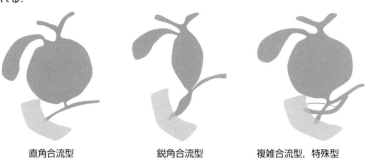

直角合流型　　　鋭角合流型　　　複雑合流型，特殊型

1 胆管非拡張型

MR 診断のポイント
❶共通管の長さの測定：合流部から十二指腸壁までの距離
❷Oddi 括約筋の作用する範囲：共通管の一部

- 弛緩時の MRCP で合流部から十二指腸壁までの共通管の長さを測定する．
- 収縮時の MRCP 画像で括約筋の作用範囲を越えて共通管の存在が確認できれば，合流異常と診断できる[4)~8)]．
- 胆囊癌の合併の有無をチェックする．

症例1　鋭角合流型

【症例概要】上腹部不快感，64 歳，女性

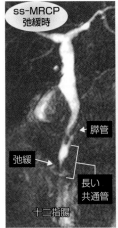
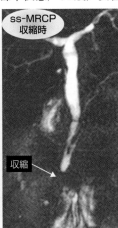
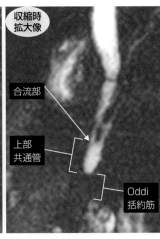
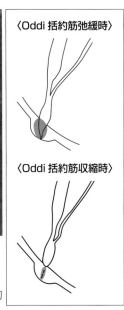

- 共通管は約 18 mm と異常に長い．
- 共通管の下 1/3 部は Oddi 括約筋の弛緩時に描出され，収縮時に描出されない．
- 共通管の上 2/3 部は括約筋の収縮・弛緩に関係なく常に描出される．
- Oddi 括約筋が作用する範囲は共通管の下 1/3 部で，上 2/3 部は Oddi 括約筋の作用範囲外．

症例2　複雑合流型

【症例概要】右季肋部痛，膵炎と胆道系酵素の上昇，66 歳，男性

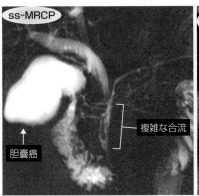
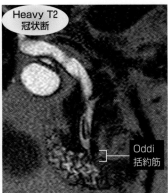
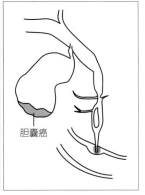

- 膵管と胆管が複数カ所で交通する：複雑型（通常の共通管は形成していない）．
- Oddi 括約筋が作用する範囲は下部の共通管部で，上部は Oddi 括約筋の作用範囲外．
- 胆囊底部は辺縁不整で，扁平隆起型の胆囊癌を合併している．

2 先天性胆道拡張症

- 分類：総胆管拡張を伴うものは先天性胆道拡張症と呼ばれ，囊腫型（cystic type）と紡錘型（fusiform type）に大別される．肝内胆管の拡張を合併するものは戸谷Ⅳ型に分類されている[2]．
- 拡張の程度：さまざまであるが，ほとんどは膵胆管合流部よりも上流の総胆管が拡張する．
- 膵胆管の合流形式：さまざまであり，囊腫型では，拡張した総胆管の下端狭窄部が膵管にほぼ直角に合流することが多い．一方，紡錘型では膵管と鋭角で合流することが多い（p.18 参照）．
- 症状：囊腫型では腹部腫瘤，黄疸などで，小児期に発見されることが多い．紡錘型では，腹痛などの症状を呈するが，無症状で経過することも多く，胆囊癌や胆管癌を契機に膵胆管合流異常が検出される．
- 合併する悪性腫瘍：囊腫型胆道拡張症では胆管癌の割合が高く，胆道拡張を伴わない場合はほとんどが胆囊癌である．

MR 診断のポイント
❶ 総胆管の拡張の大きさとタイプ：囊腫型，紡錘型かを判定
❷ 合流異常の形式と上部共通管の長さ：収縮時でも弛緩時でも判定可能

- 総胆管拡張の形態（囊腫型 or 紡錘型）と，合流部の位置と角度（鋭角，直角 or 複雑）をチェックする[1),4)〜7)]．
- 共通管と上部共通管の長さを知ることは術前情報に有用．
- 合併する胆囊，胆管の癌の有無もチェックする．

症例3 囊腫型（総胆管囊腫）

【症例概要】黄疸，胆囊腫瘤，68歳，女性

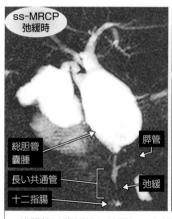
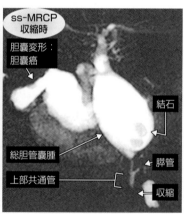
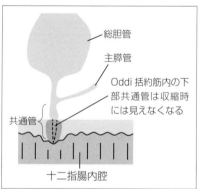

- 総胆管は囊腫状に拡張し，内部に結石による欠損を認める．
- 下部総胆管は細く，膵管がほぼ直角に合流するタイプ．
- 共通管は長く，下部共通管は収縮時に描出されていないが，上部共通管には括約筋の作用が及んでいない．
- 胆囊癌の合併のため，胆囊体部は変形し辺縁不整である．

② 膵胆管合流異常　2 先天性胆道拡張症

症例4　紡錘型

【症例概要】上腹部違和感，69歳，男性

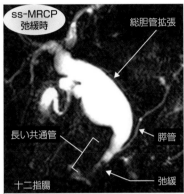
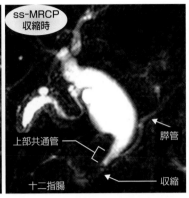
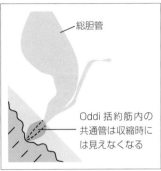

- 総胆管は紡錘形に拡張している．
- 下部総胆管は細く膵管との合流異常を認め，合流部は膵管が鋭角に合流するタイプ．
- 共通管は長く上部共通管にはOddi括約筋の作用が及んでいない．

症例5　肝外肝内胆管拡張型

【症例概要】腹痛，嘔吐で発症，2歳，女児

- 肝内および肝外胆管に不整な，囊状の拡張あり．膵管や共通管は描出できず．
- 囊状に拡張した総胆管内に沈殿物を認める．

※手術所見：胆汁中アミラーゼ，リパーゼは著明高値を示し，膵胆管合流異常と考えられた．
※病理所見：急性胆管炎，胆嚢炎の所見．胆管内には少量の胆石と胆泥．

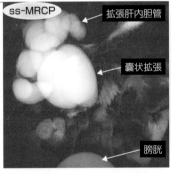
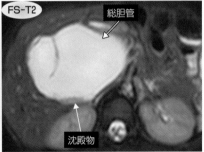

症例6　紡錘型：胆嚢癌合併

【症例概要】上腹部不快感，USで肝腫瘤，36歳，女性

- 総胆管は紡錘形に軽度拡張し，上部胆管にも軽度の拡張あり．
- 下部総胆管に膵管との合流異常を認め，合流部は膵管が複雑に合流している（複雑型）．
- 上部共通管はたいへん長く，下部共通管はOddi括約筋の過緊張で描出されない．
- 胆嚢癌の合併あり．胆嚢部には不整形の不均一な高信号がみられ，大きな胆嚢癌の壊死部である．胆嚢癌は肝臓に直接浸潤し，大きな腫瘤を形成．

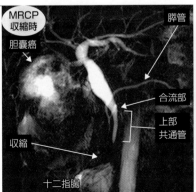
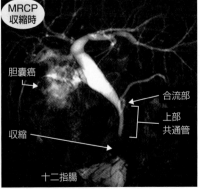

注：上図はステレオ撮影になっています．裸眼ステレオ視で奥行きを感じとって下さい．

3 総胆管瘤，膵管瘤，Santorini 管瘤

1 総胆管瘤

- 総胆管瘤はまれな下部総胆管の形態異常である．乳頭部総胆管の囊状拡張を伴い総胆管囊腫に分類されることもある[6)〜10, 21)]．
- 画像上の特徴は下部総胆管あるいは膵・胆管の共通管の囊状拡張である．
- Oddi 括約筋や十二指腸の蠕動によって瘤の拡張と縮小を繰り返す．胆汁や膵液の逆流を引き起こし，上腹部の不定愁訴や悪性腫瘍の合併をきたす．
- 共通管が拡張した総胆管瘤は，生理学的に膵・胆管合流異常と同様である．すなわち，胆汁や膵液がそれぞれ膵管，総胆管に混入逆流することで主膵管，総胆管の拡張や炎症および悪性腫瘍の合併をもたらす．

MR 診断のポイント
❶総胆管下部の瘤状の拡張：弛緩時の MRCP
❷経時的な変化：収縮時の MRCP で縮小・消失

- MRCP で，下部総胆管あるいは共通管に囊状拡張があること[6)〜10)]．
- 囊状拡張部が拡張だけでなく収縮することから，囊状拡張部が十二指腸壁内・Oddi 括約筋の作用の範囲内にあることを確認する[7), 8)]．
- 囊状拡張が縮小している MRCP（収縮時）では総胆管に偽の欠損像が出現することがある．結石や腫瘍と混同しないことが重要．

症例 7 総胆管瘤

【症例概要】上腹部不快感，75 歳，女性

- Oddi 括約筋弛緩時の MRCP で乳頭部総胆管（共通管）は囊状に拡張している．この部は括約筋収縮時の MRCP で高度の縮小を認め，括約筋の作用範囲内にあることから，総胆管瘤と診断できる．
- 肝外胆管，肝内胆管も全体に拡張している．総胆管の径は，総胆管瘤の収縮時に拡張が強い．
- Santorini 管が Wirsung 管よりも太い．機能的膵管癒合不全を合併している．

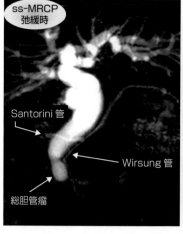
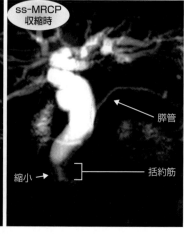

- 囊状に拡張した下部総胆管（共通管）は十二指腸乳頭部壁内にある．
- Oddi 括約筋の収縮により胆汁のジェット流を引き起こす（下図参照）

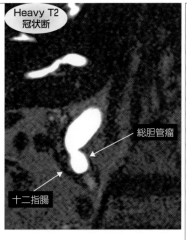
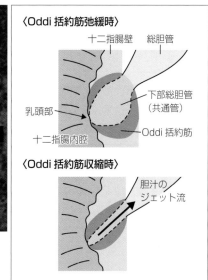

> [!NOTE]

胆汁のジェット流による欠損像

- MRCP で注意すべきは胆汁の逆流・ジェット流による欠損像である[8]．
- 総胆管瘤が収縮すると，総胆管内の胆汁はジェット流となって逆流する．これが胆管内に生じる欠損像の原因である．
- 結石との鑑別は横断像で欠損が総胆管の中央部に位置していれば胆汁の逆流によるアーチファクトで，結石であれば通常総胆管内で沈んで見える．

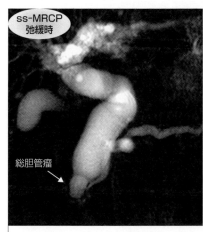
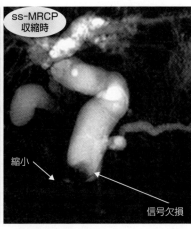
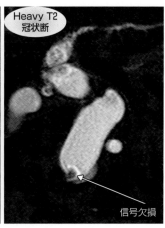

- 総胆管瘤，胆汁逆流（膵胆管は別開口）．79 歳，男性
- 下部総胆管は囊状に拡張し，収縮時 MRCP では完全に縮小している．総胆管瘤である．
- 総胆管瘤の縮小時には，総胆管の下端に半球形の信号欠損を認める．総胆管瘤の拡張時のMRCP では信号欠損はみられないので，胆汁逆流によるアーチファクトと判断できる．

2 膵管瘤

- 膵管瘤はまれな乳頭部膵管の形態異常で，乳頭部膵管(Wirsung管)の囊状の拡張である[21),22)]．
- 解剖学的に十二指腸乳頭部(主乳頭)壁内に位置していることからOddi括約筋や，十二指腸壁の蠕動によって瘤の拡張と縮小を繰り返す．
- 膵液が膵管に逆流することで主膵管の拡張や実質の炎症(急性膵炎，慢性膵炎)の合併をもたらす．

> **MR診断のポイント**
> ❶主膵管が乳頭部で瘤状に拡張：弛緩時のMRCP
> ❷経時的変化：収縮時のMRCPで縮小・消失
>
> ・弛緩時のMRCPで，主膵管が乳頭部で瘤状に拡張していること．
> ・収縮時のMRCPで，瘤状拡張部が縮小あるいは消失していることから，Oddi括約筋の作用範囲にあることを確認する．

症例8 膵管瘤

【症例概要】上腹部不快感，進行胃癌の術前検査，78歳，男性

- Oddi括約筋弛緩時のMRCPで乳頭部主膵管は囊状に拡張している．この部は収縮時MRCPで軽度の縮小を認め，Oddi括約筋の作用範囲内にあることがわかる．膵管瘤である．
- 膵管瘤の収縮時と拡張時で，主膵管の径には大差がない．

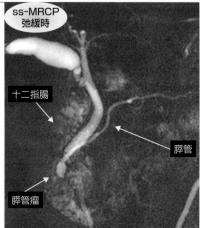
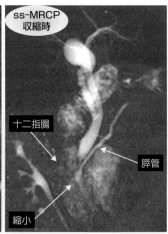

- 主膵管の限局性の囊状の拡張は，十二指腸乳頭部の壁内にある．

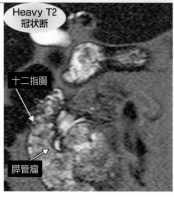
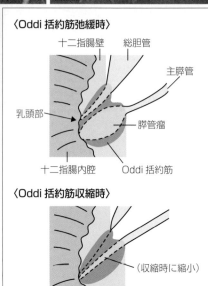

3 Santorini 管瘤(Santorinicele)

- 副乳頭部でSantorini管が囊状拡張をきたすまれな膵管の形態異常で，括約筋や十二指腸の蠕動によって瘤の拡張と縮小を繰り返す[23].
- 膵液の逆流を引き起こし，上腹部の不定愁訴や膵炎の合併をきたす.

> **MR 診断のポイント**
> ❶ Santorini管が副乳頭部で囊状に拡張：弛緩時のMRCP
> ❷ 経時的変化：収縮時のMRCPで縮小・消失
> ・MRCPで，副乳頭部のSantorini管に囊状拡張があること[23].
> ・囊状拡張部が十二指腸壁内，副乳頭部に位置し，拡張だけでなく縮小すること.

症例9 Santorini 管瘤

【症例概要】食後上腹部痛，67歳，女性

- Oddi括約筋弛緩時のMRCPで副乳頭部のSantorini管は囊状に拡張している．この部は収縮時MRCPで高度の縮小を認め，十二指腸壁の蠕動の作用範囲内にある．Santorini管瘤である.
- 主膵管はびまん性に拡張し，Santorini管に連続．Wirsung管は細く短くほとんど同定できない．膵管癒合不全の合併.

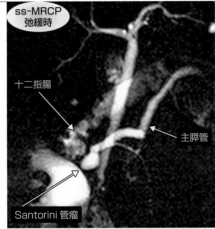
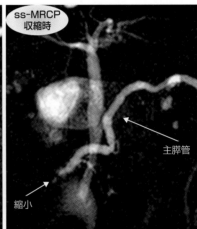

- Santorini管の限局性の囊状の拡張は，十二指腸副乳頭の壁内にある.

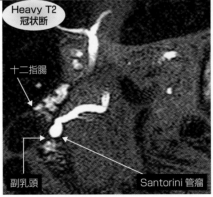
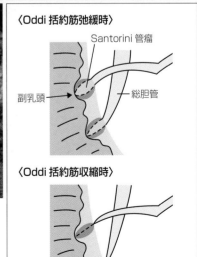

4 膵の発生と先天異常

- 膵の先天異常は，異常が生じる膵臓の発生の段階によってさまざまである[1),4),9)~11)].
- 膵の発生は，腹側膵原基と背側膵原基が回転，癒合して正常型の膵を形成する．この回転時の異常や癒合時の異常に応じて，それぞれ先天異常として発現する．

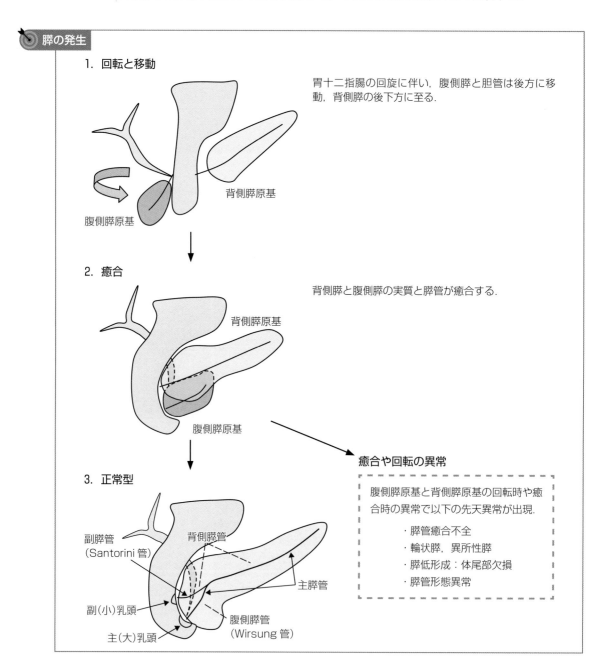

1 膵管の正常変異

- 膵管の正常変異は，無症状のことが多く病的意義は乏しいが，膵液の流れが滞ることにより食事と関連した症状を引き起こす可能性がある[1)~4)].
- 膵実質は，膵管を取り囲むため，変異膵管に伴って膵輪郭の突出や変形をきたし，画像上，腫瘍との鑑別が問題となる場合がある.

1. 膵管のループ状変異

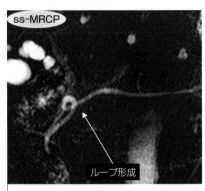

・主膵管は膵頭部でループ状の変形あり.

2. 膵管の重複変異

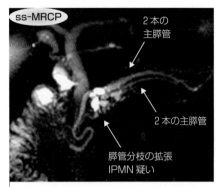

・膵体尾部の主膵管は2本が重複し，平行に走行している.

さまざまな膵管の正常変異

さまざまな膵管の正常変異が知られている．下図は代表的な5つのタイプである.

（変異なし）　1. ループ形成型　2. 屈曲型

3. 重複型　4. 窓形成型　5. 複雑型

2 膵管癒合不全(非癒合)

- 発生学的に，背側膵管と腹側膵管との間に交通がない先天異常.
- 発生頻度は比較的高く，剖検例の4～14%に認められる.
- 背側膵管(Santorini管)がおもな導出管となり狭い副乳頭に流出するため，機能的な流出障害を生じる.
- Santorini管は太く，Wirsung管は細く短いのが特徴である．①両者の間に交通がない完全型，②細い交通枝を有する不完全型(incomplete pancreas divisum)，③膵液の排出がSantorini管優位の機能性膵管癒合不全(functional divisum)に分類[1),4),9),10),17)].
- 症状：大部分の症例は無症状．しかし膵液のうっ滞による腹痛を生じる場合がある．飲酒が加わることで膵炎の発症率が上昇する.
- 特発性再発性膵炎や小児の膵炎の一因として考慮する必要がある.
- 一方の膵管系のみに膵炎を起こすことがあり(isolated pancreatitis)，膵液がうっ滞しやすい背側膵での頻度が高い.

MR診断のポイント
❶Santorini管がWirsung管よりも太い：MRCP，Heavy T2
❷Santorini管とWirsung管の交通の有無を捉える(完全型か不完全型か)：MRCP

1. 完全型

- Santorini管は，太く，総胆管の腹側を横切り，副乳頭に向かう.
- Wirsung管は細く不明瞭．両者に交通はみられない.

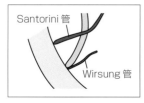

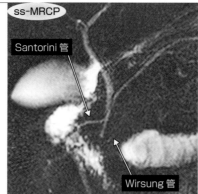

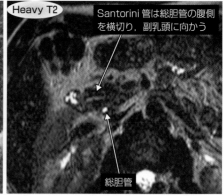

2. 完全型疑い

- 主膵管はSantorini管を介して副乳頭に注いでいる.
- 主乳頭に注ぐWirsung管は細く短い.
- 両者間を交通する細い枝があるようにも見えるが，明らかではない.

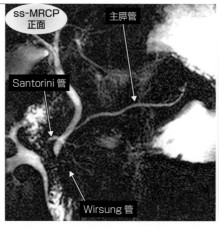

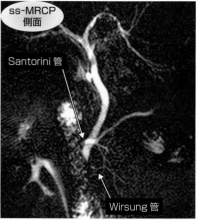

3. 不完全型(機能的膵管癒合不全)

- Santorini 管が太く，Wirsung 管が細い．このため主膵管からの流れは Santorini 管優位である．
- 両者間に交通がみられ，機能的な膵管癒合不全である．

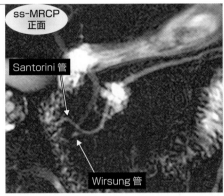
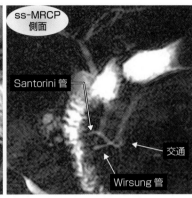

4. 膵管癒合不全(膵頭部癌合併例)

- MRCP では，総胆管下部は閉塞，上部胆管は拡張している(ENBD 中)．
- Wirsung 管は閉塞しているが，膵体尾部の主膵管の拡張は軽度である．
- 膵管癒合不全で主導管は Santorini 管で，副乳頭部に Santorini 管瘤を認める．癒合不全の完全型／不完全型の判別は困難．
- T1-in で，膵頭部背側に低信号を示す腫瘍(膵癌)あり．

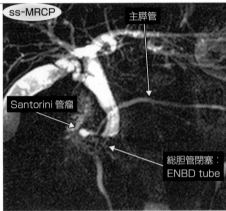
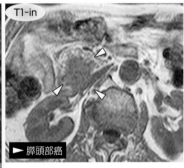

3 輪状膵

- 膵組織が全周性あるいは不完全に十二指腸を取り囲む先天奇形[1),4),9)~11)].
- 十二指腸下行脚に発生．まれに球部や水平脚に認められる．
- 輪状膵の膵管は Wirsung 管と交通することがもっとも多い．Santorini 管と交通するものや，独立して十二指腸に開口することもある．
- 症状・合併症：十二指腸狭窄の高度な例では新生児期に発症する（心奇形，食道閉鎖，腸回転異常，ダウン症などを合併することもある）．成人では，急性膵炎，慢性膵炎，潰瘍を合併し，十二指腸狭窄や総胆管狭窄（閉塞性黄疸）を発症し，発見されることが多い．

> **MR 診断のポイント**
> ❶ 十二指腸を取り囲む輪状膵の膵実質：T1-in, FS-T1
> ❷ 十二指腸狭窄と輪状膵部膵管：MRCP, Heavy T2
>
> ・十二指腸下行脚を取り囲む構造物が膵頭部と連続し，膵実質と同等の FS-T1（T1-in）高信号を呈する．
> ・下行脚を取り囲む膵管を同定できることがある[9)~11)].

- 慢性膵炎を合併している場合，正常膵実質が呈する T1 高信号が消失してしまい，十二指腸周囲の構造物を輪状膵と認識するのが困難なことがある．慢性膵炎の特徴を念頭におくことで MR 診断が可能となる．

輪状膵の膵管

- 輪状膵部の膵管は，MRCP で十二指腸を横切るあるいは取り囲むように見える．

・ss-MRCP で，輪状膵による十二指腸下行脚の軽度狭窄あり．この下行脚を取り囲むように走行する輪状膵の膵管がみられ，Wirsung 管と交通．
・T1-in で，輪状膵は完全に下行脚を取り囲んでいる（完全型）．
・内部の円弧状の低信号は輪状膵の膵管である．

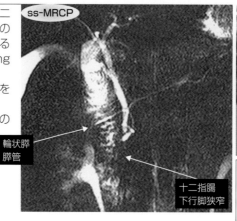
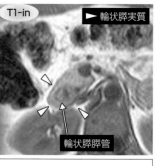
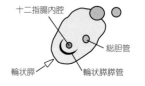

④ 膵の発生と先天異常　③ 輪状膵　*31*

症例10　輪状膵

【症例概要】 心窩部痛，嘔吐，胆汁様吐物，59歳，女性

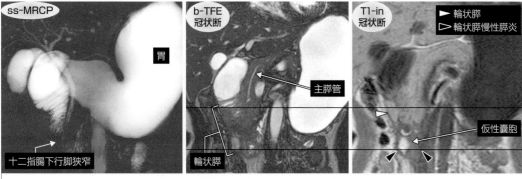

- ss-MRCPでは十二指腸下行脚の高度狭窄が認められ，十二指腸球部と胃は拡張．
- 十二指腸下行脚を取り囲む構造物（輪状膵）の信号強度は，膵実質と同等である．
- T1-in冠状断で，十二指腸下行脚を取り囲む輪状膵は，上半分（▷，Ⓐ断面）はT1-in高信号，下半分（▶，Ⓑ断面）はT1-in低信号で慢性膵炎をきたしている．内部に著明高信号がみられ，仮性嚢胞を合併している．

Ⓐ断面
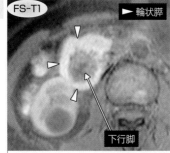
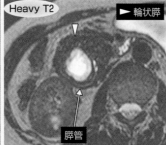
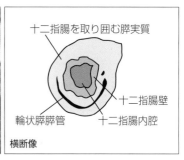

- FS-T1では，下行脚を取り囲む構造物は膵頭部膵実質と連続し，膵実質と同等の高信号を呈している（輪状膵）．
- Heavy T2では輪状膵の内部に膵管も認められる．

Ⓑ断面

- FS-T1，FS-T2：十二指腸下行脚下部のレベルでは，輪状膵はFS-T1低信号で，内部には出血性仮性嚢胞と思われるFS-T1著明高かつFS-T2著明高信号域が3カ所ある．14 mm大の仮性嚢胞の内部には小さな欠損がみられ，結石あるいは血餅と考えられる．慢性膵炎を合併した輪状膵である．

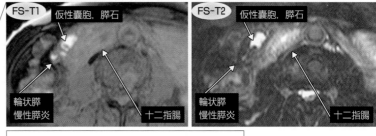

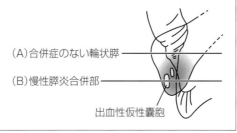

4 膵低形成(hypoplasia, partial agenesis)

- 膵全体の無形成は両側膵原基の無形成で起こり，きわめてまれで，予後もきわめて不良．
- 膵低形成は，背側膵原基あるいは腹側膵原基の無形成や低形成で起こる[9),10)]．背側膵原基に多く，この場合，膵体尾部欠損となる．糖尿病の合併が多い．

> MR診断のポイント
> ❶膵実質の欠損：T1-in, FS-T1
> ❷主膵管の体尾部側の短小化：MRCP

症例11 背側膵低形成(体尾部欠損)

【症例概要】上腹部不快感，54歳，女性

- T1-in, FS-T1ともに膵体尾部の膵実質は欠損．

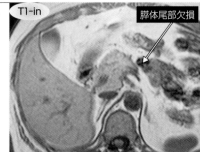
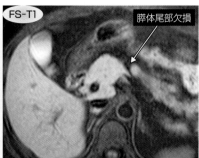

- 主膵管は短く，体尾部の主膵管は欠損．

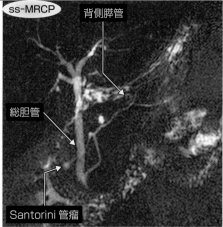
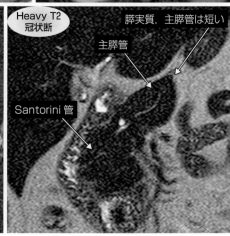

5 異所性膵（迷入膵）

- 異所性膵は，膵臓とは別の部位・臓器に存在する膵組織で，胃，十二指腸をはじめとするあらゆる臓器・部位に発生．MR では膵実質と同等の信号部位を検出することで診断できる[1),9)]．
- 異所性膵では慢性膵炎を合併し嚢胞形成や膵石を伴うことがある．この場合，慢性膵炎（Ⅲ章参照）と同等の信号強度となる．
- 異所性膵が経時的に増大する場合には，慢性膵炎の合併と，まれではあるが癌化の可能性を考慮する．

MR 診断のポイント
❶膵実質と同等の信号を有する構造物：T1-in，FS-T1
❷異所性膵の慢性膵炎合併による嚢胞形成：FS-T2，Heavy T2，MRCP

症例 12　異所性膵

【症例概要】上腹部違和感，60 歳，女性

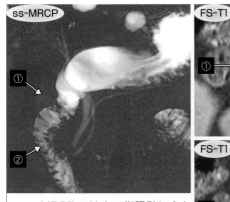
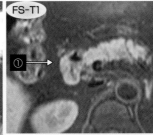
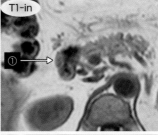
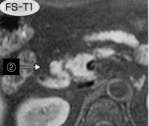
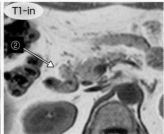

- ss-MRCP では十二指腸壁に 2 カ所，辺縁不整，圧排変形あり（①②）．
- FS-T1，T1-in で同部に限局性壁肥厚がみられ，膵実質と同様の高信号を示し，辺縁分葉状である．

症例 13　慢性膵炎合併の異所性膵

【症例概要】胃粘膜下腫瘍の増大，腹痛，消化管出血，40 歳，女性

- 胃粘膜下腫瘍の内部は T1-in で低信号で，中央部に膵実質と同等の高信号域あり．
- FS-T2 では内部に多数の嚢胞形成を伴っている．

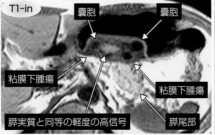
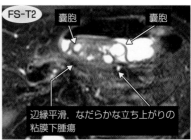

CT

- 単純 CT では内部に点状の石灰化が集簇．
- 造影 CT では軽度の造影効果（▷）を示す実質成分と，辺縁部に多数の嚢胞を認める．

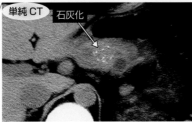
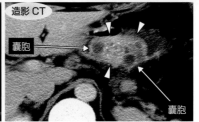

II. 急性膵炎

急性膵炎は膵液が膵臓の実質外に漏出することによって引き起こされる急性炎症性疾患である．膵液中にはリパーゼ，アミラーゼ，トリプシンなど，脂肪，炭水化物，蛋白質を溶かすすべての消化酵素が含まれており，膵管外に漏出すると膵実質や膵周囲組織を破壊し自己消化していく[1),2)]．

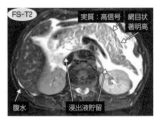

急性膵炎の死亡率は高く[3)]，重症度の判定と適切な治療が重要である．日本では厚生労働省研究班による急性膵炎重症度判定基準が2008年に報告され，九つの予後因子と造影CTによるGrade分類が規定された[4),5)]．2012年にはアトランタ分類が改訂され膵局所合併症の定義がなされ[6)]，2015年にこれらを踏まえた「急性膵炎診療ガイドライン2015」(第4版)が出版された[7)]．

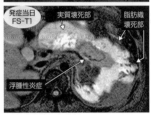

急性膵炎の重症度判定には通常CT検査が施行されるが[8)～11)]，軽症の浮腫性膵炎では所見が軽微なため診断に苦慮することが多い．また膵壊死が疑われる重症例では急性腎不全を合併していることが多く，造影剤使用が困難なこともしばしばである．

MRは造影剤を用いることなく膵炎の所見を捉えることができ，急性膵炎の診断，膵および膵周囲の壊死の検出にたいへん有用である[8),10),12)～16)]．本章では，膵炎患者におけるMR検査の手順，膵炎や膵壊死を検出するために必要な最小限のMR画像，膵炎の原因検索のためのMR画像，急性膵炎の検出・炎症の拡がりや重症度のMR評価など，急性膵炎におけるMRの役割について解説する．

◆原因[1),7),17)]
- 飲酒(アルコール)と胆石が2大成因．
- 男性ではアルコール性膵炎が多く，女性では胆石性膵炎が多い．
- そのほか，膵管・胆管の先天異常，術後，ERCP，外傷，高脂血症，副甲状腺機能亢進症などの代謝性疾患，遺伝性疾患，ムンプスなどの感染症，薬剤性，穿通性胃十二指腸潰瘍，悪性新生物または腫瘍性疾患に由来するものがある．

◆臨床症状
- 突然発症する上腹部痛が一般的で，嘔吐，発熱，頻脈などを伴う．
- 検査所見では，白血球増加，血中または尿中の膵酵素上昇などがみられる．

◆経過・予後[1),3),7)]
- アルコール性急性膵炎の約半数に再発を認め，胆石性膵炎では初回に胆石に対する処置が行われなかった場合，30～60％に再発を生じる．
- 急性膵炎後に慢性膵炎に移行する頻度は3～15％．
- 死亡率は全体で2.6％，重症例では10.1％．壊死性膵炎の死亡率は15～20％．壊死性膵炎に臓器不全を伴う場合は死亡率は約50％．

◆分　類[1),2),6),7)]

- 壊死の有無により二つに分類：間質性浮腫性膵炎，壊死性膵炎
- 間質性浮腫性膵炎：実質，間質部の浮腫性炎症をきたす軽症の急性膵炎である（壊死を伴わない）．
- 壊死性膵炎：炎症の程度が重篤で膵実質の壊死を主体にして膵周囲組織も壊死に陥ったもの．

◆造影 CT による重症度判定と Grade 分類[4),5)]

- 炎症の膵外進展：前腎傍腔（0点），結腸間膜根部（1点），腎下極以遠（2点）
- 膵の造影不良域：各区域に限局，または膵の周辺のみ（0点），二つの区域にかかる（1点），二つの区域全体またはそれ以上（2点）
- Grade 分類（上記の合計スコア）：Grade 1（1点以下），Grade 2（2点），Grade 3（3点以上）；Grade 2 以上は重症．

◆合併症[6),7),11),18)~28)]

- 膵壊死，膵仮性嚢胞などの局所の合併症と，ショック，臓器不全など種々の全身合併症がある．
- 局所合併症は発症からの日数と壊死の有無により下記の四つに分類される（改訂アトランタ分類を略記する）[6),7)]．
  - ・4 週間以内
    - 壊死なし：急性膵周囲液体貯留（acute peri-pancreatic fluid collection；APFC）
    - 壊死あり：急性壊死性貯留（acute necrotic collection；ANC）
  - ・4 週間以降
    - 壊死なし：膵仮性嚢胞（pancreatic pseudo-cyst；PPC）
    - 壊死あり：被包化壊死（walled-off necrosis；WON）

  それぞれが感染の有無により感染性（infected）と無菌性（sterile）に分類される．
- 仮性嚢胞内出血，仮性動脈瘤形成，瘻孔形成など組織融解に伴う合併症もある．
  - ・仮性動脈瘤は，膵液の組織融解効果により血管壁が脆弱化するために起こる．破裂出血しやすいので速やかに動脈塞栓術を行う．
  - ・瘻孔は，腹腔内や消化管にみられるだけでなく，縦隔，胸腔と交通し，縦隔内に仮性嚢胞を形成したり，反復性の胸水貯留をきたすことがある．

急性膵炎の MR 検査手順

- 膵炎患者は激烈な腹痛やショック症状のため，長時間の MR 検査には耐えられないことが多い．このため，日常臨床で急性膵炎患者に MR 検査を施行することが困難である場合も少なくない．MR 検査を行うときには急性膵炎の確定診断と重症度診断のために必要不可欠なシークエンスを優先的に実行し，MR 検査をできるだけ短時間で完了させることが重要である．下記の順序で検査を進める．
    1. 急性膵炎を確定診断するためのシークエンス：FS-T2（約3分間）
    2. 膵壊死の有無を判定するためのシークエンス：FS-T1（約3分間）．
    3. 総胆管結石などの原因検索のため：MRCP + Heavy T2（約4分間）．

急性膵炎の MR 所見

MR 診断のポイント
❶間質の浮腫性炎症，実質の炎症：FS-T2
❷膵周囲液体貯留，腹水：FS-T2，Heavy T2
❸膵壊死，脂肪壊死：FS-T1
❹総胆管結石・膵石，膵管の形態異常：MRCP，Heavy T2

- 間質性浮腫性膵炎では，FS-T2 で膵実質と間質部の異常な高信号を捉えることが重要[8),10),12)～15)]．特徴的なのは，間質部の網目模様の線状帯状の著明高信号と，実質の敷石状の高信号パターンである．FS-T1 では，これに一致して低信号域として捉えることができるが，軽度の信号変化であるので判定が難しい場合がある．
- 膵周囲液体貯留や腹水は，FS-T2 と Heavy T2 で著明高信号を呈するので検出は容易である[8),9),12)～14)]．
- 膵壊死や膵周囲脂肪壊死は，FS-T1 で著明高信号を伴う不均一な高信号と低信号の混在部として捉えることが重要[12),14)]．膵実質の壊死部と膵周囲の壊死部の境界は不明瞭なことが多い．FS-T2 も壊死部は低信号と高信号の不整な混在部を示す．
- 総胆管結石や膵石は，MRCP や Heavy T2 で球形や多角形の欠損像（著明低信号域）として検出できる[12),13),17)]．
- 膵管の形態異常の検出は，MRCP と Heavy T2 で行う．しかし，急性膵炎では実質と間質の炎症性腫脹のため主膵管が圧排狭細化するので，膵管の異常の有無について判定困難であったり，誤って膵管癒合不全と判定してしまうことがある．このような場合には，急性膵炎が軽快してから再度 MR 検査を行って膵管異常の有無を判定するのがよい．

II. 急性膵炎

間質性浮腫性膵炎

- 膵実質・間質の浮腫性炎症性変化と浸出液貯留をFS-T2で高信号として検出する[8),10),12)〜15)].

 MR診断のポイント
❶ 実質の敷石状粒状の高信号：FS-T2
❷ 間質の線状帯状の高信号パターン：FS-T2
❸ 膵周囲浸出液貯留（APFC），腹水：FS-T2，Heavy T2，MRCP
・FS-T1では膵実質が低信号，間質部が線状帯状の低信号域を呈す．

症例1 間質性浮腫性膵炎：典型例，急性膵周囲液体貯留（APFC）

【症例概要】胃部分摘除の既往，食後に上腹部痛発症，血清アミラーゼ高値，59歳，女性

- FS-T2では膵体部の腫脹がみられ，実質は敷石状の高信号で，間質は網目模様の線状帯状の著明高信号を呈する．
- 膵尾部の実質は軽度の高信号を呈し，膵周囲と前腎傍腔に液体貯留がみられ，均一な著明高信号を呈している．
- 少量の腹水もあり．

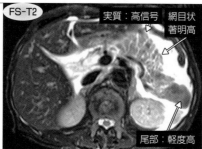
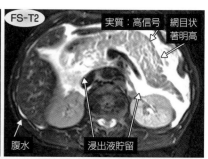

- FS-T1とT1-inでは膵体部の実質は低信号で間質部は網目状の明瞭な低信号を示す．
- 膵尾部は正常と同等の軽度の高信号．
- 膵周囲の液体貯留はT1-inで低信号域だが，FS-T1では検出困難（信号抑制された脂肪との境界が不明瞭）．

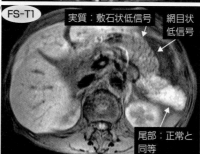
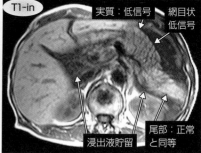

- 主膵管は頸部から体部で確認できるが，異常な拡張はみられない．尾部では間質部の高信号に紛れ，主膵管を確認できない．総胆管には結石はみられない．
- 膵周囲，十二指腸周囲に高信号の液体貯留あり．
- 総胆管の屈曲変形は胃術後Billroth-I吻合のため．

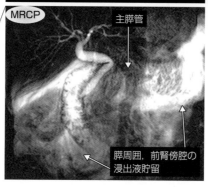

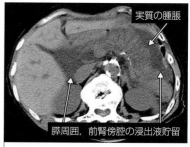

CTでは，膵実質の腫脹と膵周囲の液体貯留や脂肪織混濁が急性浮腫性膵炎を疑う所見．

① 間質性浮腫性膵炎　39

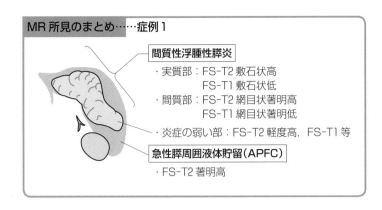

MR 所見のまとめ……症例1

間質性浮腫性膵炎
・実質部：FS-T2 敷石状高
　　　　　FS-T1 敷石状低
・間質部：FS-T2 網目状著明高
　　　　　FS-T1 網目状著明低
・炎症の弱い部：FS-T2 軽度高，FS-T1 等

急性膵周囲液体貯留（APFC）
・FS-T2 著明高

症例2　間質性浮腫性膵炎：限局性，軽症

【症例概要】左上腹部痛を訴えて来院．血清のリパーゼ，アミラーゼが軽度の上昇，38 歳，男性

・膵尾部は膵体部と比べ腫脹し，FS-T1 で軽度の低信号，FS-T2 では粒状の明瞭な高信号である．膵周囲には明らかな浸出液（高信号）はみられない．
・軽症の浮腫性膵炎．
・安静にて数日で軽快した．

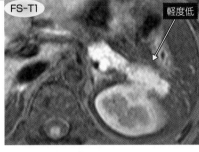
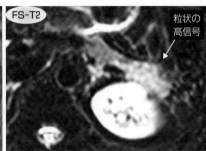

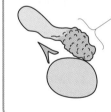

MR 所見のまとめ……症例2

間質性浮腫性膵炎
・FS-T2 不均一，粒状高信号
・FS-T1 軽度低

NOTE

MR による急性膵炎の評価
・膵炎の範囲：膵実質の FS-T2 高信号所見がびまん性にみられる場合と，部分的限局性にみられる場合がある．
・膵炎の重症度[8),12)〜14)]：
　・FS-T1 での異常高信号の有無で軽症膵炎（間質性浮腫性膵炎）と重症膵炎（壊死性膵炎）に分類．
　・FS-T1 で異常高信号のない間質性浮腫性膵炎の場合は，FS-T2 高信号の範囲で重症度を評価する．すなわち軽症例では FS-T2 高信号が膵実質の一部に限局していて膵周囲の液体貯留を伴わない．中等症例では，びまん性に膵実質と間質部の FS-T2 高信号があり，広範な膵周囲液体貯留を伴う．

間質性浮腫性膵炎の主膵管
・間質性浮腫性膵炎では主膵管は狭小化する．膵実質の炎症性腫脹で圧排をきたすためと考えられる．主膵管を確認できないこともしばしばである．
・逆に，急性膵炎の所見を呈しているのに主膵管の拡張所見がみられるときには，もともと存在する慢性膵炎の急性増悪[12),13),17)]，総胆管結石の乳頭部嵌頓や膵石嵌頓，膵癌や十二指腸乳頭部癌などを疑って主膵管の閉塞・狭窄と主膵管内の欠損像の有無を注意深く読影する必要がある．

2 壊死性膵炎

1 典 型 例

- 壊死性膵炎は重症の急性膵炎で，膵実質または膵周囲に壊死を伴うもの．
- 膵実質壊死は，造影CTで明らかな造影不良域として検出される[11),29),30)]．
- 急性壊死性貯留は，液体成分と壊死物質からなり，被包化されていないものと定義される（CTでは通常の液体よりも濃度が高く，不均一で高濃度の出血を伴うことが多い）．

MR診断のポイント
❶実質と周囲脂肪織の壊死性変化：FS-T1
❷膵周囲液体貯留が血性であること：FS-T1

- MRでは壊死性膵炎を造影剤なしで診断できる．
- 実質の壊死：FS-T1で局所の腫大と不均一で著明な高信号．本来の膵実質の形態の特徴（分葉，網目模様の間質）が消失（FS-T1とFS-T2）．
- 急性壊死性貯留，膵周囲脂肪織壊死：実質の壊死と同様にFS-T1とFS-T2で不均一な高信号を呈する．
- 血性腹水や血性液貯留：膵周囲には血性の液貯留がみられFS-T2だけでなくFS-T1でも高信号を呈する．

症例3 壊死性膵炎：典型例，膵実質および周囲の急性壊死性貯留

【症例概要】食後発症の激烈な上腹部痛と発熱，ショック状態，42歳，男性

- FS-T1：膵頭部から体部は腫大し，内部信号は不均一で著明高信号が混在している（出血を伴う壊死部）．
- 膵尾部には腫大はみられないが低信号を呈している（浮腫性炎症部）．
- 膵周囲の液体貯留や肝周囲の腹水は軽度の高信号を示し，血性であることがわかる．

- FS-T2：腫大した膵頭部から体部の内部信号は不均一で著明高信号と中等度信号が混在している（壊死部）．
- 膵尾部には腫大はみられないが軽度の高信号を呈している（浮腫性炎症部）．
- 膵周囲の液体貯留や肝周囲の腹水は著明な高信号を示している．FS-T2のみでは血性であることを診断できない．

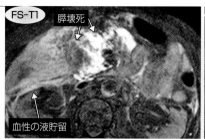
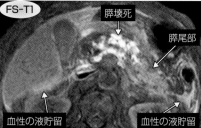
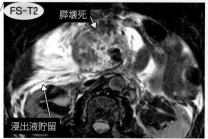
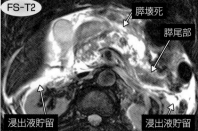

②壊死性膵炎　①典型例

アンギオCT所見

・膵頭部と膵体部の造影効果のみられない部は壊死部で，造影効果のみられる部は非壊死部．とくに膵尾部の濃染部は浮腫性膵炎でMRIの所見と一致する．

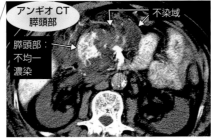
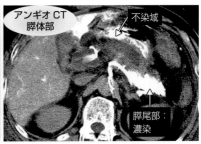

|NOTE|

CTでの膵壊死の判定には造影剤を用いる
・造影CTあるいはアンギオCTで濃染する部位は非壊死部で，不染域が壊死部である．

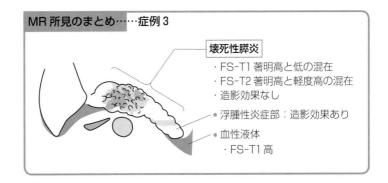

MR所見のまとめ……症例3

壊死性膵炎
・FS-T1 著明高と低の混在
・FS-T2 著明高と軽度高の混在
・造影効果なし
・浮腫性炎症部：造影効果あり
・血性液体
　・FS-T1 高

壊死性膵炎の付随MR所見

1. 膵周囲の急性壊死性貯留

・急性壊死性貯留と膵周囲脂肪壊死は出血を伴うことが多いので，FS-T1で不均一な高信号を示す．

・膵体尾部に隣接してFS-T1で不均一な高信号，FS-T2で著明高信号を示す不整形領域を認める．出血を混じた脂肪壊死部で急性壊死性貯留である．

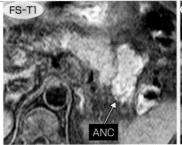
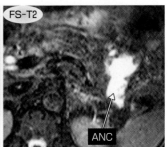

2. Gray-Turner Sign

・Gray-Turner signとは側腹部にみられる青赤色の紅斑のことで，後腹膜出血のサインである．すなわち後腹膜の出血性脂肪壊死が腰三角を通って側腹部皮下に進展することによる．
・出血を反映してFS-T1で高信号を示す．

・壊死性膵炎に伴う後腹膜の出血性脂肪壊死が，腰三角を通って側腹部皮下に連続している．

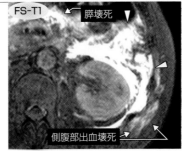
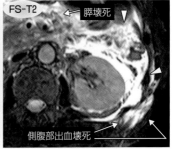

▷：出血性脂肪壊死

2 時間経過

- 壊死性膵炎の壊死部(急性壊死性貯留:ANC)は,時間経過とともに被包化壊死に移行することが多い.
- MRはこの壊死部のモニターに適している.

MR診断のポイント
●壊死部のサイズと信号強度の経過:FS-T1,FS-T2

症例4 急性壊死性貯留(ANC)治癒過程

【症例概要】激烈な上腹部痛で発症.血圧低下あり.ガベキサートメシル酸塩と抗生剤治療を行い,回復.44歳,男性

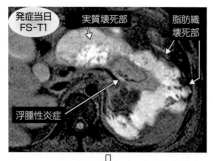

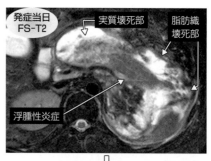

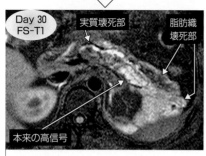

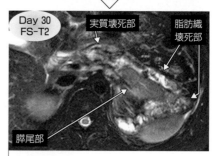

《FS-T1》
- **膵実質壊死部**:膵体部は発症当日にFS-T1で著明な高信号を呈するが,day 30ではサイズは縮小しFS-T1の高信号は明らかに減少している.
- **浮腫性炎症**:膵尾部は発症当日にFS-T1で軽度の低信号だが,day 30に本来のFS-T1高信号が回復.
- **脂肪織壊死部**:膵尾部周囲は発症当日には辺縁凹凸のあるFS-T1高信号で,day 30ではサイズの縮小とFS-T1低信号化がみられる.

《FS-T2》
- **膵実質壊死部**:膵体部は発症当日にFS-T2で不均一な高信号.もともとの膵実質の形態の特徴(分葉状,網目模様の間質)が消失.day 30にはサイズが縮小し,低信号化.
- **浮腫性炎症**:膵尾部は発症当日にFS-T2で脾臓と同等の軽度の高信号.day 30は依然として脾臓とほぼ同等.
- **脂肪織壊死部**:膵尾部周囲は発症当日には辺縁凹凸のある不整形の不均一なFS-T2著明高信号を呈しているが,day 30ではサイズの縮小と低信号化がみられる.

MR所見のまとめ……症例4(発症当日)

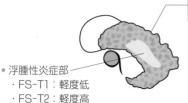

壊死性膵炎
急性壊死性貯留
- FS-T1:不均一な著明高~高
- FS-T2:不均一な軽度高~著明高

● 浮腫性炎症部
- FS-T1:軽度低
- FS-T2:軽度高

3 急性膵炎の合併症

1 感染合併症（感染性膵壊死）

- 急性壊死性貯留（ANC）や被包化壊死（WON）には感染を合併するリスクが高い[31]．
- ガス産生菌（多くは大腸菌）による感染合併は気腫性膵炎として知られ，その診断はガス像がキー所見であるので MR よりも CT が有用である[32),33)]．

診断のポイント
- 壊死部のガス像：CT が優先される

症例5 感染合併した急性壊死性貯留（気腫性膵炎）

【症例概要】急性壊死性膵炎の経過中に上腹部痛と発熱を突然発症，78歳，男性

CT 所見

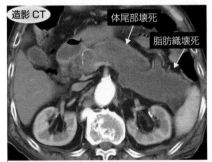

- 壊死性膵炎フォロー中
- 重症の壊死性膵炎で，膵体尾部は造影不染域増強効果を認めない．
- 膵体尾部の壊死部と膵周囲脂肪壊死部が一塊となって被包化されつつある．

- 膵炎発症1カ月後
- 急性壊死性貯留は4週が経過し被包化壊死（walled-off necrosis；WON）となっている．この部にはガスが充満している．液面形成はなく，隔壁で小さく区画されている．

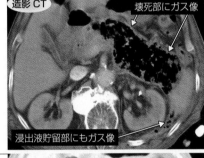

- 膵炎発症1カ月後
- CT 画像を肺野条件で表示すると，ガスは泡沫状を呈している．

▶ ガスは泡沫状

症例のまとめ……症例5
感染性被包化壊死（WON）
- 膵および膵周囲の被包化壊死部に泡沫状のガス像あり（CT）
- 背腔後傍にも少量のガス像

NOTE

MR 診断の弱点
- MRI ではガスはすべてのシーケンスで無信号を示すが，少量のガスの検出は容易ではない．
- 感染合併では膵および膵周囲のガスの検出がキーポイントであるので，急性壊死性貯留や被包化壊死に感染が疑われる場合は，CT 検査を優先する．

2 被包化壊死(walled-off necrosis；WON)

- 被包化壊死とは，被包化された膵および膵周囲の液状化壊死組織のことで通常，壊死性膵炎の4週以降に形成される．
- いびつな形態のことが多く，高頻度に出血を伴う
- CTでは濃度は水よりも高く，不均一なことが多い

> **MR診断のポイント**
> ❶被包化壊死の有無：MRCP，FS-T2
> ❷液体成分と壊死組織や出血の混在：FS-T1，FS-T2，Heavy T2
> ❸壁の性状：FS-T1(FS-T2，Heavy T2)

症例6　被包化壊死：典型例

【症例概要】壊死性膵炎で加療し軽快．発症から2週目および30日後の検査，51歳，男性

- 発症から2週目
- すでに膵体部実質の壊死部はかなり被包化されている．壊死組織は沈降し，液体成分が上層にみられる(急性壊死性貯留)．
- 被包化がさらに進行し，被包化壊死と呼ばれるのは4週以降．

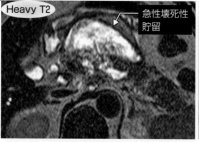
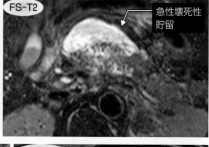

- 発症から30日後
- MRCPで膵体部に大きな嚢胞性腫瘤あり．内部は不均一な高信号．主膵管は頭側に圧排されているが，尾部には明らかな拡張はみられない．
- Heavy T2では被包化された嚢胞の内部信号は不均一で，壊死組織は沈降し低信号を呈している．上層の液体も不均一な高信号．

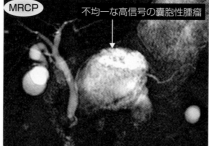
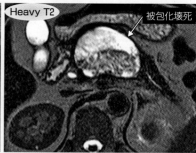

- 発症から30日後
- FS-T1で，嚢胞性腫瘤の内容物は2層に分離し，下層に高信号の壊死組織あり．被膜は中等度信号で厚く均一．
- FS-T2では，沈降する壊死組織は低信号と高信号が混在し，上層の液体成分はFS-T2で高信号を呈している．境界面は不整．

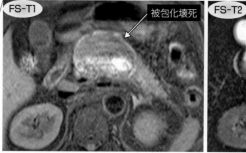
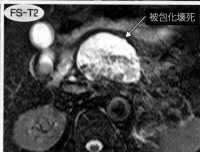

③ 急性膵炎の合併症　②被包化壊死 (walled-off necrosis；WON)

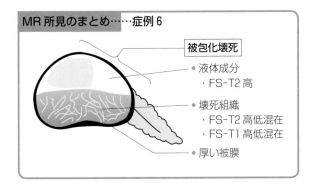

造影CTによる膵壊死の判定

- CTでは膵壊死は造影CTで判定する．造影CTで不染域が壊死部．被包化壊死と仮性囊胞の鑑別をCTで行うのは困難．

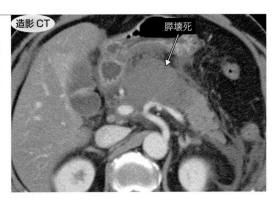

・発症3日後
・膵体部は腫大し，造影効果はまったくみられない．膵壊死をきたしている（壊死性膵炎）．同部が被包化壊死に移行した．

> [!NOTE]
> **被包化壊死 (walled-off necrosis；WON) の一般的事項**
> - 概念：壊死性膵炎発症後4週以降にみられる膵局所の合併症．炎症性の壁により被包化された境界明瞭な膵壊死および膵周囲組織の壊死の貯留物．
> - 歴史：従来は仮性囊胞として包括されていたが，2007年改訂のアトランタ分類で定義された．これにより仮性囊胞は液体成分を主体とする被包化貯留囊胞（内部に壊死は伴わないもしくは少量のみ）として別個に取り扱われる．
> - 症状：感染合併の頻度は高い．腹痛，腹部膨満感，消化不良などの症状を伴う．
> - 治療：感染合併や症状がある場合，内視鏡的あるいは経皮的にアプローチし，経消化管的あるいは経乳頭的ドレナージの適応[18),19)]．とくに感染合併が明らかなときは内視鏡的ネクロセクトミーの適応．

3 膵仮性囊胞

- 急性膵炎や慢性膵炎の経過中にみられるもっとも頻度の高い合併症の一つ.
- 通常,浮腫性膵炎発症4週以降に形成される[6),20)].膵管の破綻に伴い,膵外に膵液が貯留したもので,完全に被包化されている.壊死組織は伴わないかあるいは少量のみ.
- 膵管と囊胞との間に交通があることもないこともある.

> **MR 診断のポイント**
> ❶仮性囊胞の検出:MRCP,Heavy T2
> ❷内容液の均一性と少量の泥状沈降物:Heavy T2
> ❸壁の性状:FS-T1,FS-T2,Heavy T2
>
> ・膵仮性囊胞の診断は,膵炎の経過中に膵周囲に被包化した液体成分を確認すれば容易.発生の数,部位,形状は多彩で,孤立性あるいは多発性で,形状は,球形,ラグビーボール状,スリット状などさまざま.
> ・しかし,囊胞の内容液は均一,Heavy T2高信号で,しばしば内部に低信号の少量の泥状沈降物を見る[20),21)].
> ・線維性被膜は,厚さは均一なものや,表面不整で不均一なものまでさまざま.結節状の突出や被膜内にも小さな囊胞を伴うことがある.

症例7 慢性膵炎に合併した膵仮性囊胞:典型例

【症例概要】慢性膵炎で経過観察中,CT にて膵体尾部近傍に囊胞性病変を指摘.70歳,男性

- MRCPで,膵体尾部の近傍に不整形の囊胞性病変を認める.内部信号は比較的均一な高信号.主膵管は頭部で狭窄し,尾側の主膵管は軽度拡張している.狭窄部の近傍に複数の小囊胞がみられる.
- Heavy T2 では囊胞性病変は不整紡錘形で,内容液は著明な高信号で,背側部分にわずかに低信号の少量の泥状沈降物を認める.線維性被膜は低信号.
- FS-T1 では,仮性囊胞の内容液は中等度~低信号.線維性被膜は比較的厚く,中等度信号.
- FS-T2 では仮性囊胞の内容液は著明高.泥状沈降物は検出できない.

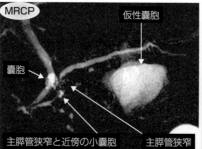
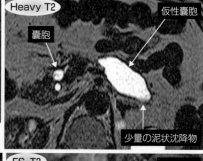
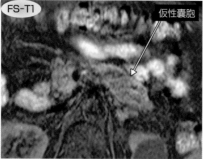
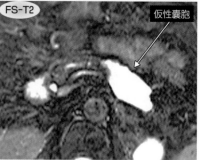

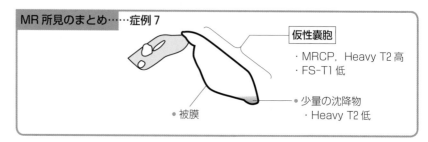

MR 画像スペクトラム

1. 膵尾部癌に伴う膵仮性嚢胞

    ・膵癌には貯留嚢胞や仮性嚢胞を合併することがある．脾門部に嚢胞を認めた場合は，膵尾部癌の有無をチェックすることが重要である．

・MRCPで膵尾部近傍に多発する嚢胞性病変．
・Heavy T2で脾実質に食い込んでいる大きな嚢胞の内部は均一な高信号の液体貯留であるが，背側部分に低信号の少量の泥状沈降物がある．

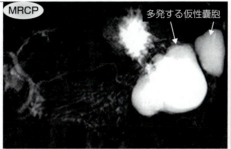
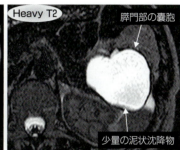

・T1-inでは，脾門部の嚢胞に接して膵尾部に低信号の充実性腫瘤がある．
・FDG-PETでは膵尾部の充実性腫瘤にFDG高集積がある．嚢胞部にはFDG集積はみられない．

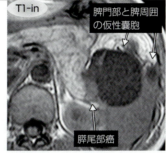
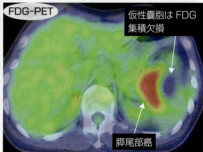

2. 膵尾部術後の膵液漏に伴う多発する膵仮性嚢胞

    ・仮性嚢胞の被膜は多彩で，被膜内に小さな嚢胞を伴うことがある．

・Heavy T2で，大きな嚢胞が多発し，被膜は不均一な厚さで，表面は凹凸不整．壁内には小さな嚢胞成分がみられる（◁）．背側部分には少量の泥状沈降物がある．
・FS-T1では線維性被膜の厚さは不均一で，内側面は不整．

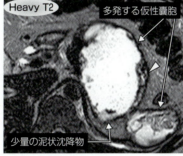
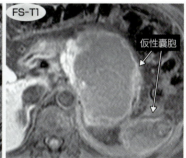

3. 慢性膵炎に合併した胃壁内の膵仮性嚢胞

    ・膵仮性嚢胞は消化管の壁にも発生する．仮性嚢胞は膵液を含んでいるので組織を融解しやすく，膵周囲だけでなく胃壁内や縦隔などにもできる．

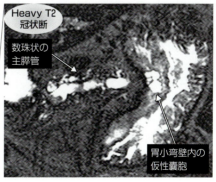

・Heavy T2で，胃壁内に小さな不整形だるま状の嚢胞がある．主膵管は不整で拡張と狭窄を混じた数珠状の形態で，慢性膵炎である．

4 膵仮性囊胞内出血

- 膵仮性囊胞は発生後6週間を超える場合や6 cm を超える大きさのものは，自然消退することは期待できない．
- 合併症の発生率が高く，感染，消化管閉塞，破裂・穿通，出血があり，このうち出血は動脈性であり，囊胞内出血により仮性囊胞は増大をきたす[22)~24)]．
- 治療は，仮性囊胞摘除術や血管内コイル塞栓術が行われる[25)]．

MR 診断のポイント
❶仮性囊胞の診断：Heavy T2, FS-T2
❷内容液が出血による血性：FS-T1, Heavy T2

- 壁の性状（壁内囊胞）から仮性囊胞であること，内容液が FS-T1 で高信号を呈し，液面形成（層形成）していることから血性であることを診断する．
- 過去の画像と比較し，仮性囊胞が急激に増大していることも囊胞内出血の診断ポイント．

症例 8　出血を合併した仮性囊胞：典型例

【症例概要】慢性膵炎の経過中に急激な腹痛と腹満感を発症．仮性囊胞の増大を認めた．63 歳，男性

- 巨大な仮性囊胞の内容液は2層性で液面形成あり．FS-T1, FS-T2 とも上層は低信号，下層は高信号で，出血による血性内容液である．
- FS-T2 では壁内にスリット状の囊胞あり．

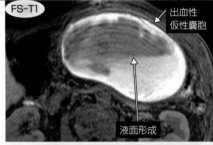
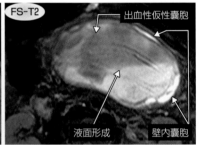

- MRCP では巨大な出血性仮性囊胞は低信号のため検出できない．壁内の囊胞が高信号を呈している．
- Heavy T2 ではスリット状の壁内囊胞が明瞭である．内容液も上層は低信号を呈している．

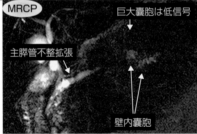
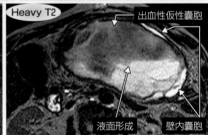

造影 CT（仮性嚢胞内出血の判定）

・仮性嚢胞内の出血の判定は造影 CT で行う．

・壁在の動脈の小孔から血液が吹き上がり中央部に出血溜まりが見えている．出血溜まりに向かう線状の造影域は血液の吹き上げ経路．

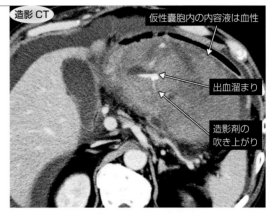

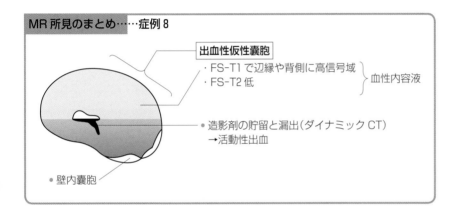

NOTE

嚢胞内への出血の確認所見：造影 CT
・嚢胞内への造影剤の漏出
・動脈性出血を示す造影剤の直線的な吹き出し像
・造影前の単純 CT で嚢胞内容液が高濃度（血性）

仮性嚢胞内の出血の機序
・以下の三つが想定されている．
　1. 嚢胞内圧の上昇による嚢胞壁の壊死のため表在血管から出血する．
　2. 脾動脈，胃十二指腸動脈などやその分枝が膵炎により動脈壁の損傷をきたし，仮性動脈瘤やびらんを形成し，これが破綻して嚢胞内に出血する．
　3. 仮性嚢胞が膵管や胃などと瘻孔を形成し，消化液が逆流し膵蛋白分解酵素が活性化され，嚢胞壁の血管にびらんを生じ破綻して出血する．

5 仮性動脈瘤破裂

- 膵周囲に漏出した膵液の膵蛋白分解酵素により動脈壁が損傷し,その結果脆弱となった動脈壁が破綻し仮性動脈瘤を形成すると考えられる.
- 破裂のリスクが高く,後腹膜や腹腔,隣接する仮性嚢胞内に出血をきたす[22)~25)].
- 治療は血管内コイル塞栓術や,外科切除＋血管吻合が行われる.

MR 診断のポイント
❶仮性動脈瘤の周囲血腫の形状：FS-T1, FS-T2
❷内容物が血性,血腫であること：FS-T1
❸仮性動脈瘤内腔の検出：FS-T1
❹血性腹水：FS-T1

・FS-T2 で腫瘤状構造物を検出し,その内部に FS-T1 高信号の周囲血腫と,FS-T1 無信号の仮性動脈瘤の内腔を検出することがキー所見.
・複雑な信号強度を呈するので MR 所見は難解であるが,仮性動脈瘤の可能性を念頭におくことが重要である.

症例9 急性膵炎後の経過中に合併し破裂した仮性動脈瘤：典型例

【症例概要】急性膵炎後の慢性化の経過観察中,突然の悪心と腹痛,ショック発症,67歳,男性

- 小網内（肝左葉と胃の間）に腫瘤状の構造物（仮性動脈瘤）があり,内部は不均一な信号強度.
- FS-T1 では血腫の高信号と仮性動脈瘤内腔の無信号がみられ,FS-T2 ではドーナツ状の2重構造で,不均一な中等度信号を呈している.
- 肝周囲の腹水が FS-T1 で高信号を呈し,FS-T2 では低信号と高信号の2重構造を呈している（腹腔内出血）.
- 胃体部の左側に嚢胞病変（仮性嚢胞）がみられ,被膜は厚く,内部は均一な FS-T2 高信号,FS-T1 軽度低信号.

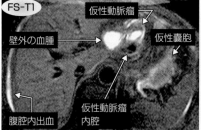
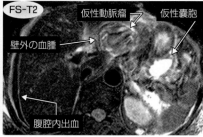

造影CT（仮性動脈瘤の検出）

- 小網内の腫瘤状構造物の内部に小さな結節状の濃染部（大動脈と同じ濃度）がみられ，仮性動脈瘤と診断．
- 仮性動脈瘤の内腔の周囲には軽度の高濃度を示す厚い血腫を認める．
- 仮性動脈瘤の壁外にも血腫を認める．
- 仮性動脈瘤が破裂し血腫が偽被膜で囲まれている所見．

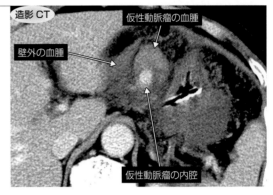

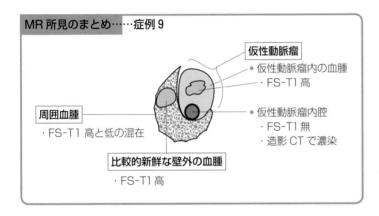

NOTE

仮性動脈瘤の確認所見：造影CT
1. 仮性動脈瘤の内腔は早期相と後期相で造影サイズに変化のない濃染部位．
2. 早期相と比べ後期相で濃染部が拡がっていれば破裂して出血している状況を示す．
- 仮性動脈瘤は，すでに損傷を受けた動脈壁が脆弱で壁外血腫が被包化されている．再出血しやすく，腹腔内出血や仮性嚢胞内の出血として発症する．造影CTで造影剤漏出があれば，仮性動脈瘤の破裂と判定する．

仮性動脈瘤の発生部位と機序
1. 脾動脈，胃十二指腸動脈，背膵動脈，膵十二指腸動脈に頻度が高く，膵炎による漏出した膵液により動脈壁に損傷びらんをきたし，仮性動脈瘤を形成．
2. 仮性嚢胞が膵管や胃などと瘻孔を形成し，消化液が逆流し仮性嚢胞内の膵蛋白分解酵素が活性化され，嚢胞壁の血管にびらんを生じ仮性動脈瘤を形成．

6 瘻孔形成

- 漏出した膵液の消化酵素が活性化され，後腹膜，胃壁，腹腔，縦隔，胸腔などと交通する[26),27)].
- 瘻孔の多くは膵管損傷や仮性囊胞の破裂・穿通に伴って形成されるが，消化管壁内に小仮性囊胞が連続し長い瘻孔を形成することもある．

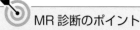

MR診断のポイント
❶瘻孔の位置，形状，長さ，拡がり：MRCP，FS-T2
❷内容液の性状：FS-T2，Heavy T2

・瘻孔を探すには，MRCPで管状構造物を検出し，FS-T2で管状構造の比較的厚い壁を同定する．
・好発部位は胃壁や後腹膜，縦隔である．
・膵仮性囊胞があれば，その周囲も好発部位なので瘻孔の有無に注意する．

症例10 膵管癒合不全に合併した胃壁内瘻孔および縦隔内仮性囊胞

【症例概要】労作時息切れ．胸部単純X線写真で左側に大量の胸水を指摘された．試験穿刺で，胸水中アミラーゼが異常高値（膵性胸水）．28歳，男性

- 胸部単純X線で左側に大量の胸水を認める．
- MRCPでは，主膵管はSantorini管に注ぎWirsung管との交通はない（膵管癒合不全）．
- 膵尾部の主膵管から連続して胃小弯の壁に沿って瘻孔を認める．この瘻孔は椎体周囲や大動脈周囲および縦隔の瘻孔に連続し，縦隔内には仮性囊胞の形成がみられる．

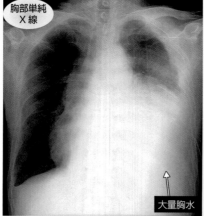

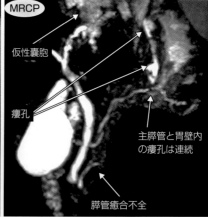

- FS-T2ではこの瘻孔の位置や形を確認する．
- 瘻孔が胃小弯の壁内にある．縦隔レベルでは椎体周囲や大動脈周囲に，低信号の比較的厚い隔壁に囲まれた，仮性囊胞を認める．

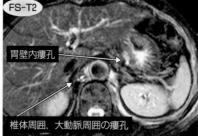

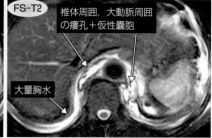

③急性膵炎の合併症　⑥瘻孔形成

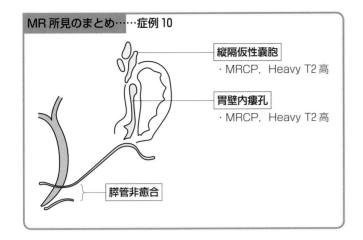

症例11　膵癌に続発した膵仮性囊胞に合併する胃壁内瘻孔

【症例概要】上腹部痛．血液検査で肝機能異常と血中アミラーゼ高値を指摘されMR検査施行．58歳，男性

- MRCPで脾門部や膵臓周囲の多発仮性囊胞．仮性囊胞の近傍に管状の構造物があり，FS-T2で胃壁内であることがわかる．
- MRCPでは下部総胆管と主膵管が膵頭部で狭窄し，膵体部の主膵管は軽度拡張している．膵癌に伴う閉塞性膵炎で，胃壁内瘻孔と膵仮性囊胞を合併．

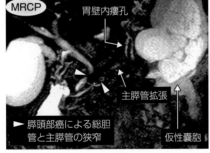
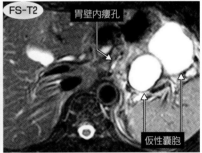

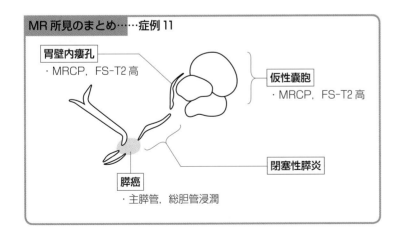

7 急性腎不全

- 重症膵炎では臓器不全を合併することが多い．とくに急性腎不全の頻度は高く，症状だけでなくMR画像からも腎不全を診断できる[28]．

MR診断のポイント
❶腎腫大：FS-T1，FS-T2
❷皮質髄質の境界不明瞭化：FS-T1

・両腎のびまん性腫大，皮質-髄質境界不明瞭，FS-T1で皮質の高信号がみられないことがポイントである．

症例12 間質性浮腫性膵炎に合併した急性腎不全：典型例

【症例概要】突然発症の食後腹痛．血液検査で急性膵炎と診断．乏尿を伴っていた．32歳，男性

・間質性浮腫性膵炎　発症2日目
・腎臓は両側びまん性に腫大している．FS-T1で腎実質の信号はびまん性に低下し，皮質-髄質の識別はできない．FS-T2ではびまん性に高信号を呈している．
・膵臓はFS-T2で軽度の高信号を呈している（間質性浮腫性膵炎）．

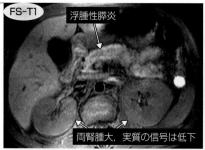
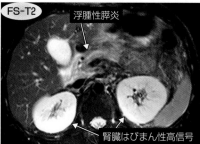

・発症23日目　治癒期
・急性腎不全は軽快．
両腎の腫脹は軽減し，正常サイズ．FS-T1，FS-T2ともに腎実質の信号は正常化し，皮質-髄質を識別できる．
・FS-T1で皮質は高信号，髄質との境界は明瞭．FS-T2でも，髄質などの内部構造が認識できる．
・膵実質の信号も正常化している．

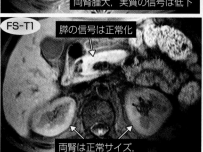
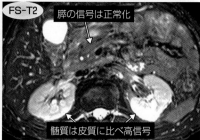

III. 慢性膵炎

慢性膵炎は，膵に慢性的な炎症性変化や線維化を生じて，膵の外分泌機能と内分泌機能の低下を伴う病態である．これらの変化は多くの場合が不可逆的である[1]．

慢性膵炎の画像所見[2)~5)]は，膵管内の結石と主膵管の不規則な拡張，膵実質の壊死脱落や線維化で，CT，US，ERCPで観察できる．早期の慢性膵炎の画像所見は分枝膵管の不規則な拡張と実質の異常エコーで，EUSとERCPで得られる[2),3),5)]．

MRでは，早期の慢性膵炎の異常所見を捉えるのは困難であるが，主膵管の不規則な拡張・狭窄や，膵実質の線維化や萎縮の程度の評価は容易である．

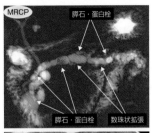
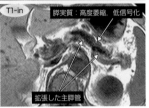

◆ 病 理
- 膵に生じる不規則な線維化・細胞浸潤・実質細胞の壊死脱落・肉芽組織などの慢性的な変化[1)]が徐々に進行し，それとともに膵の機能低下（外分泌機能と内分泌機能）をきたす．これらの変化は多くの場合が不可逆的で，改善することなく進行する．

◆ 原因と分類
- 成因によってアルコール性と非アルコール性に分類[3),4),6)]．
- 非アルコール性では特発性，遺伝性，膵管の先天性異常，胆石，栄養不良，脂質異常症，術後などがある．
- 男性では約70％がアルコール性で，女性では特発性が多い．

◆ 症 状
- 腹痛が初発症状のことが多く，背部痛，脂肪便，体重減少，吸収不良などをきたす[3),4)]．
- 疼痛は持続性あるいは間欠的であるが，まったくない場合もある．
- 飲酒や過食によって痛みが増強されることが多い．
- 外分泌機能の高度の低下に伴い食物の吸収不良が起こり，便中に脂肪の混在がみられ窒素化合物が大量に排泄される．
- 糖尿病を合併し，血糖値の上昇もみられる．
- 健常人と比べ膵癌の発生率が高い．

慢性膵炎のMR所見[6)~10)]

> **MR診断のポイント**
> ❶膵実質の萎縮および線維化：FS-T1，T1-in
> ❷主膵管と分枝膵管の不規則な拡張と狭窄：MRCP
> ❸膵石と蛋白栓：MRCP，Heavy T2，FS-T1

1) **膵実質の萎縮・線維化とT1信号低下：FS-T1，T1-in**
   - 外分泌機能の低下や実質の線維化のために実質のT1信号は低下してくる．実質のT1信号の低下を判定するには，肝臓や腎皮質と比較する．
   - T1-inとFS-T1を比較すると，画像コントラストが強いFS-T1のほうが信号変化の判定は容易である．
   - 膵実質の萎縮・線維化が強くなりT1信号が低下してくると，FS-T1では周囲脂肪(無～低信号)と膵実質の境界が不明瞭化する．この場合，T1-inで膵の輪郭を確認し，FS-T1で実質のT1信号を判定する．

2) **主膵管と分枝膵管の不規則な拡張と狭窄(数珠状変化)：MRCP**
   - 主膵管の狭窄は，膵管周囲の線維化が原因である．
   - 狭窄の長さは，不規則で長い距離もあれば，ごく短いものもある．
   - 短い狭窄とその間の拡張した主膵管が複数連続してみられると節くれ立った形態(数珠状変化)をきたす．
   - 主膵管と分枝膵管の分岐部や，分枝膵管にも狭窄がみられる．

3) **主膵管や分枝膵管内の膵石や蛋白栓：MRCP，Heavy T2，FS-T1**
   - 膵石や蛋白栓はMRCPとHeavy T2で欠損像を呈する．
   - 欠損像の形は類円形から涙滴状までさまざまである．
   - 狭窄部に嵌頓したり，狭窄部近傍の上流に集簇していることがある．
   - FS-T1では膵石や蛋白栓は通常低信号だが，高信号の膵石・蛋白栓もみられることがある(小さな膵石や石灰化の検出は，CTのほうが鋭敏で特異的である)．

主膵管の不規則な拡張と膵石・蛋白栓

▶ 慢性膵炎

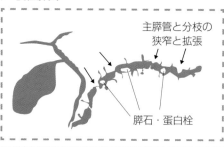

主膵管と分枝の狭窄と拡張
膵石・蛋白栓

＊主膵管型IPMNとの鑑別点
1. 乳頭部の主膵管：慢性膵炎では拡張はみられないが，主膵管型IPMNでは粘液による拡張あり．
2. 数珠状変化：慢性膵炎では狭窄後の拡張が連続する．主膵管型IPMNでは狭窄はみられない(狭窄を伴う場合には浸潤性膵管癌の合併を疑う)．
3. 陰影欠損像：膵石・蛋白栓はFS-T2やDWで低信号．乳頭状結節は造影MRで増強効果を示す．しかし，小さな欠損像からはどちらなのかを判定するのは難しい．

1 膵実質の萎縮と線維化

- 慢性膵炎では膵実質の萎縮や線維化の程度を評価することが重要.
- 実質シークエンスのなかでT1強調像の信号強度の変化が慢性膵炎の進行度を鋭敏に反映する.

> **MR診断のポイント**
> ●膵実質の萎縮と線維化：T1-in, FS-T1
> ・慢性膵炎の進行に伴い，実質は萎縮し，T1信号が低下する[7)〜10)]．FS-T1がもっとも感度よく低信号化を検出できる．
> ・膵実質の萎縮に伴い膵の辺縁が不規則な凹凸を示す．T1-inで膵の辺縁を確認する．

慢性膵炎における膵実質の萎縮，線維化の評価（4例の比較）

正常
- 膵実質は，T1-in，FS-T1で肝や腎皮質よりも高信号を呈す．
- FS-T1でこの信号差は明瞭

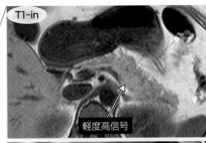
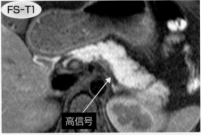

中等症
- 膵実質の信号強度は肝と同程度にまで低下．
- 主膵管は軽度拡張．

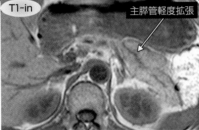
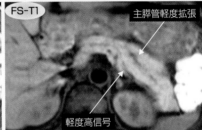

高度
- 膵実質は高度に萎縮し，信号強度は肝よりも低い．
- 主膵管は高度に拡張．

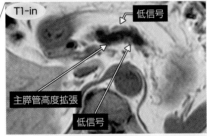
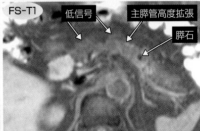

脂肪変性
- 膵実質は萎縮とともに高度の脂肪変性をきたすことがある．
- T1-inでは脂肪の混在で著明な高信号を示し，FS-T1では膵実質の信号強度は低〜無信号にまで低下する．

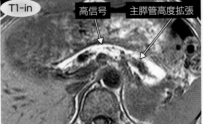
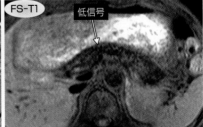

2 主膵管と分枝膵管の狭窄と拡張

- 慢性膵炎では膵実質の萎縮や線維化の進行とともに，膵管にも特徴的な変化が出現する．
- MRCPにおいて，"主膵管の不規則な拡張とともに膵全体に不均一に分布する分枝膵管の不規則な拡張"は，慢性膵炎の準確診所見．早期慢性膵炎では分枝膵管の拡張を認める．

MR診断のポイント
●主膵管の不規則な狭窄・拡張，分枝膵管の拡張：MRCP，Heavy T2
- 慢性膵炎では主膵管の不規則な拡張，数珠状の変化(狭窄と拡張の交互の連続)が特徴的[6〜8, 10]．
- 主膵管および分枝膵管内の膵石・蛋白栓は，信号欠損像として認められる．

症例1 膵管拡張，膵石・蛋白栓

【症例概要】アルコール多飲歴，上腹部痛，80歳，男性

- 主膵管は頭部から尾部まで不規則に数珠状に拡張．分枝膵管にも拡張を認める．拡張した主膵管と分枝膵管内には大小多数の欠損像(膵石・蛋白栓)を認める．

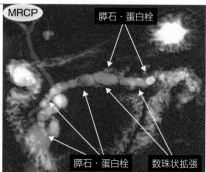
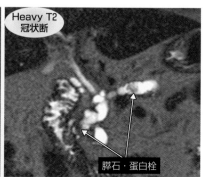

- 主膵管には，頭部と体部に比較的大きな膵石・蛋白栓による欠損像を認める．

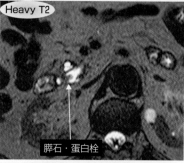
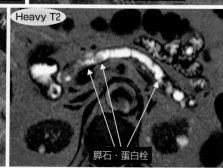

- 主膵管の頭部と体部の比較的大きな膵石は，FS-T1で著明な低信号結節として検出される．
- 膵実質は高度に萎縮し，信号の低下を認める．

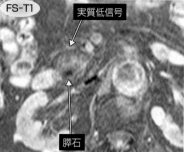
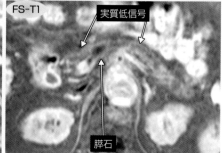

③ 膵石，蛋白栓

1 膵石の移動

- 拡張した膵管内には膵石や蛋白栓を認める．膵石・蛋白栓は拡張した膵管内を容易に移動する．このため別々に撮像されたCTとMRでは膵石の部位が異なることがある．
- 膵石はしばしば狭窄部に嵌頓する．膵石嵌頓は慢性膵炎の増悪因子である．嵌頓により急性閉塞性膵炎を併発したり，慢性的な経過をたどり高度な膵実質萎縮をきたす[6)~10)]．

> **MR 診断のポイント**
> ● 主膵管の膵石・蛋白栓：MRCP, Heavy T2
> ・主膵管および分枝膵管内の膵石・蛋白栓は，MRCPやHeavy T2で信号欠損像として認められる．
> ・MRのみでは膵石と蛋白栓の区別は困難だが，CTでは膵石は検出できるが蛋白栓は検出できない．
>   → CTと組み合わせて蛋白栓を同定することは可能．
> ・異時的な検査で，膵石や蛋白栓の移動を認めることがある．

症例2　アルコール性慢性膵炎：膵石の移動

【症例概要】アルコール性慢性膵炎，繰り返す上腹部痛，65歳，男性

- MRCPで，主膵管は体尾部で不規則，高度に拡張．ヒゲ状に分枝の拡張像も認める．頸部と体部では2カ所高度の狭窄部を認める．拡張膵管内には欠損像（膵石・蛋白栓）を多数認める．
- T1-inでは膵実質は萎縮し，低信号を呈している．

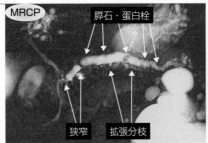
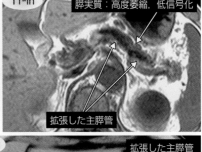

- Heavy T2では，拡張した体尾部の主膵管内背側に，1cm大の類円形の欠損像（膵石）を認める（MRCP内の欠損像＊に相当）．
- CTではこれは石灰化した膵石で，Heavy T2と比べ体部中央に移動している．

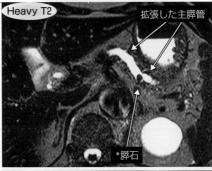
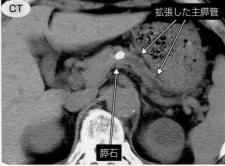

- Heavy T2で，頸部狭窄部近傍の拡張膵管内に小さな欠損像がみられる．
- CTではこの欠損物に石灰化はみられないので，この欠損像が蛋白栓であることがわかる．

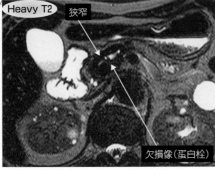
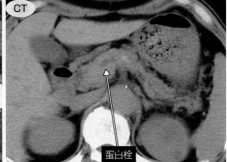

2 膵石嵌頓

- 膵石は拡張した主膵管内を移動し，しばしば狭窄部に嵌頓する．
- 膵癌に伴う閉塞性膵炎に酷似しているので，拡張膵管の頭側端に着目することが重要．

> **MR 診断のポイント**
> ●主膵管の膵石嵌頓：MRCP，Heavy T2
> ・膵石が嵌頓すると，膵石は全面が膵液に囲まれるわけではないので MRCP や Heavy T2 で，膵石の存在に気づきにくい．
> ・MRCP では嵌頓部の尾側で主膵管は高度の拡張をきたし膵癌に伴う閉塞性膵炎と酷似するので，Heavy T2 で閉塞部の形態を注意深く観察する．膵石嵌頓では，主膵管内に凸状に突出する欠損像であるが，膵癌に伴う主膵管閉塞は先細り状であることが多い．DWI や T1 で閉塞部の腫瘍の有無を確認する．CT で石灰化（膵石）を確認する．

症例3 膵石嵌頓

【症例概要】 慢性膵炎，US で著明な主膵管拡張，78歳，男性

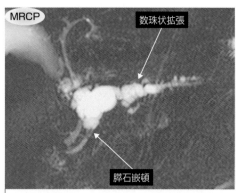
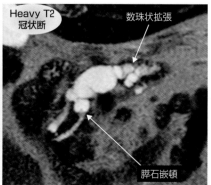

- MRCP と Heavy T2 で体尾部の主膵管に不規則な数珠状の著明拡張あり．
- 頭部の狭窄部に長楕円形の欠損像（膵石）を認める．

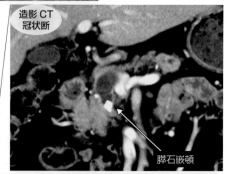

CT 所見
- CT ではこの欠損は石灰化した膵石で，嵌頓していることがわかる．

- 体部の膵実質は萎縮し，慢性の経過と考えられる．
- 膵実質は T1-in で低信号であるが，FS-T2 で中等度信号を呈しているので，慢性膵炎に閉塞性膵炎が加わり炎症の増悪をきたしている．

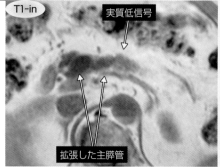
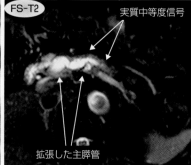

3 膵石嵌頓，慢性膵炎の急性増悪

- 膵石嵌頓は慢性膵炎の増悪因子である．
- 嵌頓により急性閉塞性膵炎を併発したり，慢性的な経過をたどり高度な実質萎縮をきたすものまで，さまざまである．

> **MR 診断のポイント**
> ❶主膵管の膵石嵌頓：MRCP，Heavy T2
> ❷慢性膵炎の急性増悪：FS-T2，DW
>
> ・MR 所見には慢性膵炎と急性膵炎（多くは軽症）の所見が併存する．
>   → 急性膵炎の所見：膵実質および膵周囲に，FS-T2 や DW で高信号がみられる．膵実質は萎縮していることが多く，実質外に漏出する膵液量は通常の急性膵炎に比べ少量．
>   → 慢性膵炎の所見：主膵管が拡張し，拡張膵管内に膵石や蛋白栓の欠損像がみられる．

症例4 膵石嵌頓による慢性膵炎急性増悪

【症例概要】 慢性膵炎でフォロー中．天ぷらを食べたあと突然の腹痛．膵酵素軽度上昇あり．
57歳，男性

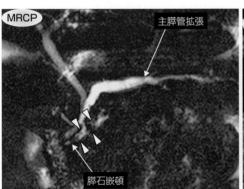
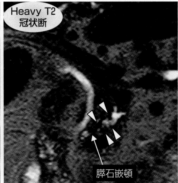
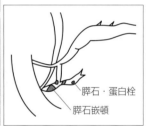

- MRCP と Heavy T2 で体部〜尾部の主膵管に不規則な拡張あり．
- 乳頭部近傍の拡張した主膵管内に数個の小さな欠損像（膵石・蛋白栓，▷）を認める．

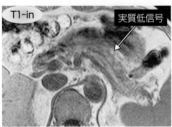
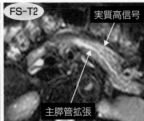
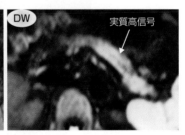

- 膵体尾部の実質はびまん性に T1-in で軽度低信号，FS-T2 で高信号，DW で高信号を呈しており，急性膵炎の所見である．
- 膵の腫脹は軽微である（もともと萎縮があるため）．

総胆管狭窄・閉塞性黄疸

- 慢性膵炎では膵内の下部総胆管周囲にも線維化が起こり，下部総胆管は高度に狭窄し，閉塞性黄疸をきたすことがあり，膵癌との鑑別が必要となる[7), 10)]．

> MR 診断のポイント
> ❶主膵管，総胆管の狭窄部の形態：MRCP，Heavy T2
> ❷周囲膵実質の信号：T1-in，FS-T1（DW，造影ダイナミック）
>
> ・下部総胆管は高度の狭窄をきたし，上部胆管は拡張してくる．
>   →MRCPの正面像および側面像を組み合わせると，総胆管下部の狭窄は先細り状で，その辺縁（狭窄−拡張の移行部）は比較的平滑である．膵癌に特徴的なせり出しや不整隆起はみられない．
> ・総胆管の狭窄部を取り囲む膵頭部は，T1で均一な低信号ではなく，高信号が混在していることが多い．膵癌は均一な低信号であることが多く鑑別の一助になる．
> ・以上をもっても膵癌との鑑別は困難な場合があり，また慢性膵炎では膵癌の合併もまれではない．注意深い経過観察や細胞診，生検を考慮する．

症例5　アルコール性慢性膵炎，閉塞性黄疸

【症例概要】アルコール多飲歴あり．慢性の上腹部痛と胆管系酵素上昇にて MR 検査．59歳，男性

- MRCP では，膵頭部で総胆管と主膵管の狭窄が認められる（double duct sign）．上流胆管の著明な拡張あり（閉塞性黄疸）．
- 膵頭部で主膵管の狭窄と拡張を認める．
- 体尾部では不規則な数珠状の拡張あり．拡張した主膵管内には小さな欠損像（膵石・蛋白栓）あり．

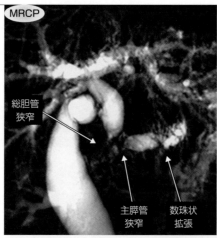
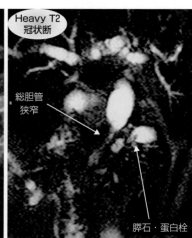

- T1-in では膵頭部の信号強度は中等度信号を示すが，正常に近い軽度の高信号も混在している．
- FS-T1 では不均一性が明瞭，膵頭部は肝と同等の信号強度を示す
- 膵体部では T1-in，FS-T1 ともに明瞭な低信号である．

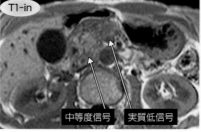
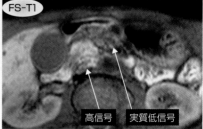

- 膵頭部と体部は，造影早期相では実質の造影増強効果は弱く，造影後期相では肝と同等の増強効果あり．
- 膵頭部と体部の造影に差はみられない．線維化の強い慢性膵炎である．

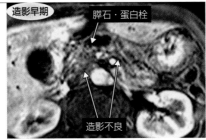
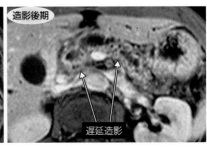

CT 所見（石灰化膵石の検出）

- CT では膵頭部，膵体部ともに拡張した主膵管や分枝膵管内に無数の小さな石灰化膵石を認める．
- MR と比べ格段に多くの膵石を検出できる．
- 膵実質の造影増強効果は不良．後期相で肝とほぼ同等である．線維化の強い慢性膵炎．

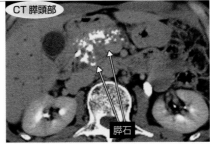
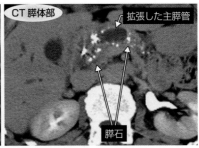

MR 追加所見（膵石・蛋白栓の T1 信号）

- 膵石・蛋白栓は T1-in で高信号結節，Heavy T2 で小さな欠損像．
- 膵実質は T1-in で肝や腎皮質よりも明らかに低信号．

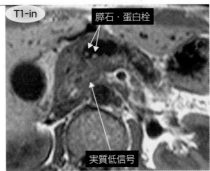
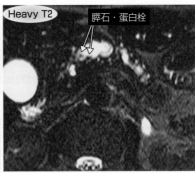

NOTE

膵石・蛋白栓の信号強度

- 膵石・蛋白栓は通常 T1 低信号なので，T1-in や FS-T1 での検出は困難である．しかし，まれに T1-in や FS-T1 で高信号結節としてみられることがある．

5 慢性膵炎に伴う仮性嚢胞

- 仮性嚢胞は，主膵管あるいは分枝膵管の破綻に伴い膵外に形成された被包化された液体貯留である[13]．慢性膵炎に合併する場合は，膵石や膵管狭窄などによる膵液の流出障害によって引き起こされる．

> **MR 診断のポイント**
> ● 主膵管の限局性狭窄と尾側の拡張，嚢胞性腫瘤（仮性嚢胞）：MRCP と Heavy T2
> ・MRCP で，主膵管の変化（限局性狭窄，尾側の拡張とともに嚢胞を検出）．
> ・主膵管狭窄部に嵌頓膵石や腫瘍がないか．
> ・膵癌によって，閉塞性膵炎＋仮性嚢胞，閉塞機転による貯留嚢胞が形成されることがある．嚢胞近傍に腫瘍がないか（急性膵炎 p.46 症例参照）．

症例6 原因不明の再発性慢性膵炎

【症例概要】 頑固な上腹部痛，70歳，男性

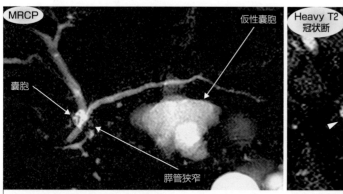
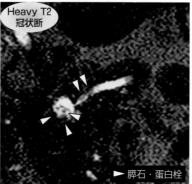

- 主膵管は膵頸部で狭窄，その尾側でびまん性に拡張し，分枝膵管の拡張もみられる．
- 主膵管の狭窄部近傍では嚢胞形成，拡張した分枝膵管も認められ，嚢胞内と主膵管には膵石・蛋白栓による欠損像が認められる．

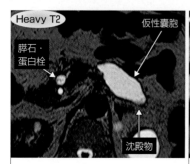
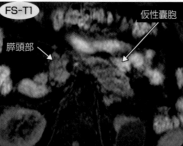
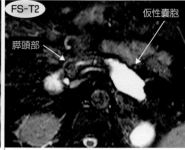

- 膵頭部の嚢胞内に複数の小さな欠損像を認める．
- 体部背側の膵外に不規則な形の仮性嚢胞形成を認める．
- 膵頭部の膵実質は FS-T1 で軽度の低信号を呈している．
- 仮性嚢胞の内容液は FS-T2 で均一．

> **NOTE**
> 原因不明の慢性膵炎
> ・急性膵炎や外傷の既往が明らかでない場合，原因不明の再発性慢性膵炎に分類される．
> ・急性膵炎や外傷性膵損傷の後遺症による線維化で膵管の狭窄をきたし，膵炎が慢性化すると考えられる．

6 器質的原因による慢性膵炎

- 非アルコール性の慢性膵炎の原因として，pancreas divisum などの膵管の先天的異常や，手術による膵管の変形，膵癌や乳頭部癌による膵管閉塞などがある．
- 慢性膵炎の原因の一つである胃十二指腸の術後状態[2)〜4), 6)]の Billroth I 法再建では，十二指腸が残胃側に引っ張り上げられ，乳頭部と膵頭部も同様に偏位することで，総胆管と主膵管が屈曲変形する．この主膵管の形態の異常と，乳頭部 Oddi 括約筋の機能不全とが相乗的に働き，膵液のうっ滞をきたし，主膵管の拡張とともに慢性的な膵炎を発来する．MR ではその特徴を容易に捉えることができる．

MR 診断のポイント
● 総胆管と主膵管の屈曲変形と拡張：MRCP と Heavy T2
- MRCP で，Billroth I 法再建による総胆管と主膵管の特徴的な屈曲を把握する．
  → 総胆管下部と主膵管の U 字型，Z 字型変形が特徴．
  → 主膵管の拡張はびまん性が多い．

症例7 Billroth I 法再建に伴う慢性膵炎

【症例概要】慢性の上腹部痛，80 歳，男性

- 総胆管は U 字型変形である．
- 膵頭部主膵管は Z 字型変形し，びまん性に拡張している．

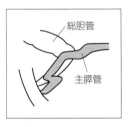

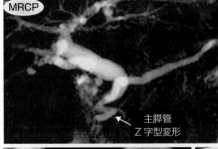

- 膵実質は萎縮し，T1-in，FS-T1 で，びまん性の軽度の信号低下を認める．

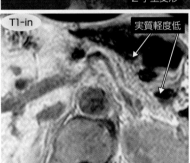
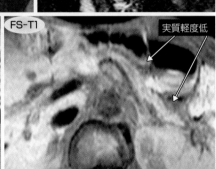

- 萎縮した膵実質は，FS-T2 で中等度信号．

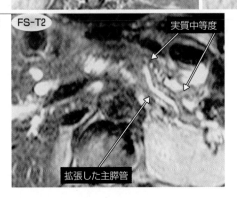

7 特殊な慢性膵炎：Groove pancreatitis

- 慢性膵炎の特殊型で，膵頭部と十二指腸（球部，下行脚）間の溝（groove 領域）に腫瘤を形成する[11),12),14),15)]．
- 大酒家に好発し，Santorini 管の機能的閉塞や Brunner 腺過形成と強い関連があることが報告されている[16)〜18)]．総胆管狭窄を伴い閉塞性黄疸をきたすこともあるので，常に groove 膵癌や膵頭部癌との鑑別が重要となる．
- MR では総胆管と十二指腸の距離開大・囊胞形成など診断上のキー所見を捉えることができる[11),12),17)〜20)]．

MR 診断のポイント
❶ 総胆管の狭窄，十二指腸との距離開大，小囊胞形成：MRCP，Heavy T2
❷ groove 領域の腫瘤：FS-T1，FS-T2，DW，ADC

- MRCP 像は特徴的[11),12),16)〜20)]
  → 下部総胆管の狭小化，総胆管と十二指腸の距離開大，開大部に多発性の小囊胞，Santorini 管の非描出．
- groove 領域の腫瘤性病変は FS-T1 低信号で，内部に多数の囊胞形成（Heavy T2 高信号）あり．
- 腫瘤性病変は DW で等信号，ADC でむしろ高値．FS-T2 では中等度〜低信号で，間質線維化を伴う炎症性腫瘤を示唆．

症例8 Groove pancreatitis

【症例概要】大酒家で，上腹部痛を繰り返している．痛みが増強し来院．MR を撮像し，groove 領域から膵頭部にかけて腫瘤性病変を検出．内視鏡，生検にて悪性所見なく，断酒にて症状軽快．40 歳，男性

① 十二指腸と総胆管の距離開大
② Brunner 腺過形成
③ 十二指腸と総胆管の間に多数の囊胞
④ 総胆管の狭小化

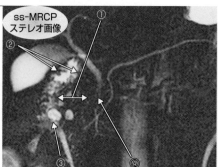
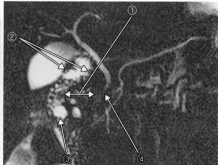

- MRCP では下部総胆管の狭小化，十二指腸と総胆管の間に多数の囊胞，十二指腸と総胆管の距離開大の三つの特徴的な所見あり．Santorini 管は描出不良で閉塞（機能的）が考えられる．さらに Brunner 腺の過形成（p.68 参照）が複数みられる．

- groove 領域には膵頭部に食い込む形の FS-T1 低信号の腫瘤がみられる．この部は FS-T2 では内部不均一で中等度信号で，軽度の高信号部と低信号部の混在あり．内部に囊胞の高信号域が多数あり．

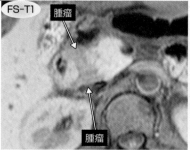
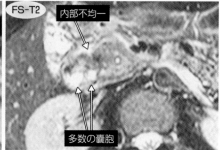

⑦ 特殊な慢性膵炎：Groove pancreatitis

MR追加所見（groove領域の腫瘤）

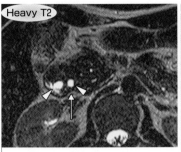
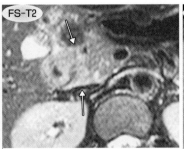
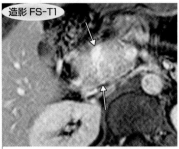

・腫瘤内に囊胞を認める.

（▷囊胞, →腫瘤）

・膵頭下部のレベルでは腫瘤は内部不均一でFS-T2軽度の高信号と低信号の混在.

・膵頭下部のレベルでは腫瘤は濃染している（間質線維化）.

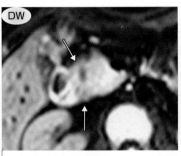
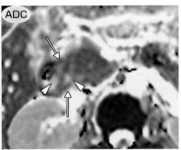
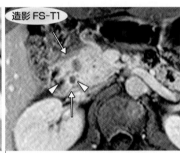

・腫瘤は膵頭部と比べて, DWで同等の信号強度を呈し, 内部に小さな低信号も混在.

・腫瘤は膵頭部と比べて, ADC軽度の高値を呈し, 内部にADC低値も混在.

・造影FS-T1で腫瘤は膵頭部と同様に造影され, 内部の囊胞は不染域.

MR所見のまとめ……症例8

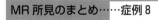

十二指腸壁にBrunner腺の過形成
- 病変内の囊胞
- （十二指腸下行脚）

groove pancreatitis 病変部
- MRCP：
  - groove領域に多数の囊胞形成
  - 十二指腸と膵胆管の距離開大（腫瘤形成）
    上流の拡張を伴わない下部総胆管の狭小化（腫瘤による圧迫や胆管周囲の線維性変化）
  - Santorini管は描出されない（機能的閉塞）
  - 十二指腸壁に多発する小隆起と小囊胞（Brunner腺過形成）

groove pancreatitis 病変部
- FS-T1, T1-in：低信号, 十二指腸内壁側の肥厚と一体化していることが多い
- FS-T2：中〜高信号, 線維化の強い部分は低信号, 小さな囊胞形成あり
- 造影FS-T1：等信号, 線維化の強い部分は濃染

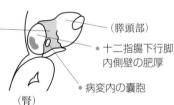

（膵頭部）
十二指腸下行脚内側壁の肥厚
病変内の囊胞
（腎）

NOTE

成因機序
・副乳頭の機能不全, 十二指腸壁の異所性膵, 消化性潰瘍, 胃切除術後などと関連している. アルコール摂取により膵液が粘稠となり, Santorini管の膵液流出障害に伴う慢性炎症性変化, 囊胞形成あり.

鑑別診断：groove領域癌
・groove pancreatitisと膵癌の鑑別は困難なことが多い.
・特徴的な囊胞の存在と十二指腸の限局性の壁肥厚と異常な造影増強の二所見が揃えばgroove pancreatitisの可能性が高いが[20)〜22)], 実際には生検などによる膵癌の精査が必要となることが多い.

〔参考〕Brunner 腺過形成

- 十二指腸 Brunner 腺腫瘍[14),15)]には，過形成，腺腫，過誤腫などがあり，異形成のないものがほとんどで，過形成がもっとも多い．
- 単発，多発さまざまで，groove pancreatitis に併存することが多いため，両者の関連は深く，groove 領域癌との鑑別の一助になる．
- 病理学的には粘膜下腫瘍様で内部に囊胞性変化を伴うことが多い．
- MRCP や Heavy T2 では特徴的な囊胞を伴う多発小腫瘤の所見がみられる．

MR 診断のポイント
●十二指腸の囊胞形成する粘膜下腫瘍：MRCP，Heavy T2
- MRCP 像と Heavy T2 冠状断の多発粘膜下囊胞の所見が特徴的．
- 分布は球部に多いとされているが，多発性，散在性に球部から水平脚までみられる．

症例9 Brunner 腺過形成

【症例概要】上腹部不快感．MR を撮像し，十二指腸球部から水平脚に多発する粘膜下囊胞を検出．内視鏡下の生検にて Brunner 腺過形成と診断．51 歳，男性

- MRCP, Heavy T2 冠状断では，十二指腸の球部から水平脚にかけて多発散在性にリング状の低信号帯に囲まれた高信号域がみられる．壁在囊胞の正接像では壁内粘膜下に高信号域が位置している．また肥厚したひだの中にもスリット状の高信号域がみられる．
- すなわち多数の粘膜下囊胞である．

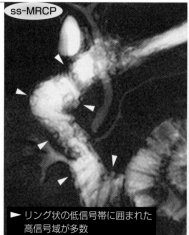
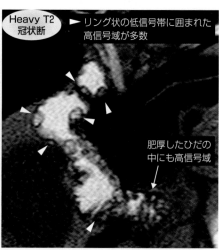

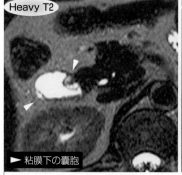
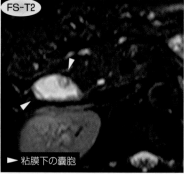
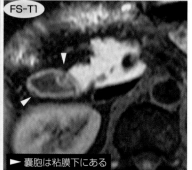

- Heavy T2, FS-T2 横断像では，粘膜下囊胞は内腔に結節状に突出するものや平坦隆起など多彩．
- FS-T1 では囊胞は正常粘膜に被われている．

〔参考〕Brunner 腺過形成

十二指腸下行脚の内視鏡所見

- bridging fold を有する多数の小隆起あり．
- 表面は正常粘膜に被われ，中央部に発赤陥凹がみられる．
- 粘膜下腫瘍の形態で，生検により Brunner 腺過形成と診断．

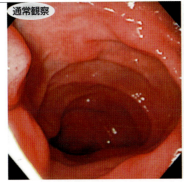
通常観察

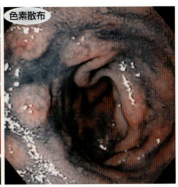
色素散布

MR 画像スペクトラム：大きな嚢胞形成

- 球部から上十二指腸曲に大小さまざまなサイズの粘膜下嚢胞（▷Brunner 腺）がみられる．通常は 5 mm 前後の嚢胞の頻度が高いが，このように 2 cm 大の嚢胞形成の Brunner 腺過形成もみられることがある．

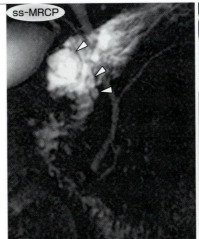
ss-MRCP

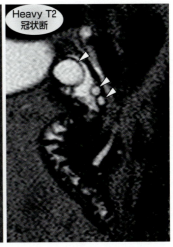
Heavy T2 冠状断

> [!NOTE]
> **類縁疾患：Brunner 腺過誤腫**
> - 単発性で大きな広基性隆起あるいは有茎性のポリープ状を示し，十二指腸内腔の狭窄や腸重積をきたすことがある．
> - 腺組織の増生，脂肪や平滑筋組織，嚢状に拡張した腺組織などが混在する．

Ⅳ. 自己免疫性膵炎

自己免疫性膵炎(autoimmune pancreatitis；AIP)は，膵臓のびまん性の腫大，主膵管のびまん性の不整狭窄，総胆管の狭窄を特徴とし，自己免疫性の機序が発症に関与していると考えられる特殊な慢性膵炎である[1]．1995年にYoshidaらにより提唱され[2]，日本膵臓学会の臨床診断基準2002，2006を経て新しい概念として国際的に認められるようになった[3)〜9)]．日本でのAIPのほとん

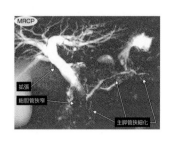

どはIgG4に関連し[1),10)]，欧米で報告されてきたAIPは好中球上皮病変を特徴とする[1),7)]．前者を1型(type 1 AIP)，後者を2型(type 2 AIP)として区別し，組織学的にも臨床所見も異なるが類似した画像所見を呈するこの二つのタイプに分類した新しい概念に基づく国際コンセンサス診断基準が提唱され，2013年改訂の診療ガイドラインが発表された[1]．

AIPの診断基準は国内外で発表され，画像所見，血液所見，病理所見を総合的に評価して行うが，そのなかでCTとMR画像の果たす役割は大きい．本章ではIgG4関連疾患の膵病変として認識されているtype 1 AIPの画像所見やステロイド治療による変化などのMR画像について解説する．

〈1型自己免疫性膵炎(type 1 AIP)〉
◆病　理
- 病変は著明なリンパ球と形質細胞の浸潤，IgG4陽性形質細胞の浸潤，花筵状線維化，閉塞性静脈炎を伴うLymphoplasmacytic sclerosing pancreatitis(LPSP)の所見を呈する．
- 膵管周囲主体で，膵管上皮病変を伴うことはまれである．
- IgG4関連疾患の膵病変

◆疫　学
- 中高年，男性に多い．
- 全身の膵外IgG4関連病変の合併：涙腺炎，唾液腺炎，間質性肺炎，硬化性胆管炎，後腹膜線維症，尿細管間質性腎炎など．膵病変と同時性あるいは異時性に認める．

◆症　状
- 腹痛(ないか軽度)や，硬化性胆管炎の合併による閉塞性黄疸，糖尿病症状，随伴する膵外病変による症状を呈する．

◆血液所見
- 血中膵酵素，肝胆道系酵素，総ビリルビンの上昇

- 血清IgG4高値
- 高ガンマグロブリン血症，高IgG血症
- 非特異的自己抗体(抗核抗体，リウマトイド因子など)陽性，膵外分泌障害，内分泌障害(糖尿病)

◆CT画像所見
- 膵実質の腫大
- ダイナミック造影CTの早期相(実質相)で造影効果が弱く，後期相で遅延性の造影効果を示す[11]．

◆治　療
- ステロイド治療が奏効[1),12),13)]．膵腫大が劇的に改善する．

〈2型自己免疫性膵炎(type 2 AIP)〉
◆病　理
- 膵管上皮に好中球浸潤を病変とするidiopathic duct-centric chronic pancreatitisの所見を呈する[14]．

◆疫　学
- 欧米に多く，比較的若年者にみられ，男女差はない．潰瘍性大腸炎などの炎症性腸疾患の合併が多い．

72　Ⅳ．自己免疫性膵炎

AIP の MR 所見

- AIP の MR 所見は，膵の形態，辺縁部の構造，被膜様構造，造影パターン，膵管の狭細化などの特徴的所見が得られる[11),14)~23)]．
- 典型例では特徴的な所見を呈するが，限局性病変を生じ膵癌との鑑別に苦慮する非典型例などでは，膵の MR 所見だけでなく膵外病変の有無や血清 IgG4 の上昇などを参考にし総合的に診断することが重要である．

MR 診断のポイント：AIP
❶膵実質のびまん性腫大あるいは限局性腫大：FS-T1，FS-T2
❷膵管の狭細化：MRCP，Heavy T2
❸膵辺縁の輪郭の直線化と膵周囲被膜様構造：FS-T1，T1-in，FS-T2，造影 FS-T1
❹膵実質病変部の異常信号域：FS-T1，FS-T2，DW，ADC
❺膵実質病変部の造影パターン：ダイナミック造影 MR

- 膵実質の腫大は，辺縁部では分葉構造が消失し直線化するので，"ソーセージ様"と表現される[11),15),17)]．
- 膵実質病変が膵全体の 2/3 以上を占めるときびまん性(diffuse)，1/3 以下の場合は限局性(focal)，2/3～1/3 の場合は分節性(segmental)と表記する[1)]．
- 膵周囲被膜様構造(capsule-like rim)は線維化を反映して，FS-T1，T1-in，FS-T2 で低信号を呈し，造影後期相で濃染する[17)]．
- 膵実質病変の異常信号強度は，正常膵や肝と比べ，FS-T1 と T1-in で低信号，FS-T2 で高信号だが線維化の強い部は低信号化，DW では著明な高信号で ADC で著明な低値を示す．造影では早期相(膵実質相)で正常膵よりも造影効果は弱く，後期相(平衡相)で均一に造影される(遅延性：delayed enhancement)[11)]．
- 膵実質病変の内部に正常実質の混在がみられ，FS-T1 や T1-in で粒状の高信号域(speckled hyperintensity)や造影早期相での粒状の高信号域の混在(speckled enhancement)と表現される[18),23)]．
- MRCP でみられる主膵管の狭細像は特徴的で，狭窄部の範囲が 3 cm 以上のびまん性あるいは限局性の主膵管狭細化で，狭細部が多発(skip lesions)することもある[1),8),12),15)]．狭窄の上流膵管の拡張はないか，あっても軽度(4 mm 以下)である．下部総胆管狭窄を伴う(約 80%)．
- 病変の内部では，Heavy T2 や FS-T2 で主膵管が開存したまま貫通している(duct penetrating sign)所見[1),12),15)]や，造影 MR で病変内の主膵管壁や胆管壁の濃染像(enhanced duct sign)がみられるのも特徴である[15),19)]．

MR 診断ポイントのまとめ

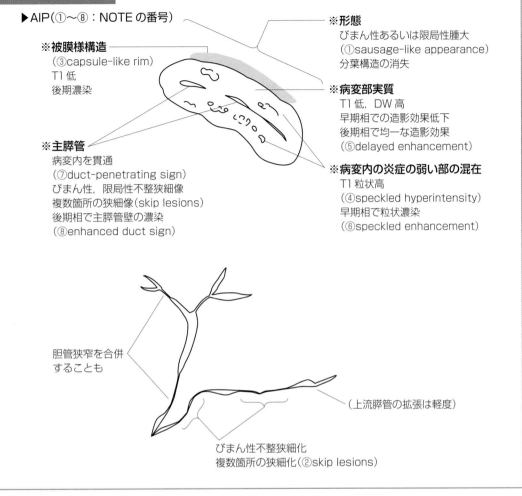

▶AIP（①〜⑧：NOTE の番号）

※形態
びまん性あるいは限局性腫大
（①sausage-like appearance）
分葉構造の消失

※被膜様構造
（③capsule-like rim）
T1 低
後期濃染

※病変部実質
T1 低，DW 高
早期相での造影効果低下
後期相で均一な造影効果
（⑤delayed enhancement）

※主膵管
病変内を貫通
（⑦duct-penetrating sign）
びまん性，限局性不整狭細像
複数箇所の狭細像（skip lesions）
後期相で主膵管壁の濃染
（⑧enhanced duct sign）

※病変内の炎症の弱い部の混在
T1 粒状高
（④speckled hyperintensity）
早期相で粒状濃染
（⑥speckled enhancement）

胆管狭窄を合併
することも

（上流膵管の拡張は軽度）

びまん性不整狭細化
複数箇所の狭細化（②skip lesions）

NOTE

AIP に特徴的なサインのまとめ
① sausage-like appearance：膵実質の腫大
② skip lesions：MRCP で主膵管狭細化の多発
③ capsule-like rim：辺縁の被膜様構造
④ speckled hyperintensity：T1-in や FS-T1 で病変内部に正常実質信号の混在
⑤ delayed enhancement：遅延相における均一な造影効果
⑥ speckled enhancement：造影早期相で病変内部に正常実質信号の混在
⑦ duct-penetrating sign：病変内部を主膵管が閉塞することなく貫通する
⑧ enhanced duct sign：造影後期相で主膵管壁の濃染

鑑別診断

- AIP は悪性腫瘍との鑑別が重要である．上記の AIP に特徴的な所見を検出して鑑別を行う．
  - びまん型 AIP：悪性リンパ腫とびまん型膵癌
  - 限局型 AIP：浸潤型膵管癌，
  - 多発結節型 AIP：転移性腫瘍

1 典型的な AIP

症例1 AIP：典型例（分節型）

【症例概要】腹痛，血中アミラーゼ軽度上昇，69歳，女性

- 膵体尾部はソーセージ様に腫大し，T1-in，FS-T1で均一な低信号．辺縁は比較的平滑で，一部被膜様構造を認める．
- 膵頸部は正常で高信号．

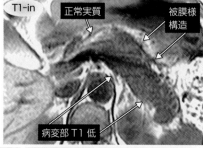
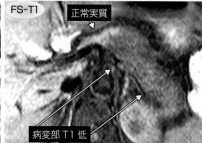

- 膵体尾部はFS-T2では不均一な軽度の高信号を示す．島状の比較的高信号部も混在する．
- 膵周囲に少量の浸出液貯留（帯状の高信号域）がみられる．
- Heavy T2では内部に主膵管がみられない．

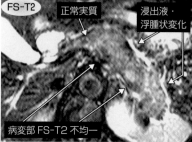
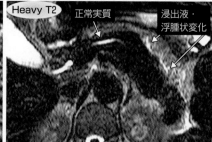

- 膵体尾部は造影早期相では正常部よりも造影効果は弱く不均一．
- 後期相では比較的均一に，正常部よりは強く濃染（遷延性濃染）．早期相でみえた被膜様構造は不明瞭．

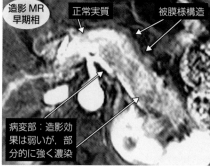
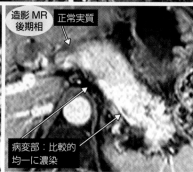

主膵管の狭細化：MRCPとERCP

- 主膵管の狭細化は実質の病変部内を走行する主膵管にみられる．
- 主膵管狭細部は閉塞ではなく開存している．
- ERCPでは狭細部を正確に判定できるが，MRCPでは狭細化が高度な場合には主膵管を確認できないため閉塞様の所見となり，内腔の狭窄を過大評価することがある．

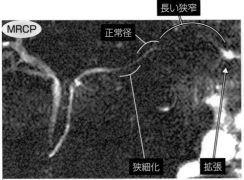

- 膵体部と膵尾部の主膵管に長く平滑な狭細化がみられる．その間の主膵管は正常径．最尾部には膵管拡張が認められる．
- 膵尾部主膵管の狭細化はMRCPでほぼ閉塞様で，ERCPと比べると内腔の狭窄は過大評価である．

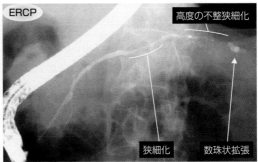

- 体尾部主膵管の狭細化が確認できる．
- MRCPでの尾部の高度の狭窄部も，閉塞ではなく不整狭細像である．この尾側では拡張が認められる．

MR所見のまとめ……症例1

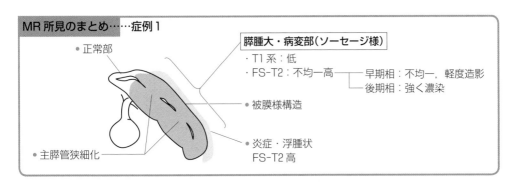

CT所見

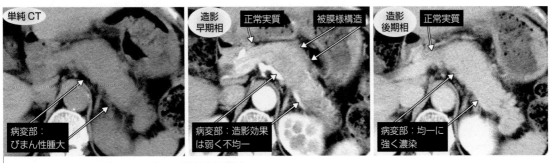

- 単純CTでは，腫大を示すが，正常部と等濃度．
- 造影CTはMRIと同様で，早期相では正常部よりも造影効果は弱く，漸増性に造影増強され，後期相では比較的均一に正常膵よりも強く造影される．
- 被膜様構造(capsule-like rim)：病変部辺縁にみられる帯状の構造物で，早期相で病変部より低吸収域で遅延性増強を示す．本例では膵体部腹側の一部に早期相で造影不良域として認められる．後期相では膵実質と同等に造影され不明瞭．

2 実質病変の特徴的 MR 所見：膵癌との鑑別点

- AIP に特徴的な病変部の所見を検出することで膵癌との鑑別が可能である．

> **MR 診断のポイント：膵癌との鑑別**
> ❶ AIP 病変の内部に正常部が混在：T1-in と FS-T1
> 　・病変内に点状・粒状の高信号域（正常部）が混在（T1-speckled hyperintensity）．
> ❷ AIP 病変の内部に病勢の強弱がある：DW
> 　・高信号の程度に強弱の混在あり．淡い高信号と著明高信号の混在．
> ❸ AIP 病変の描出範囲が画像の種類（DW vs. T1）によって異なる：DW vs. T1-in, FS-T1
> 　・DW 高信号：もっとも鋭敏に病変部を描出するので，もっとも広い病変範囲の描出．
> 　・T1-in 低信号，FS-T1 低信号：病変範囲は DW 高の範囲よりも狭いことが特徴的．
> ❹ AIP 病変部の造影パターン：造影ダイナミック
> 　・早期相で軽度濃染するが正常部と比較し造影効果は弱い．
> 　　→濃染は遷延し，後期相では正常部よりもやや強く造影．
> 　・正常部の混在：早期相で点状・粒状の濃染（正常部）が混在（speckled enhancement）

1. 正常部の混在：T1-speckled hyperintensity

- AIP 病変部は T1 低信号を示す．T1-speckled hyperintensity は，T1-in と FS-T1 で病変部の中に粒状・点状の高信号域の混在がみられる所見で AIP に特徴的[17]．

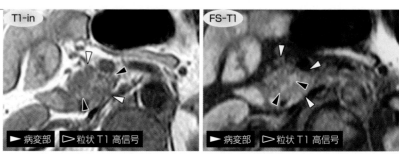

・膵頭部全体が病変部で，T1-in, FS-T1 で不均一な低信号を示し，内部に，粒状の高信号域が混在している．

▶ 病変部　▷ 粒状 T1 高信号

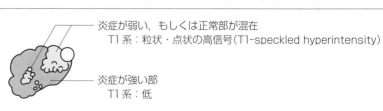

炎症が弱い，もしくは正常部が混在
　T1 系：粒状・点状の高信号（T1-speckled hyperintensity）

炎症が強い部
　T1 系：低

2. DW 高信号の強弱混在，DW 高と T1-in 低の病変範囲の乖離

- AIP の病変内部に炎症病勢の強弱があり，DW 高信号の強さは軽度から高度まで混在[19].
- 病変範囲の描出は，DW がもっとも高感度．DW 高と T1-in 低の描出範囲に乖離あり．

- AIP 病変部は膵頭部と膵尾部．DW で膵頭部と膵尾部は全体に軽度の高信号を示し，内部に結節状の著明高信号域が混在．
- 両腎は不均一な高信号を示す（関連する間質性腎炎の合併：NOTE 参照）．

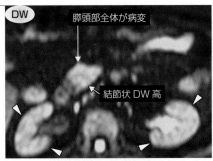
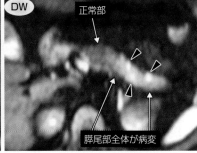

- T1-in では，膵頭部全体は不均一な低信号を示す．
- 膵尾部には結節状の低信号域が3カ所認められるのみ．これらは DW での著明高信号域に相当（▶）．

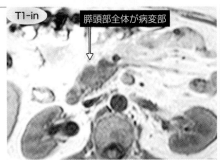
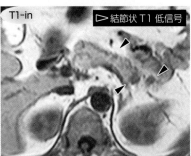

NOTE

DW の病変検出能
- 病勢の強くない部位は，T1 では信号変化はみられないが，DW では高信号域として描出される（DW と T1 との所見の乖離）．
- 病勢の強い部は，DW で著明高，T1 で低信号を示す．

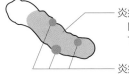

炎症が弱い部
DW：軽度高
T1-in：等～軽度低

炎症が強い部
DW：著明高
T1-in：低

DW で検出できる他臓器所見
- 間質性腎炎の合併：DW で，両腎の皮質部を中心とする実質に多数の小さな結節状や楔状の高信号域がみられる．IgG4 関連病変の間質性腎炎である．T1-in でこの所見を捉えるのは困難．

3. 造影ダイナミック早期相における Speckled enhancement

- ダイナミック早期相：病変部は軽度濃染するが，正常部よりも造影効果が弱く，軽度の低信号を示す．
- 病変内部に粒状の造影効果のやや強い部分(speckled enhancement)が混在する所見は AIP に特徴的[18),23)]．

・病変部の膵体尾部では内部不均一で，FS-T1で軽度の低信号を示す．内部には粒状・点状の軽度の高信号部(T1-speckled hyperintensity)がみられ，ダイナミック造影早期相では同部に一致して粒状・点状の強い濃染部(speckled enhancement)がみられる．

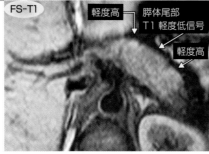
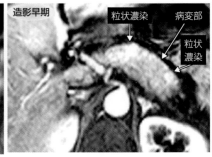

4. 遅延性濃染

- ダイナミック後期相：病変部の濃染は遷延し，病変部は正常部と同等あるいはやや強く，ほぼ均一に造影される(delayed enhancement)[11)]．

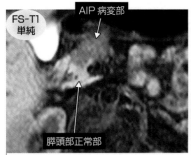
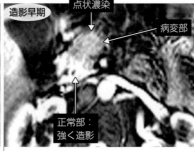
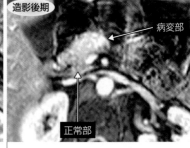

・膵頭部のAIP病変部は強い低信号を示し，膵頭部正常部との境界は明瞭．

・造影早期相：膵頭部の病変部には造影効果はみられるが正常部ほどの濃染ではないため，やや低信号に描出される．

・造影後期相：病変部は不均一に濃染し，正常膵頭部と比べ同等あるいはむしろ軽度の高信号域を呈している(遷延性濃染)．

NOTE

病変部の病勢と造影所見
・AIPでは炎症部と正常に近い膵組織が高頻度に混在する[1)]．
・病変部内部の病勢の強弱に応じて造影早期相で不均一に濃染．
・正常に近い病勢の弱い部は粒状に早期濃染(speckled enhancement)[18),23)]．

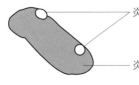

炎症が弱い部(正常膵に近い信号)
　FS-T1：正常膵と同等か軽度低
　早期相：正常膵と同等に強く濃染(speckled enhancement)

炎症が強い部
　FS-T1：正常膵より低
　早期相：正常膵より造影効果低下

③ 主膵管の狭細化：特徴的所見とスペクトラム

- 狭細像とは，狭窄や閉塞像とは異なり，ある程度広い範囲に及び，膵管径が通常よりも細くかつ不整を伴うものと定義される[1]．
- 主膵管の狭細化は実質の病変部内を走行する主膵管にみられる．通常，主膵管狭細部の範囲は実質の病変部の範囲に含まれている．
- 実質病変部がびまん性であっても主膵管の狭細部はびまん性でないことがあり，一部に限局していたり，多発して非連続性に複数の部位(skip lesions)にみられたりする[1,15]．
- 狭細部の尾側では，病変部内であっても軽度の主膵管拡張がみられることがある．
- 狭細化の範囲：典型的には狭細部が全膵管長の1/3以上(5 cm)を占める．しかし，1/3未満の限局性のこともある[1,15]．
- 主膵管狭細化は，実質病変部(T1-in，DWで判定)と併せて読影する．

1. びまん型：主膵管の狭細化像は複数カ所

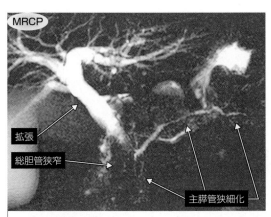

- 実質の病変部はびまん性．
- 主膵管狭細像は頭部，体部，尾部の複数カ所にみられる．
- 狭細部の間の主膵管は，病変部であるにもかかわらずむしろ軽度の拡張をきたしている．
- 下部総胆管にも狭窄がみられ，上流の拡張をきたしている．

2. びまん型：主膵管の狭細化像は複数カ所，硬化性胆管炎の合併

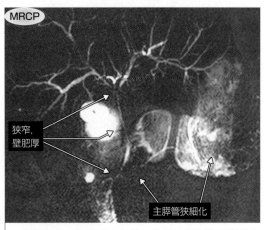

- 実質の病変部はびまん性．主膵管狭細像は頭部と体部にみられる．
- 総胆管-総肝管には長い範囲で内腔の狭窄がみられ，肝内胆管には軽度の拡張がみられる．原発性硬化性胆管炎の合併[9]．

3. 分節型：主膵管の狭細化像は実質病変部に一致して複数カ所

- 実質の病変部は頭部と体尾部にみられる．主膵管狭細化像も頭部と体尾部にみられる．
- 狭細化部の間の主膵管は軽度の拡張をきたしている．この部位の実質は正常．

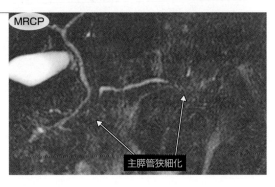

4. 主膵管の狭細化の長さと実質病変の範囲の乖離

- 主膵管の狭細化の程度は病変部の炎症活動性や線維性硬化の程度によりさまざまで，閉塞に近い高度の狭窄からまったく狭窄を認めないものまである．また病変の内部にもかかわらず狭細化部の間の主膵管が拡張する場合もある．
- 主膵管狭細化の長さは，実質病変部の範囲（T1-in，DW で判定）と比べ短いのが特徴．
- 分布：非連続性の複数カ所の狭細化（skip lesions）もみられる．

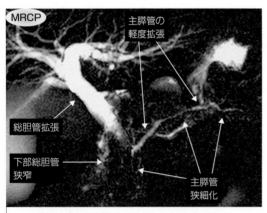

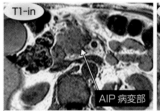 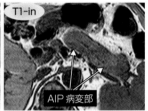

実質病変部の範囲：びまん型

・AIP の病変部はびまん型で膵頭部から膵尾部まで膵実質全体が著明な T1-in 低信号を示している．

・主膵管狭細像は頭部，体部，尾部の複数カ所にみられる．狭細化部の間の主膵管は，病変の内部であるにもかかわらずむしろ軽度の拡張をきたしている．

5. 主膵管壁・総胆管壁の造影増強所見

- 狭細化部の主膵管や総胆管の壁に濃染があれば，AIP を示唆する（enhanced duct sign）．

・造影 MR と造影 CT では，病変域内の総胆管壁に造影増強効果がみられる（総胆管狭窄部に一致）．
・造影 MR では，病変域内の主膵管壁にも，わずかな造影増強効果がみられる（主膵管の狭細化部に一致）．

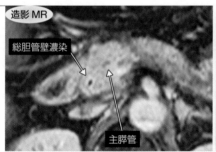 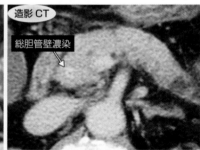

・DW で膵頭部全体が著明高信号を呈し，病変域である．
・MRCP では，膵頭部総胆管に高度の狭窄と上流胆管の拡張を認める．
・膵頭部の主膵管には狭細化が認められ，尾側には軽度の拡張が認められる．
・主膵管は頭部の病変部を貫通している（duct-penetrating sign）．

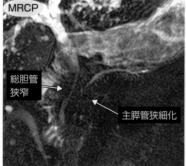 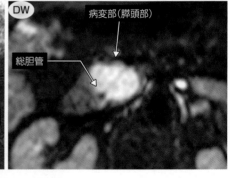

> [!NOTE]
> Duct-penetrating sign
> ・腫瘤形成性膵炎や AIP で認められ，膵癌では通常認められない．

④ ステロイド治療による経過：MRCP，T1，造影

- AIP はステロイド治療により速やかに改善するため[1),6),12),13),16)]，診断的ステロイドトライアルに対するスタンスについては「自己免疫性膵炎診療ガイドライン 2013」で以下のように言及されている[1)].

> **CQ-Ⅰ-13）ステロイドの診断的治療は膵癌との鑑別に有用か？**
> ・ステロイド治療により反応する場合は，自己免疫性膵炎である可能性を示唆するが，膵癌合併を否定するものではない（推奨度：B）．
> ・限局性腫大や腫瘤形成の場合には，ERP による膵液細胞診や擦過細胞診，あるいは EUS-FNA により悪性疾患の除外後にステロイドトライアルをすべきである（推奨度：B）．
> 〔厚生労働省難治性膵疾患調査研究班・日本膵臓学会：自己免疫性膵炎診療ガイドライン 2013．膵臓　2013；28：715-784〕

> 　MR 診断のポイント：ステロイド治療による改善
> ❶主膵管狭細化の改善消失．総胆管狭窄も同様に改善．
> ❷膵実質の腫大の改善．萎縮傾向を示すことがある．
> ❸膵実質の信号：T1 低信号が改善し高信号化する．DW 高信号や ADC 低値も改善．
> ❹造影：正常に近い早期濃染像を回復．遅延性濃染の改善．

症例2　ステロイド治療による主膵管と実質所見の変化

【症例概要】 閉塞性黄疸，70 歳，男性

MRCP：
・治療前には，膵内総胆管（CCBD）の高度狭窄と上流部胆管の高度拡張あり．主膵管は頭部と体部に狭細化がみられた．
・ステロイド治療後，総胆管狭窄と主膵管の狭細化は改善した．

T1-in：
・治療前，膵体尾部の実質はびまん性に腫大し，低信号を示す．
・ステロイド治療後，実質の腫大は改善し，むしろ萎縮気味．実質の信号は上昇している．
・肝十二指腸靱帯部のリンパ節腫大もステロイド治療後には縮小した．

造影 CT 早期相：
・治療前，体尾部には，やや不均一な軽度の造影増強効果を認める（正常実質と比べると造影不良）．
・ステロイド治療後，腫大は改善し，早期造影効果も改善．やや不均一であるが正常に近い程度に強く濃染している．

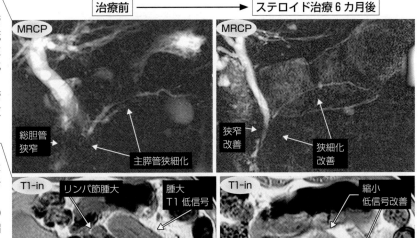

82　Ⅳ．自己免疫性膵炎

症例3　ステロイド治療による実質の異常信号の変化

【症例概要】腹痛，閉塞性黄疸，66歳，男性

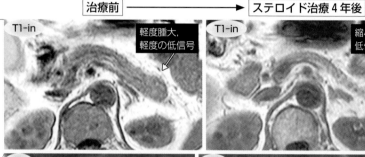

- 治療前には膵はほぼ正常の大きさであったが，ステロイド治療後，膵全体が著明に縮小．両者を比較すると治療前に体尾部の軽度腫大があったと判定できる．
- 治療前は，膵実質はT1で軽度低信号を示したが，治療後には信号が上昇している．

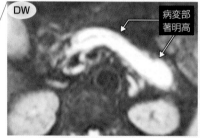
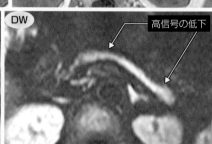

- 治療前，体尾部実質は著明な高信号を呈す．
- ステロイド治療後，実質の高信号はかなり低下し正常に近い程度にまで改善．

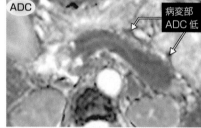
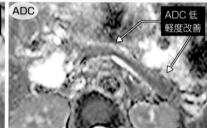

- 治療前には体尾部実質は均一な低値を示す．
- ステロイド治療により実質は縮小したためADCの判定が難しいが，低値の程度は軽度改善．

NOTE

ステロイド治療による変化から"治療前の異常所見"が判明することがある（後診断）
- 膵腫大：実質の腫大が軽度の場合，治療後と比較して初めて腫大に気づく．
- 信号強度：治療前にT1低信号が軽度の場合，治療後と比較して初めてT1低信号に気づく．

ステロイド治療後の線維化や萎縮
- ステロイド治療で病変部の腫大が軽快しても，T1-inやFS-T1で依然として低信号を示し，早期造影増強効果の回復も乏しい場合，病変部の線維化・硬化が考えられる．

自然軽快する症例の報告がある
- どのような所見があると自然軽快が期待できるかについての特異的な見解はまだ提起されていない．

5 膵外病変と合併病変

- type 1 AIP は IgG4 関連疾患で，膵外臓器にも IgG4 関連病変を伴うことがある．
- 合併病変部：中枢神経系（下垂体），涙腺，唾液腺，甲状腺，肺，肝，胆管，胆囊，消化管，腎，前立腺，後腹膜腔，大血管周囲，リンパ節など．
- とくに硬化性胆管炎，Mikulicz 病，後腹膜線維症の合併は AIP の診断に有用な所見[1),9)]．
- 膵病変と同時性あるいは異時性に認められる．
- FDG-PET は IgG4 関連病変を FDG 高集積病変として検出できるので，全身検索に有用である．

症例 4 Mikulicz 病合併（IgG4 関連病変，AIP びまん型）

【症例概要】心窩部痛，74 歳，男性

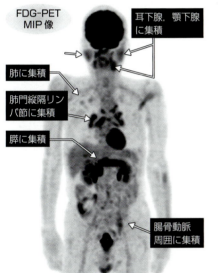

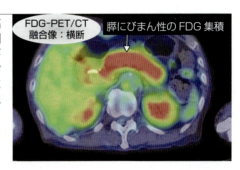

- 膵全体に著明な FDG 高集積が認められる．両側唾液腺（耳下腺，顎下腺），肺，肺門縦隔リンパ節，左腸骨動脈周囲にも FDG 高集積がみられる．

NOTE
- FDG-PET では，AIP の膵病変部と膵外病変には著明な FDG 高集積を認める．
- ステロイド治療後早期に FDG の集積が低下する．膵癌との鑑別に有用な所見．

症例 5 潰瘍性大腸炎合併（type 2 AIP）

- 潰瘍性大腸炎の合併は type 2 AIP に多い[1)]．

【症例概要】貧血，血便，腹痛，嘔吐，16 歳，女性

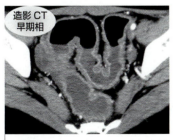

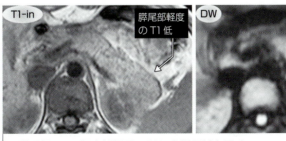

- 直腸〜S 状結腸にはびまん性連続性の壁肥厚がみられ，粘膜面が強く濃染している．ハウストラも消失．
- 潰瘍性大腸炎の合併である．
- 膵尾部は T1 軽度低信号，DW 高信号域を呈す．

V. 外傷性膵損傷

外傷性膵損傷は銃創や刺傷のような腹壁穿通性の受傷や，打撲やシートベルトなどによる腹部の鈍的外傷が原因である[1〜4]．本邦では鈍的外傷による膵損傷が多く，上腹部に加えられた外力により膵実質が脊椎に押しつけられ，打撲部の前腹壁と脊椎との間に挟まれて圧迫されしばしば断裂をきたす[4,5]．鈍的外傷による膵損傷は膵を取り囲んでいる脂肪層の厚い成人よりも脂肪層の薄い小児や若年者に多い[4]．膵損傷の部位は膵体部に多く次いで膵頭部である．

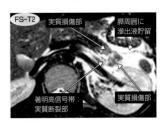

日本外傷学会では膵損傷を4型に分類している[5]．Ⅰ型 被膜下損傷（subcapsular injury），Ⅱ型 表在型損傷（superficial injury），Ⅲa型 単純深在性損傷（simple deep injury），Ⅲb型 複雑深在性損傷（complex deep injury）で，主膵管損傷を伴うⅢb型は手術や内視鏡ステント術の適応となる[2,6]．受傷による膵液の漏出が外傷性膵炎の原因で，断裂が膵実質だけでなく主膵管に及んでいる場合は重症である[1,7,8]．

MRは実質損傷の検出感度が高く，またMRCPで主膵管の損傷の有無や膵液漏出の有無を容易にチェックできる[7,8]．この章では，膵損傷の検出，外傷性膵炎の拡がりや重症度の評価，主膵管損傷の検出など，外傷性膵損傷におけるMRの役割について解説する．

〈一般的事項〉

◆発生頻度
- 腹部外傷の2〜16％

◆外傷の種類
- 日本では90％以上が鈍的外傷で，多くが交通外傷やキックなどによる打撲．欧米では銃創による穿通性損傷が多い[1,4]．

◆臨床症状
- 突然発症．上腹部痛，嘔吐，ショック，血中または尿中の膵酵素上昇など．

◆致死率
- 死亡率は10〜30％で，主膵管損傷を伴う場合と血管損傷を伴う場合は30〜40％と高率である．受傷後の早期死亡の多くは出血が原因で，主膵管損傷は晩期の予後に大きく影響する．

◆診断
- 困難なことが多く，症状が重篤化しやすい．肝脾損傷など多部位の損傷を合併していれば，それに紛れて見落とされることがある．CTでは造影剤を用いることで，実質断裂の診断が可能．

〈膵損傷の分類〉
- 主膵管損傷を伴わない場合は被膜の断裂や実質損傷の深さによって分類[4,5]．

Ⅰ型；被膜下損傷（subcapsular injury）：被膜が保たれ，膵液の腹腔内漏出がない損傷．実質の挫滅や実質内血腫を含む．

Ⅱ型；表在型損傷（superficial injury）：被膜と実質の損傷で，実質損傷の深さは1/2未満．

Ⅲa型；単純深在性損傷（simple deep injury）：実質径の1/2以上の実質損傷があるが，主膵管損傷を伴わない．

Ⅲb型；複雑深在性損傷（complex deep injury）：実質損傷の程度にかかわらず，主膵管損傷を伴う．

〈膵損傷の治療〉
- 主膵管損傷を伴わない場合は保存的治療が可能.
- 主膵管損傷を伴うⅢb型では手術あるいは膵管ステント留置術[1～3,6].

〈鈍的外傷による膵損傷の成因〉
- 損傷部位として頻度が高いのは，椎体と前方の外力によって挟まれる膵頸部と膵体部である.
- 交通外傷の場合，自動車ではハンドルやシートベルト，自転車ではハンドルバーによる鈍的外傷である[4].

〈外傷性膵炎の合併症〉
- 急性膵炎の合併症と同様である.
- 膵実質損傷部は断裂や挫滅で，主たる合併症は主膵管損傷に伴う膵液漏出，仮性嚢胞形成である.
- 直接の血管損傷を伴えば腹腔内や後腹膜の出血がある.
- 膵仮性嚢胞が発生すれば，それに伴う合併症は急性膵炎と同様である.

外傷性膵損傷のMR所見

MR診断のポイント
❶膵実質の断裂と損傷：FS-T2，Heavy T2，FS-T1
❷膵周囲液体貯留：FS-T2，Heavy T2
❸主膵管損傷：MRCP，Heavy T2

- 主膵管損傷を伴わない軽症の外傷性膵損傷では，実質の断裂部に貯留した浸出液と断裂部に面した実質の損傷を確認することが重要[7,8]. 特徴的なのは，FS-T2とHeavy T2で断裂部がスリット状の著明高信号域を示し，FS-T2で断裂部に面する膵実質が高信号を呈することである. 実質の挫滅が強く出血を伴う場合は，FS-T1で粒状の高信号を認めることがある.
- 主膵管断裂を伴う重症例では，実質の断裂部には膵液が漏出するので，貯留する液体は多量で断裂部は大きく開大する. 特徴的なのは，MRCPとHeavy T2で断裂部に大量の貯留液を著明高信号として認め，主膵管の連続性が確認できないことである[7,8].

1 膵断裂

- 鈍的外傷による膵損傷は，気づきにくく診断が遅延することが多い．
- MR では膵損傷部位の同定，裂傷の程度，実質の挫滅・出血などを的確に診断できる．

> **MR 診断のポイント**
> ❶実質断裂の有無：FS-T2，Heavy T2
> ❷断裂部の挫滅出血の有無：FS-T1
> ❸滲出液貯留の有無：FS-T2，Heavy T2
>
> ・膵実質の限局性の断裂部は，滲出液や膵液漏出のため FS-T1 で低信号帯，FS-T2 で高信号帯を示す．
>   →断裂部近傍の実質損傷（挫滅）は FS-T2 高信号．損傷部以外の膵実質は正常の信号強度を呈す．
>   →損傷の程度が強く出血を伴えば FS-T1 高信号域がみられる．
> ・主膵管損傷の有無は受傷直後には MR 診断困難であるが，主膵管に損傷があれば実質断裂部は幅広く，受傷数週間以上経過して膵液漏による仮性囊胞を形成してくる．
>   →主膵管の断裂を伴わないときは実質断裂部の幅は狭く，スリット状である．
> ・随伴所見：損傷部周囲，膵周囲の滲出液貯留がある．FS-T2 と Heavy T2 で著明高信号を呈す．

症例1 外傷性膵損傷（膵体尾部境界部の断裂）

【症例概要】交通事故後から続く腹痛，シートベルトによる腹部損傷を疑われて画像検査．
10 歳，女児

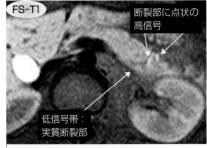 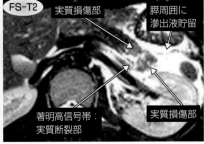

- 膵体尾部境界部の断裂部には少量の滲出液が貯留し，FS-T1 で低信号帯，FS-T2 では著明な高信号帯を呈している．
- 断裂部には 2 カ所に点状の FS-T1 高信号がみられ，少量の出血を伴っている．
- 断裂部近傍の膵実質は FS-T2 で軽度の高信号を呈している．実質の挫滅損傷である．
- 実質の断裂が実質径の 1/2 以上であること，断裂部の間隙が狭く主膵管の損傷の可能性が低いことからⅢa 型に分類される．

V. 外傷性膵損傷

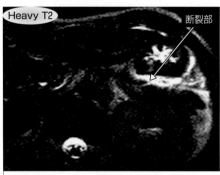
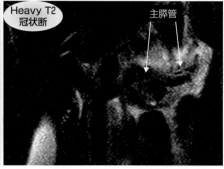

・Heavy T2 で断裂部は高信号で，スリット状の狭い間隙．
・冠状断では主膵管の断裂はみられない．

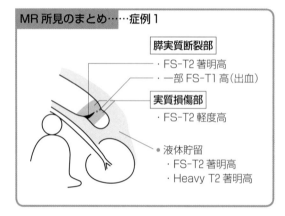

MR所見のまとめ……症例1

膵実質断裂部
・FS-T2 著明高
・一部 FS-T1 高（出血）

実質損傷部
・FS-T2 軽度高

● 液体貯留
・FS-T2 著明高
・Heavy T2 著明高

MRから1週間後の造影CT

・断裂部は低濃度帯を呈すが，間隙の拡大や膵液漏出の増悪はみられない．膵周囲の滲出液貯留は減少している．
・時間経過で膵液漏出の増加がないことから，主膵管の損傷はないと思われる．

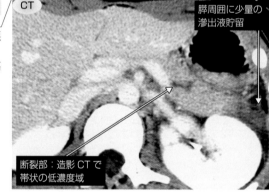

NOTE

主膵管損傷の判定
・膵液漏出の増減を時間経過でチェックするのがよい．

② 主膵管損傷

- 鈍的外傷による膵損傷では，主膵管損傷の有無が長期予後に大きな影響を与える．
- MRでは受傷当初の膵液貯留とその経時的変化をモニターすることで主膵管損傷の可能性を診断することができる．

> **MR診断のポイント**
> ❶実質断裂部間隙の液貯留，主膵管との交通：FS-T2，Heavy T2，MRCP
> ❷滲出液貯留：FS-T2，Heavy T2
> ❸膵液漏による仮性囊胞：FS-T2，Heavy T2
> - 膵損傷に主膵管損傷を合併する場合，膵液漏が持続し断裂部は膵液貯留のため大きく開大する．
>   → すなわち，断裂部とその周囲に多量の液貯留（MRCP，FS-T2とHeavy T2で著明高）がみられることが特徴である．
>   → MRCPでは大きな液貯留と尾側の主膵管との交通が確認できることがある．
>   → 受傷当初，液貯留は不整形であるが，時間経過とともに被包化され仮性囊胞を生じる．

症例2 主膵管断裂を伴った外傷性膵頸部損傷：膵仮性囊胞の合併

【症例概要】交通事故による肝損傷で入院．シートベルトによる膵損傷の併存を疑われて画像検査．
38歳，女性

受傷3日後

- MRCPで膵頸部に大きな辺縁不整の液貯留がみられる．
- Heavy T2冠状断で尾側の主膵管と液貯留が交通している．

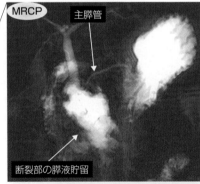

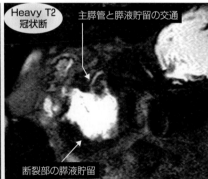

- 膵頸部の断裂部に大きな液貯留あり．内部信号はFS-T2で均一な著明高，Heavy T2では少量の泥状沈降物（壊死性泥状物）がみられる．

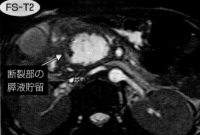

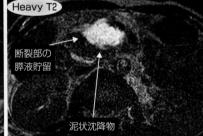

受傷 21 日後

- 3週間経過し，膵頸部の液貯留は軽度増大している．
- 辺縁は平滑になり，被包化され，仮性嚢胞を形成している．
- 内部の内容液は均一で，FS-T2で均一な著明高を呈している．
- MRCPでは膵頸部の液体貯留の辺縁は平滑になり（仮性嚢胞），尾側の主膵管との交通が疑われる．尾側主膵管は受傷当初と比べわずかに拡張している．

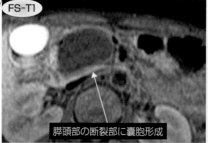

膵頭部の断裂部に嚢胞形成

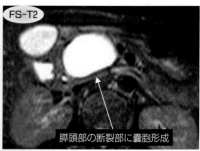

膵頭部の断裂部に嚢胞形成

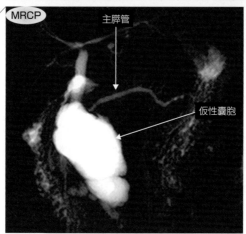

MRCP　主膵管　仮性嚢胞

受傷 4 カ月後

- ERCP（4カ月後）では膵頭部の主膵管は途絶している．尾側の主膵管と仮性嚢胞の描出はみられない．
- 仮性嚢胞は尾側の主膵管と交通しているが，膵頭部の主膵管とは交通がないことがわかる．

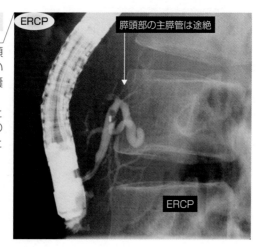

ERCP　膵頭部の主膵管は途絶

MR所見のまとめ……症例2（受傷3日後）

膵液貯留
- MRCP, Heavy T2 高
- 主膵管と交通

NOTE

主膵管損傷と液貯留

- 膵損傷に主膵管損傷を合併する場合，膵液漏が持続し，断裂部は開大し膵液が貯留する．この膵液貯留は時間経過とともに被包化し仮性嚢胞を形成する．
- 主膵管損傷の判定のためには，膵断裂部から膵周囲の液貯留の増減を時間経過でチェックすることも重要である．

VI. 膵嚢胞性腫瘍

　膵嚢胞性病変とは膵臓に嚢胞を形成するすべての疾患の総称である．肉眼的に大小さまざまな内腔をもつ，内容物を入れた袋状の構造物と定義されることが多い．これには嚢胞を形成する種々の膵疾患が含まれ，嚢胞性病変は嚢胞壁の内面・粘膜面の組織学的性状で分類される[1)〜4)]．内面を上皮細胞が被覆している真性嚢胞とそれを欠く仮性嚢胞に大別され，真性嚢胞は腫瘍性と非腫瘍性に分類される．

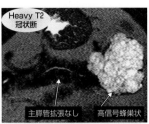

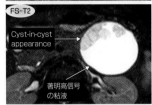

　嚢胞性腫瘍は膵癌取扱い規約，WHO分類，AFIP分類などでさまざまに分類されているが[3),4)]，臨床的に重要なことは，検出された嚢胞が

1. 腫瘍性か非腫瘍性か
2. 腫瘍性ならば漿液性嚢胞腺腫か粘液を有する粘液性嚢胞腺腫や膵管内腫瘍か，あるいは変性壊死性の充実性腫瘍か
3. 粘液を有する粘液性嚢胞腺腫や膵管内腫瘍ならば充実性成分の有無，悪性か良性か，浸潤があるかどうか

などの観点から診断することが重要である．

　この章で取り上げる嚢胞性腫瘍は腺上皮を有する粘液性嚢胞や漿液性嚢胞と，扁平上皮を有するリンパ上皮嚢胞や類表皮嚢胞である．従来嚢胞性病変として扱われてきたIPMNをはじめとする膵管内腫瘍や，二次変性による嚢胞形成をきたす充実性偽乳頭状腫瘍は別の章で解説する．

漿液性嚢胞腺腫

◆一般的事項
- 中高年（女＞男）
- 膵体尾部に多い（どの部位にも生じる）
- Von Hippel-Lindau 症候群では高頻度に合併（多発例あり）
- ほとんどが良性（悪性例はきわめてまれ）

◆形態・病理[1)~4)]
- 外観：球形～楕円形で，外に突出する房がみられ，辺縁は凹凸あり
- 被膜：あり，薄い
- 内部：通常 2～5 mm 以下の小嚢胞腔（房）の集簇で，割面では蜂巣状を呈する（microcystic type）
  - 内容液は無色～黄色透明の漿液性（時に出血）
  - 隔壁は，多数の毛細血管と線維性組織からなる
- 中心に星芒状線維性瘢痕あり，時に石灰化
- 膵管との交通はない（主膵管は圧排されることがある）
- 肉眼分類：嚢胞の大きさにより 3 型に分類[5)~9)]
  - **Microcystic type**
    微小嚢胞（房）が多数集簇，蜂巣状
    星芒状の線維性瘢痕
  - **Macrocystic type**
    大きな（1 cm～数 cm）房の集簇
    一部に小嚢胞の集簇部（microcystic component）を伴うことが多い
  - **Solid variant**
    個々の嚢胞がきわめて小さく，隔壁組織が主体．肉眼的に嚢胞が認識できないもの

漿液性嚢胞腫瘍の MR 所見

> **MR 診断のポイント**
> ❶辺縁凹凸のある嚢胞性腫瘤：MRCP，Heavy T2
> ❷蜂巣状構造と中心瘢痕：Heavy T2，FS-T2，MRCP
> ❸MPD との関係：MRCP，Heavy T2
> ❹嚢胞性腫瘤の隔壁部：造影 MR
> ❺solid にみえても嚢胞性腫瘤：ADC，Heavy T2，MRCP

- 典型例では，MRCP や Heavy T2 で小さな嚢胞の集簇を蜂巣状の高信号域の腫瘤として捉えることができる．
- 造影 CT や造影 MR ではあたかも充実性腫瘍のように造影増強がみられるが，MRCP と ADC の特徴的な所見から漿液性嚢胞腫瘍と診断することは容易である．

NOTE

漿液性嚢胞腫瘍の三つのタイプと信号強度：ピクセル当りの漿液と隔壁の割合がポイント
- 同一の腫瘍内に，これらの各成分が混在することもある．

	Macrocystic component	Microcystic component	Solid component
ピクセル内の組織成分（1 マスが 1 ピクセル）	漿液＞＞＞隔壁	漿液＞＞隔壁	漿液＜＜隔壁
Heavy T2*	高信号（隔壁は円弧状の低信号）	高信号（隔壁は網状の低信号）	軽度の高信号
造影早期相**	ほとんど造影されない	濃染	高度の濃染

*Heavy T2：ピクセル（ボクセル）当りの漿液の割合に応じて高信号．
**造影早期相：ピクセル当りの隔壁の密度に依存して早期濃染．

漿液性嚢胞腫瘍（腺腫）各 type の MR 所見

	Microcystic type （症例 1, 2）	Macrocystic type （症例 3）	Solid variant （症例 4）
形態・辺縁	• 球形〜楕円形 • 辺縁：房の突出に輪郭され軽度の凹凸あり	• 多房性，ぶどうの房状 • 辺縁：房の突出により凸凹	• 球形，類円形 • 辺縁：房の突出による細かな凹凸
MRCP	• 高信号（内部に隔壁が網目状の低信号域として透見）	• 高信号（内部に隔壁が円弧状の低信号として透見）	• ごく軽度の高信号 ・嚢胞性腫瘤と認識するのは難しい ・通常，充実性腫瘍は MRCP では描出されないが，SCN は微小嚢胞のため MRCP でもわずかながら高信号として描出
Heavy T2	• 多数の微小嚢胞（房）の集簇 蜂巣状，海綿状 • 個々の房の信号強度はほぼ同じ • 線維性瘢痕：星芒状の低信号（遅延性濃染）	• 嚢胞（房）は大きく（1 cm〜数 cm），数は少ない • 部分的に蜂巣状の微小嚢胞の集簇部（microcystic な成分）を伴うことが多い	• Microcystic type よりも個々の嚢胞（房）がさらに小さく，隔壁の割合が大きい. • Heavy T2 で脂肪と同等の中程度の信号を呈することも，充実性腫瘍でないことを示す（通常，充実性腫瘍は無〜低信号を示す）. • FS-T2 高信号や ADC 軽度高値なども微小嚢胞を有する solid variant を示唆する所見.
ADC	• 高	• 高	• 比較的高（真の充実性腫瘍は低を示すことが多く鑑別点）
造影 MRI（CT）	• 早期濃染（隔壁）	• ほとんど造影されない（隔壁のみ）	• 早期濃染（密な隔壁）
主膵管との関係	• 主膵管と接する場合，圧排偏位（時に圧排による狭窄をきたし尾側膵管の拡張を伴うこともある） • 主膵管との交通はない		
鑑別診断		• 分枝型 IPMN（膵管と交通） （SCN では microcystic な成分の混在がみられ，また膵管との交通がない）	• 神経内分泌腫瘍，腺房細胞癌，腎癌の転移などの多血性腫瘍 （SCN は T2 が長い傾向，ADC が高い）

SCN：serous cystic neoplasm（漿液性嚢胞腺腫）

症例1 漿液性嚢胞腺腫 Microcystic type：典型例

- MRCPとHeavy T2で蜂巣状の高信号を呈するのが特徴.
- 嚢胞性腫瘍でありながら造影で早期濃染を伴う.
- ADCが高値を呈することから嚢胞性腫瘍であることを確信する.

【症例概要】 健康診断のUSにて左腎臓と脾臓の間に腫瘤を指摘. 61歳, 男性

- MRCP, Heavy T2で膵尾部に境界明瞭な嚢胞性腫瘤あり. 辺縁に凹凸みられ, 内部は小嚢胞が集簇し蜂巣状構造であるのがHeavy T2で明瞭である.
- MRCPでは, 膵尾部のMPDには拡張はなく, 腫瘤と無関係に走行しているのがわかる.

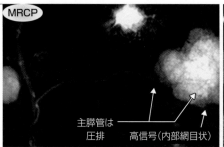
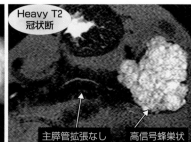

- T1-inでは内部は低信号で全体が被膜に包まれている.
- FS-T2では内部不均一な高信号で嚢胞性腫瘍と判定できるが, 内部の蜂巣状構造はHeavy T2ほど鮮明ではない.

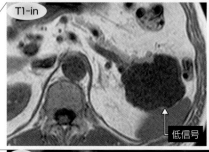
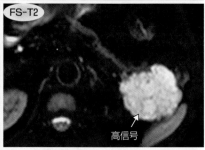

- DWで低信号, ADCは高値であるので, 内容物が漿液性の液体である(＝充実性腫瘍ではない)ことがわかる.

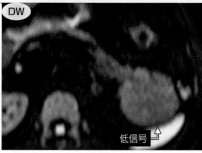
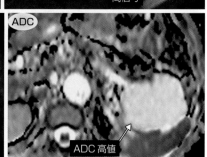

CT所見

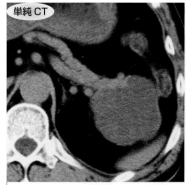
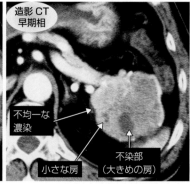
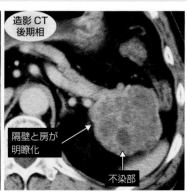

- 単純CTではほぼ均一な低濃度.
- 造影CT早期相では網目状, すりガラス状に造影(隔壁部が造影).
- 造影CT後期相で不均一な低濃度(隔壁の造影効果が残存し, 海綿状). 大きな房には造影増強効果を認めない.

① 漿液性嚢胞腺腫　95

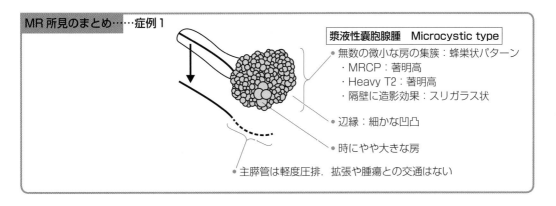

MR所見のまとめ……症例1

漿液性嚢胞腺腫　Microcystic type
- 無数の微小な房の集簇：蜂巣状パターン
  ・MRCP：著明高
  ・Heavy T2：著明高
  ・隔壁に造影効果：スリガラス状
- 辺縁：細かな凹凸
- 時にやや大きな房
- 主膵管は軽度圧排．拡張や腫瘍との交通はない

症例2　漿液性嚢胞腺腫，造影増強のない Microcystic type

- 症例1と比べ各房は大きく，隔壁の密度が低い場合，microcystic type でも造影増強は弱く軽微である．

【症例概要】上腹部違和感，CT検査で膵尾部腫瘤を指摘，60歳，女性

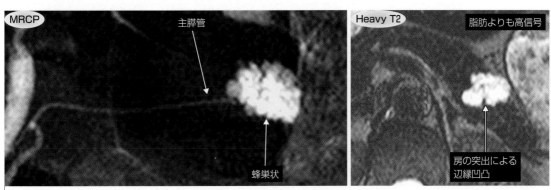

・MRCP，Heavy T2 で腫瘤は蜂巣状，桑実状の高信号域．辺縁は房の突出による凹凸．
・主膵管には狭窄・閉塞所見はなく，尾側膵管の拡張もみられない．

・造影MRでは早期相で隔壁が線状に濃染するが，全体としてほとんど濃染はない．後期相も同様．
・造影により嚢胞内の構造がわかる．

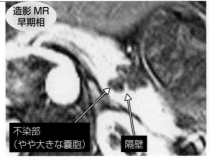
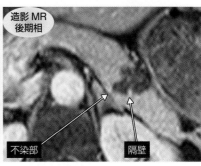

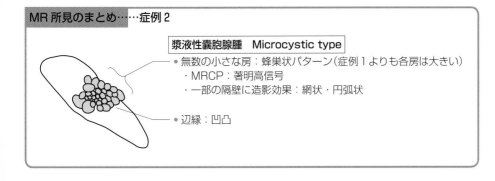

MR所見のまとめ……症例2

漿液性嚢胞腺腫　Microcystic type
- 無数の小さな房：蜂巣状パターン（症例1よりも各房は大きい）
  ・MRCP：著明高信号
  ・一部の隔壁に造影効果：網状・円弧状
- 辺縁：凹凸

96　VI. 膵嚢胞性腫瘍

症例3　漿液性嚢胞腺腫 Macrocystic type

- 嚢胞の房の大きなタイプ．
- 大きな房は腫瘍の辺縁部に多く，中心部には Microcystic type の蜂巣状の小嚢胞の集簇部を合併することが多い．

【症例概要】US にて上腹部に嚢胞性腫瘍を指摘．54 歳，女性

- MRCP と Heavy T2 で，著明高信号の嚢胞性腫瘍．辺縁凹凸がみられ，房の大きさは大小混在．
- 辺縁部に大きな房がある．
- 主膵管は圧排．

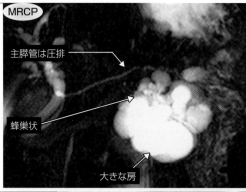
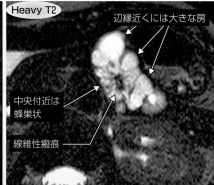

- T1-in で，腫瘍は境界明瞭な低信号．FS-T2 では高信号で中心部に星芒状の著明低信号域（線維性瘢痕）を認める．

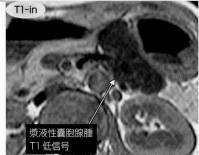
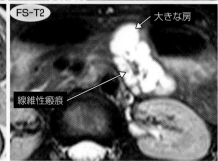

CT 所見

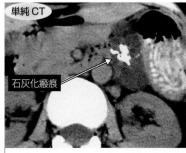
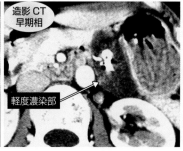
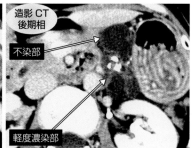

- 単純 CT で腫瘍は低濃度（水濃度）を呈し，中心部に不定型の石灰化あり．
- 造影早期相と後期相で石灰化の周囲に軽度の造影増強効果がみられ，Heavy T2 での蜂巣状部（密な隔壁部）に相当．

MR 所見のまとめ……症例3

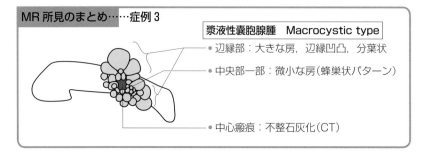

漿液性嚢胞腺腫　Macrocystic type
- 辺縁部：大きな房，辺縁凹凸，分葉状
- 中央部一部：微小な房（蜂巣状パターン）
- 中心瘢痕：不整石灰化（CT）

① 漿液性嚢胞腺腫　97

症例 4　漿液性嚢胞腺腫 Solid type

- 組織学的にはきわめて小さな嚢胞からなり隔壁成分が豊富なため，肉眼形態上嚢胞の存在を認識できずあたかも充実性腫瘍の様相を呈する．
- 神経内分泌腫瘍に酷似する．
- 内部に蜂巣状のパターンや辺縁の房の突出による凹凸などの microcystic type の特徴的所見を見つけることと，このタイプの存在を知っておくことが診断に重要．

【症例概要】卵巣腫瘍術後の腹部 CT にて膵尾部腫瘍を指摘，56 歳，女性

- MRCP で膵尾部腫瘍はごく軽度の高信号（かろうじて確認）．
- Heavy T2 では軽度の高信号で，膵周囲の脂肪と同程度の信号強度．

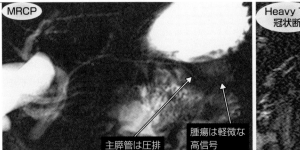
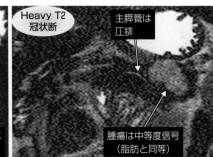

- FS-T2 では腫瘍の辺縁に凹凸がみられ，内部の信号強度は中等度で一部高信号の房がみられる．
- ADC では軽度高値．

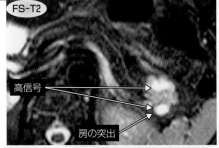
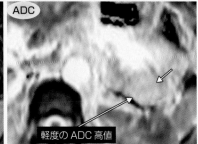

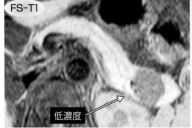
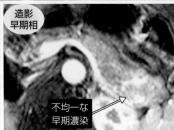
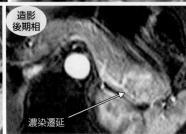

- 単純（FS-T1）では腎髄質と同程度の低信号だが，造影では早期に強い濃染がみられ，後期相でも正常膵実質よりもやや高信号．

MR 所見のまとめ……症例 4

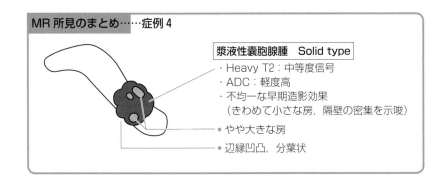

漿液性嚢胞腺腫　Solid type
- Heavy T2：中等度信号
- ADC：軽度高
- 不均一な早期造影効果
  （きわめて小さな房，隔壁の密集を示唆）
- やや大きな房
- 辺縁凹凸，分葉状

2 粘液性囊胞腫瘍

◆**一般的事項**
- 若年～中年女性に多い(男性はきわめて少ない)
- 膵体尾部に好発

◆**病　理**
- 球形の囊胞性腫瘍
- 多房性囊胞のことが多く，個々の房は大きく，房の数は少ない．単房性のこともある
- 房の内容液は粘液性～粘血性
- 内腔を裏打ちする粘膜面は，粘液産生能を有する上皮で構成
- 壁内に卵巣様間質が存在する
- 上皮の異型度により腺腫から腺癌に分類される．低悪性度であるが被膜外に浸潤する浸潤癌がある
- 粘液漏出により腹膜偽粘液腫を起こしうる

◆**肉眼的形態の特徴**[1)～5)]
- 腫瘍サイズは 5 cm 以上のものが多い
- 外観は球形，辺縁は平滑
- 内部は大小多数の房が薄い隔壁で分割される
- 内容液は個々の房ごとに違いがある
- 共通の厚い線維性被膜を有するため個々の房が外方に向かって凸に突出することはまれである(辺縁の凹凸が少ないことは漿液性囊胞性腫瘍との鑑別点)
- 被膜や隔壁に石灰化みられることあり
- 膵管との交通はない(まれにあり)
- 主膵管は圧排所見あり

◆**悪性を示唆する所見**
- 大きな充実成分
- 内腔に乳頭上に突出する充実部
- 被膜を越えて外方に突出する充実成分

粘液性囊胞腫瘍のMR所見

MR診断のポイント
❶球形の囊胞性腫瘍：MRCP，Heavy T2
❷ステンドグラス様所見(cyst-in-cyst appearance)：MRCP，Heavy T2，FS-T2
❸粘液の確認：DW，ADC
　→内容液が粘稠な液であることの確認：DW(辺縁低信号 rim)，ADC(中央部低値)
❹MPDと交通がないこと：MRCP，Heavy T2
❺壁在の充実部の検出：FS-T2，DW，ADC，造影 MR

- MRCPと Heavy T2 で大きな球形の囊胞内に小さな囊胞の房が存在する cyst-in-cyst appearance が特徴的．
- 内容液の性状の違いにより，個々の房ごとに信号強度が異なるためステンドグラス様である．Heavy T2，FS-T2 で顕著であるが，T1-in や FS-T1 でもこの所見が見られる．
- 内容液は粘稠であるので，房の辺縁部に DW 低信号の rim の所見や ADCmap で房の中央部が低値を示す所見がみられる．
- 房の間の隔壁は完全で，個々の房の間には交通はない．Heavy T2 や FS-T2 で完全な隔壁を確認する．
- 主膵管との交通はなく，主膵管の圧排がみられる程度．
- 大きな充実部や乳頭状の充実性突出部は悪性の可能性を示唆するので，造影 MR と DW で注意深く観察する．Heavy T2 や FS-T2 で内側に凸に変形している房は要注意．

症例 5 粘液性囊胞腺腫：典型例

【症例概要】 腹部違和感，US で左上腹部に囊胞性腫瘤を指摘，32 歳，女性

- MRCP と Heavy T2 で膵尾部の囊胞性腫瘍は境界明瞭な球形の高信号で，内部はステンドグラス状 cyst-in-cyst appearance．

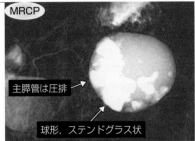
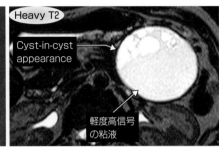

- 腫瘍の内部は T1-in，FS-T1 ともにステンドグラス状．中央の大きな房の内容液は均一な T1-in 中等度，FS-T1 軽度高信号を呈し，粘液を示唆する．

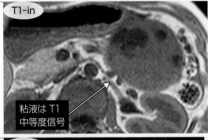
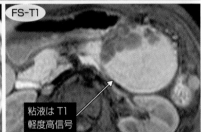

- FS-T2 でも cyst-in-cyst appearance で大きな房は著明高信号，小さな房はむしろ低信号．
- 造影 MR では被膜と隔壁に軽微な濃染．
- 被膜は厚く，辺縁は平滑．

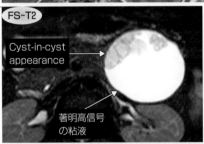
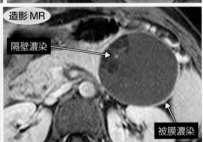

- DW では房によって信号が異なり，低信号と高信号の房がある．
- ADC では小さな房は高値であるのに対し，大きな房では中心部は辺縁部と比べて低値．すなわち，内容液が粘稠な粘液であることを示唆する．

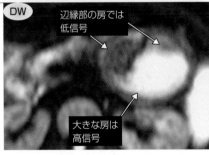
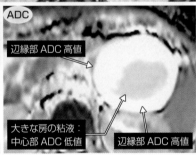

CT 所見

- 隔壁が軽度造影され，被膜はやや厚く均一に造影される．
- CT でステンドグラス様や cyst-in-cyst の所見を捉えることは困難．

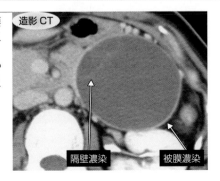

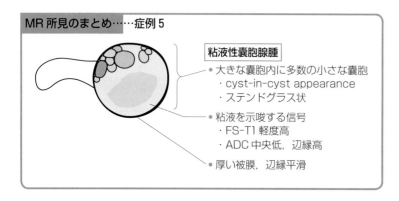

MR 所見のまとめ……症例 5

粘液性囊胞腺腫
- 大きな囊胞内に多数の小さな囊胞
  ・cyst-in-cyst appearance
  ・ステンドグラス状
- 粘液を示唆する信号
  ・FS-T1 軽度高
  ・ADC 中央低, 辺縁高
- 厚い被膜, 辺縁平滑

症例 6 粘液性囊胞腺癌

- 粘液性囊胞性腫瘍が悪性であることを示唆する MR 所見は, 壁の一部に大きな充実成分があること, その充実部が DW 高信号, ADC 低値や造影 MR で強く造影されることが重要な所見である.

【症例概要】 US で膵尾部の囊胞の増大あり, 64 歳, 女性

- 膵尾部に 30 mm 大の囊胞性腫瘍を認める.
- MRCP で囊胞性腫瘍の辺縁に欠損部あり. 主膵管は軽度の圧排のみ.
- Heavy T2 では, 大きな囊胞内に小さな房がみられ cyst-in-cyst appearance. 辺縁の欠損像に一致して, 不整な壁肥厚（充実部）あり.

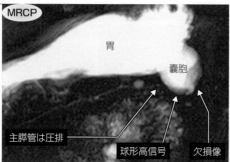
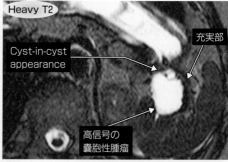

- この充実部は T1-in と FS-T2 で中等度の信号強度.
- 充実部は囊胞腫瘍の内腔に向かって不整凹凸の突出, また球形の輪郭を越えて軽度の外方突出（T1-in）.

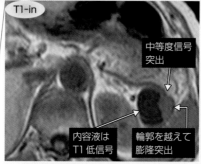
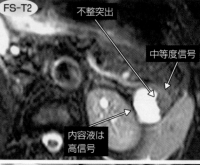

- 囊胞内容液は DW で中等度信号, 辺縁部に低信号 rim がある. ADC では中央が軽度の低値, 辺縁部は高値を呈している. 内容液は粘液を示唆.
- 左壁の充実部は DW 高信号, ADC 低値.

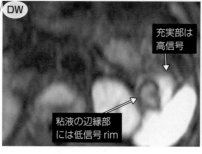
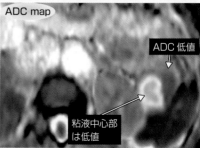

・充実部は造影MRで軽度の早期濃染を認め，後期相でほぼ均一な濃染．

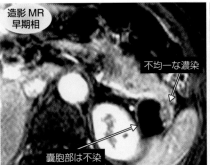
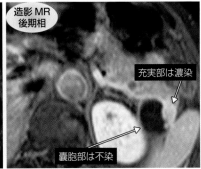

CT所見（充実部の確認画像）

・造影CTではこの腫瘍の左壁の充実部分は軽度の造影増強効果を認める．

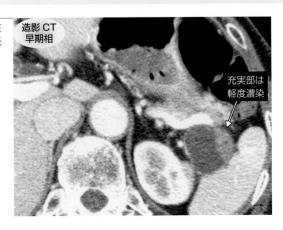

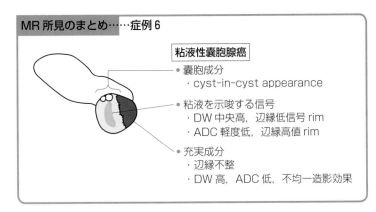

MR所見のまとめ……症例6

粘液性嚢胞腺癌
- 嚢胞成分
  ・cyst-in-cyst appearance
- 粘液を示唆する信号
  ・DW 中央高，辺縁低信号rim
  ・ADC 軽度低，辺縁高値rim
- 充実成分
  ・辺縁不整
  ・DW 高，ADC 低，不均一造影効果

|NOTE|

粘液性嚢胞腫瘍の浸潤癌の診断
　・充実部は限局性：DW高信号，ADC低値，ダイナミック造影MRで濃染．
　・充実部の形状：内腔面は不整顆粒状の凹凸，外方に向かっても球形の輪郭を越えて突出．

扁平上皮性嚢胞性腫瘍

- 扁平上皮で被われた膵の嚢胞性腫瘍(squamous-lined cyst of the pancreas)には以下の三つの腫瘍がある[10].
    1) 類皮嚢胞(dermoid cyst)：皮膚付属器を含む．石灰化，脂肪，角化物質
    2) 類表皮嚢胞(epidermoid cyst)：副脾から発生[11]
    3) リンパ上皮嚢胞(lymphoepithelial cyst)：壁は3層性で中層がリンパ組織で構成されている[12〜15]
- 類表皮嚢胞とリンパ上皮性嚢胞は壁にリンパ組織が混在するかどうかの違い．
- 臨床的には良性で，両者を鑑別する必要性はない．

1 類表皮嚢胞

◆一般的事項[10]
- 類表皮嚢胞は膵内副脾由来でまれな良性の嚢胞性腫瘍
- 男女比はやや女性に多い．若年〜中年に多い
- 膵尾部に好発
- 症状は多くが無症状

◆病　理[10),11),18]
- 球形の単房性あるいは多房性の嚢胞
- 嚢胞壁の一部に膵内副脾が残存している
- 嚢胞壁はCA19-9陽性で，血清CA19-9の上昇を認めることがある
- 嚢胞内容物は糊状物質で，漿液(透明〜黄色)，粘液と角化物質(ケラチン)がさまざまな割合で混在している

◆肉眼的形態の特徴[11),16〜18]
- 外観は球形，辺縁は平滑
- 内部は単房性あるいは多房性で，房は大きい
- 房の内容液は不均一で，漿液と角化物質の含有量の割合に応じて多彩．多房性では個々の房ごとに違いがある
- 嚢胞に接する副脾は，嚢胞の増大による圧排のため，三日月状を呈する
- 主膵管との交通はない

類表皮嚢胞の MR 所見

- MR 診断は，嚢胞に付着する副脾を同定することと，嚢胞内容に角化物質ケラチンを検出することが重要である．

> MR 診断のポイント
> ❶嚢胞の形態：MRCP，Heavy T2
> ❷ケラチン内容物：FS-T1，MRCP，Heavy T2，FS-T2
> ❸副脾：FS-T2，FS-T1，b-TFE，造影 MR

1) **嚢胞性腫瘍本体**[11),16),17)]
    - 嚢胞の外観を MRCP と Heavy T2 で判定する．球形の高信号の腫瘤
    - MRCP と Heavy T2 で単房性か多房性かを判定
    - 内部性状は内容物によりさまざまな信号強度
    - 特徴的なのはケラチン様物質の信号強度．FS-T1 で粒状の中等度信号域を呈し，Heavy T2 や FS-T2 で高信号で内部に縞模様や層状の T2 低信号域を伴う
    - 内容物は造影増強認めない
    - 嚢胞壁は均一で，造影増強は軽微

2) **併存する副脾**
    - 嚢胞部分に付着する三日月状の各撮像法で脾と同等の信号強度
    - ダイナミック造影 MR で脾と同様の造影パターン
    - SPIO（超磁性体酸化鉄）投与後の T2・T2＊短縮効果により脾と同様の信号低下[16)]

3) **鑑別診断**
    - 脾組織が同定できない場合，粘液性嚢胞腺腫，仮性嚢胞などが鑑別に挙がる

4) **キーポイント**
    - 内容物がケラチン物質特有の信号強度と性状を示すこと，付属する副脾を同定すること

VI. 膵嚢胞性腫瘍

症例7　類表皮嚢胞：典型例

【症例概要】 大腸癌の術前CT検査で膵尾部腫瘍を指摘，51歳，男性

- MRCP，Heavy T2で膵尾部に7 cm大の単房性嚢胞性腫瘍．この腫瘍は高信号で，内部に縞模様や層状の低信号を有する．被膜は低信号で辺縁平滑．
- 上縁に扁平な欠損像あり（膵内副脾）．

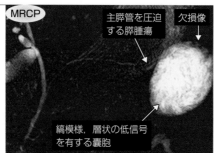
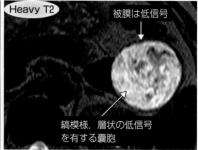

- FS-T2では腫瘍は高信号で内部は不均一．被膜は均一な厚さで低信号．
- b-TFE 冠状断で嚢胞の上縁に三日月状の副脾（中等度信号，脾臓と同等の信号）を認める．

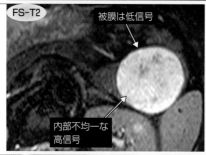
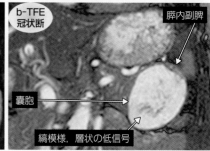

- T1-inでは，腫瘍の内部は不均一な低信号．FS-T1では低信号と粒状の中等度信号が不均一に混在．
- 被膜はFS-T1で中等度信号．

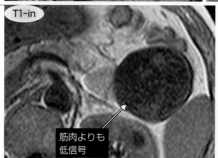
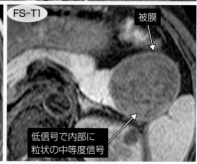

CT所見

- 単純CTでは，この腫瘍は内部均一な低濃度域の腫瘤として描出され，造影CTで造影増強効果がまったくみられない．
- 被膜にはほぼ均一な軽度の造影増強効果が認められる．

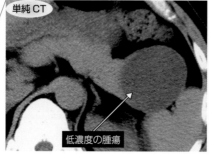
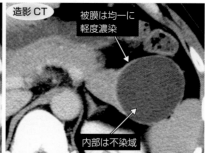

MR所見のまとめ……症例7

*病理診断：膵内副脾由来の類表皮嚢胞

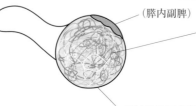

類表皮嚢胞
- 嚢胞内にケラチンを示唆する信号
  - MRCP：著明高　内部不均一
  - Heavy T2：縞模様・層状低信号混在
  - FS-T1：粒状の中等度信号混在
  - 造影効果なし
- 壁はやや厚く平滑，軽度の造影効果

2 膵リンパ上皮嚢胞

◆**一般的事項**[10),14),15),19)]
- リンパ上皮嚢胞は膵鰓弓嚢胞類似疾患として報告され，頭頸部の鰓裂嚢胞と組織学的に類似するまれな良性の嚢胞性腫瘍
- 男女比は4：1と男性に多い．中高年に多い
- 膵頭部から尾部までどこでも発生
- 症状は多くが無症状

◆**病理**[10),14),15),19)]
- 壁は3層構造：最内層は重層扁平上皮，中層は豊富なリンパ組織，最外層に薄い線維性結合織
- 多房性あるいは単房性嚢胞で，多房性であることが多い
- 内容物はケラチン物質，漿液，粘稠な液体．脂質（コレステロール結晶）を含むことがある
- 嚢胞内はCA19-9高値で，血清のCA19-9軽度の上昇も報告されている．

◆**肉眼的形態の特徴**[11),13)〜15),17),19)]
- 膵実質の辺縁部に好発し，膵外に大きく突出することが多い
- 外観は球形やだるま形，辺縁は平滑
- 内部は多房性のことが多く，房は大きい
- 房の内容液は不均一で，漿液とケラチン物質がさまざまな割合で混在．多房性では個々の房ごとに違いがある
- 主膵管との交通はない

膵リンパ上皮嚢胞のMR所見

- MR診断は，嚢胞内容に角化物質ケラチンを検出すること，比較的厚い嚢胞壁が重要である．

> **MR診断のポイント**
> ❶嚢胞の形態：MRCP，Heavy T2
> ❷ケラチン内容物：MRCP，Heavy T2，FS-T1，DW

- 外観は球形〜だるま型の嚢胞．
- MRCPで単房性あるいは多房性のT2高信号嚢胞．
- 膵実質の外に突出することが多い．
- 嚢胞壁や隔壁はやや厚く不整，造影される（石灰化を伴うことも）．
- 内容物はケラチンで不均一なT2高信号の内部に層状〜粒状のT2低信号域を含有．
- DWで高[12)]，FS-T1で粒状の中等度信号．
- 脂質（microscopic fat）はchemical-shift-imaging（T1-outで信号低下）．

1) 鑑別診断
- 粘液性嚢胞腺腫，仮性嚢胞

2) キーポイント
- 類表皮嚢胞と類似
- 膵頭部〜尾部のどこでも発生
- 膵からの突出強い
- 副脾の付属なし

VI. 膵嚢胞性腫瘍

症例8 膵リンパ上皮嚢胞：典型例

【症例概要】 胆囊腺筋腫症の US 検査にて膵体尾部腫瘍を指摘．61 歳，男性

- 膵体尾部から膵外に突出する 6 cm 大の大きな多房性の腫瘍．
- MRCP，Heavy T2 冠状断で大きな複数の房からなる内部の不均一な軽度の高信号を呈する嚢胞性腫瘍．内部に粒状の低信号．

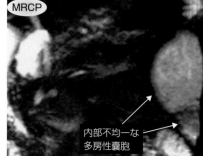
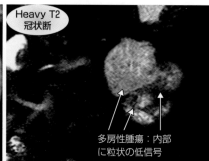

- FS-T1 では，内部は不均一な低信号で，粒状の中等度信号が混在．
- FS-T2 では，内容液は不均一で，高信号の中に縞模様や斑状の不整形の低信号域が混在し，房ごとに低信号域の割合が異なる．
- 被膜と隔壁は FS-T2 で均一な低信号．

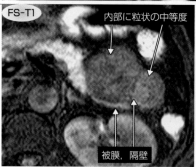
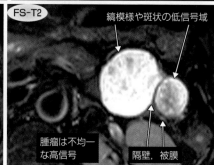

CT 所見

- 単純 CT では，内部均一な低濃度域（水よりもやや高い濃度）の腫瘍として描出され，内容液は造影 CT で造影増強効果がまったくみられない．
- 被膜は不均一な厚さの濃染が認められる．

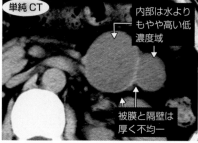
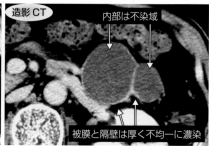

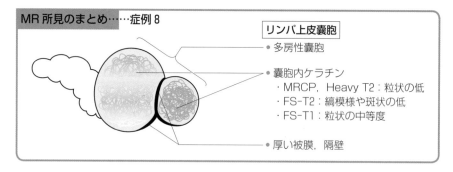

MR 所見のまとめ……症例8

NOTE

ケラチンの特徴的な MR 所見
- MRCP，Heavy T2 や FS-T2 で縞模様や層状，斑状の低信号域を有する．
- FS-T1 で粒状の中等度信号を呈する．
- 造影増強効果を認めない．

症例9 リンパ上皮囊胞：充実性腫瘍類似症例

- リンパ上皮囊胞は内容液に漿液の混在割合が少なく，ほとんどケラチンで充満している場合にはUSやCTであたかも充実性腫瘍のようにみえることがある．
- MRでも囊胞としての所見が乏しいことがあるが，ケラチンの所見を捉えることでMR診断が可能．

【症例概要】 膵尾部に球形の腫瘍．前立腺癌の術前CT検査で膵尾部腫瘍を指摘，63歳，男性

- MRCPで粒状の高信号が集簇，Heavy T2で腫瘍の内部は不均一で辺縁の高信号と中央部の低信号で縞模様の高信号が混在．
- 囊胞性腫瘍のようにはみえない．

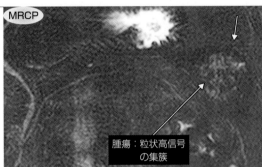
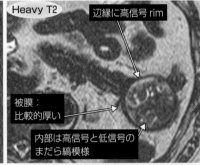

- T1-inでは，内部は筋肉や脾臓よりもやや高い中等度信号．
- FS-T2では腫瘍は全体に不均一な軽度の高信号，辺縁にはrim状の高信号域を認める．

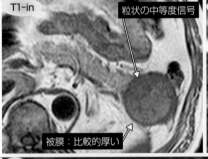
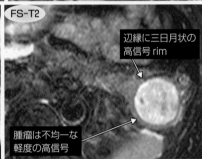

- DWでは内部は著明な高信号．
- ADCで辺縁部は輪状に中等度から軽度の高値で，中央はやや低値（脾臓よりは高い）．
- 腫瘍は充実性腫瘍に類似．

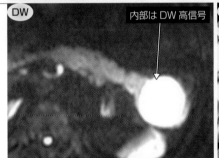
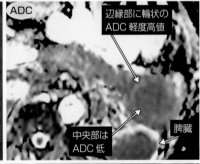

- FS-T1で腫瘍は不均一で粒状の低〜中等度信号が集簇．
- 造影MR後期相では腫瘤には造影増強効果がみられない．
- 被膜は不均一な厚さで濃染あり．

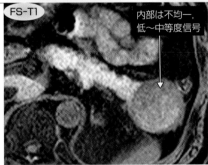
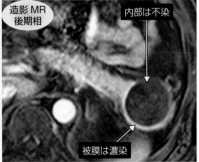

CT 所見

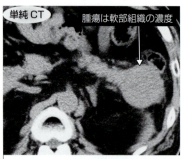
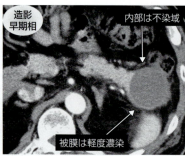
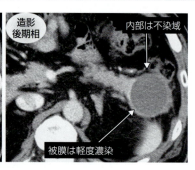

- 単純 CT では，この腫瘍は充実性腫瘍様の軟部組織濃度を呈している．
- 造影では内部に造影増強効果がみられないが，乏血性腫瘍との鑑別は困難．
- 被膜は不均一な厚さで，軽度の濃染が認められる．

FDG-PET/CT 所見

- 腫瘍の FDG 集積．
- 腫瘍全体に FDG 集積の欠損が認められる．
- 充実性腫瘍よりも囊胞性腫瘍を示唆する．

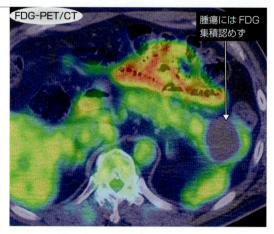

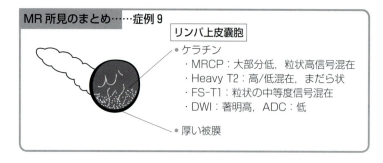

MR 所見のまとめ……症例 9

リンパ上皮囊胞
- ケラチン
  - MRCP：大部分低，粒状高信号混在
  - Heavy T2：高/低混在，まだら状
  - FS-T1：粒状の中等度信号混在
  - DWI：著明高，ADC：低
- 厚い被膜

NOTE

MR 診断のポイント：漿液が少なくほとんどケラチンで充満するリンパ上皮囊胞
- 少量含まれる漿液が辺縁部に押しやられているので，辺縁部には囊胞を示唆する三日月状～輪状の高信号（FS-T2 と Heavy T2）がみられる．
- 内部に充満するケラチンは，Heavy T2 低信号，FS-T2 軽度高，DW 高信号，ADC 低値を呈し，充実性腫瘍のような信号強度[12]．
- FS-T1 で粒状の中等度信号の集簇はケラチン（おから状，焼きタラコ状）を示唆する特徴的所見．
- 内部に造影増強効果がみられないこと，FDG 集積が欠損していることから充実性腫瘍は否定的．

VII. 膵管内腫瘍

　膵嚢胞性病変のなかで膵管内乳頭粘液性腫瘍（intraductal papillary mucinous neoplasm；IPMN）は，粘液を産生する上皮が乳頭状に増殖する膵管内腫瘍である．従来は嚢胞性腫瘍として粘液性嚢胞腫瘍とともに粘液産生膵腫瘍に分類されていたが，現在，膵癌取扱い規約第7版，WHO分類，AFIP分類などで，膵管内腫瘍として分類されている．2012年に改訂されたIPMN/MCN国際診療ガイドラインでは，主膵管型，分枝型，混合型の定義に変更がみられ，また，悪性（intraductal papillary mucinous carcinoma；IPMC）を強く示唆する所見"high-risk stigmata"に修正が加えられ，悪性の可能性を示唆する所見"worrisome feature"が新たに付け加えられた[1]．膵管内管状乳頭腫瘍（intraductal tubulopapillary neoplasm；ITPN）は粘液を産生しない管状乳頭状に増殖する上皮性腫瘍で膵管内に鋳型状に発育する．この章で膵管内腫瘍としてIPMNとITPNを解説する．

膵管内乳頭粘液性腫瘍（IPMN）

◆**病　理**
- 肉眼的に粘液を入れた膵管拡張を特徴とする．
- 粘液を過剰に産生する上皮が膵管内に乳頭状に増殖する膵管内上皮性腫瘍．
- 上皮の構造異型や細胞異型が進むにつれて，過形成-腺腫-腺癌に進行していく．

◆**肉眼分類**：病変の主座により3型に分類される[1),2)]
1) 主膵管型：ほかに原因が見当たらない主膵管径5 mm以上のびまん性あるいは局所的な主膵管の拡張
2) 分枝型：主膵管と交通のある径5 mmを越える嚢胞
3) 混合型：主膵管型と分枝型の両方の基準を満たすもの

◆**IPMNの組織型亜分類**[3)]
- 免疫染色により，四つの組織型（胃型，腸型，胆膵型，好酸性細胞型）に亜分類される
- 主膵管型IPMNは腸型が多く，分枝型IPMNは胃型が多い．

◆**IPMNの悪性化**[4),5)]
- 主膵管型や混合型は悪性例が多く，悪性の頻度は約60%である．主膵管に発生する癌は，腸型から発生する粘液癌が多く予後は比較的よい．
- 分枝型は通常小さく良性で，悪性の頻度は主膵管型ほど高くはないが，分枝型に発生する癌は，胃型から発生する管状腺癌が多く予後は不良である．

◆**治療と経過観察**[1),6)]
- high-risk stigmata（悪性を強く示唆する徴候）のあるIPMNは切除術の適応である．その3項目は ① 閉塞性黄疸を伴う膵頭部の病変，② 増強効果のある充実部，③ 主膵管径が10 mm以上である．
- worrisome feature（悪性の可能性を示唆する徴候）のあるIPMNはEUSなどの精査が推奨されている．その6項目は ① 嚢胞径が30 mm以上，② 増強効果のある嚢胞壁肥厚，③ 主膵管径が5〜9 mm，④ 造影されない壁在結節，⑤ 主膵管径の急激な変化と上流側の膵萎縮，⑥ リンパ節腫大である．
- 上記以外のIPMNでは経過観察が推奨されている．

◆**併存癌**[5),7)]
- IPMNは膵癌発生のリスクを有しており，分枝型のIPMN病変とは離れた部位に浸潤性膵管癌が併存することがある．
- 併存癌の発生を念頭において経過観察を行う必要がある．

IPMN(IPMC)の MR 所見

- MRCP で粘液産生による主膵管や分枝の拡張像を捉える[8),9)]．外観上，主膵管の拡張を主体とする主膵管型，ブドウの房状の分枝膵管の拡張を呈する分枝型，両者の特徴を有する混合型に分類される．
- 主膵管型や混合型 IPMN では MRCP で慢性膵炎との鑑別が問題になる．IPMN では粘液の流出による乳頭部の開大を認める．慢性膵炎では他の特徴的な所見(慢性膵炎の項参照)を認める．
- MR では悪性の診断や非浸潤癌と浸潤癌の鑑別が重要で，IPMN に充実性病変，壁在結節，嚢胞壁肥厚，主膵管狭窄などの所見の出現に留意する．

> **MR 診断のポイント**
> ❶主膵管の拡張やブドウの房状の嚢胞性腫瘍：MRCP，Heavy T2
> ❷壁在の充実部の検出：FS-T2，Heavy T2
> ❸充実部の悪性度：DW，ADC，造影

IPMN(IPMC)の肉眼分類別特徴

分枝型(病変の主座が分枝)
- 外観はブドウの房状の多房性嚢胞で，外に突出する房あり
- 嚢胞全体を包む共通の被膜はない
- 一見多房性だが，真の隔壁はない
- 個々の房の間には交通あり．内容液は粘液で，個々の房の信号強度は同等
- 多発することが多い

主膵管型(病変の主座が主膵管)
- 主膵管型は粘液貯留による主膵管の拡張が特徴
- 粘液貯留の強い部位では主膵管径の拡張が強い
- 粘液が乳頭部から流出する状態では，主膵管は乳頭部まで開大する
- 粘液により膵液の流出が堰き止められ，尾側の主膵管は軽度拡張する
- MRCP で粘液と膵液を区別するのは困難

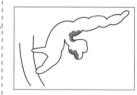

混合型(病変が分枝，主膵管の両方にまたがるもの)
- 分枝型と主膵管型の両方の特徴を兼ね備える

1) 壁在結節

- 壁在結節は，FS-T2 や Heavy T2 で欠損像として描出される．
- 主膵管型では拡張の強い部位を丹念に観察する．拡張の強い部位は粘液貯留の多い部位であり粘液産生の強い部位と考えられる．
- 分枝型では房に多発したり主膵管との交通路にみられることもある．また腫瘍の辺縁の房に充満する場合には粘液で囲まれないことがあり，欠損像として認識できないことがあるので注意を要する．

2) 悪性のリスク

- 壁在結節や充実部があれば造影にて判断する．
- 増強効果のある充実部や 10 mm 以上の主膵管拡張は悪性のリスクが高く，手術適応である．
- DW 高，ADC 低は悪性のリスクと考えられる．
- 分枝型 IPMN と離れた部位に浸潤性膵管癌が生じることがあるので，主膵管の狭窄所見には注意が必要．

① 膵管内乳頭粘液性腫瘍（IPMN）

症例1　IPMN 分枝型（腺腫）

【症例概要】 大腸癌術後，CT で膵嚢胞を指摘．69歳，男性

- MRCP，Heavy T2 冠状断で膵尾部に分枝膵管のブドウの房状の拡張を認める．
- 主膵管との交通部はレトルト状で，膵管拡張部から頭側に向かうに従い先細っているのがわかる．粘液による押し広げ像である．

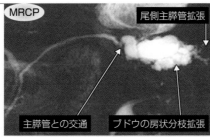
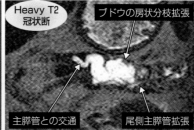

- 分枝膵管の拡張部は，FS-T2，Heavy T2 で均一な高信号．
- 房それぞれの信号強度は同等で，房間の交通があることが示唆される．

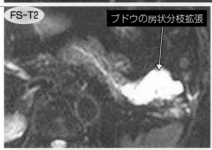
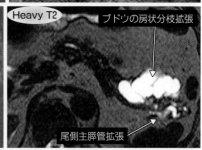

- 分枝膵管の拡張部は，DW で不均一な信号，ADC では均一な高値を呈している（粘液特有の中心部の低値や rim の所見は認めない）．

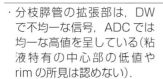
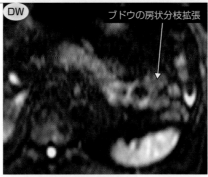
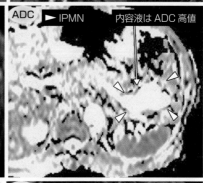

- 拡張した分枝膵管は T1-in で均一な低信号，造影 FS-T1 強調像では，造影増強効果を認めない．
- 壁在結節もみられない．

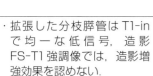
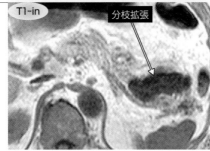
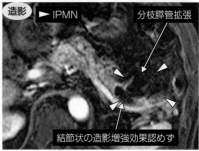

MR 所見のまとめ……症例1

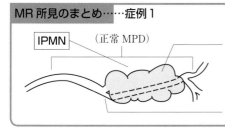

- ブドウの房状に拡張した分枝膵管
  - 内部は均一
  - 充実成分は認めない
- 主膵管と交通

112   VII. 膵管内腫瘍

症例2 IPMN 混合型(腺腫)

- 悪性の診断には拡張した膵管や囊胞腫瘍内の壁在結節の存在の有無に着目することが重要.

【症例概要】腹痛,USにて膵頭部囊胞を指摘,49歳,男性

- MRCPでは膵頭部に大きなブドウの房状の囊胞性腫瘍あり.主膵管は腫瘍の尾側と頭側ともに拡張.乳頭部でも主膵管開口部の開大を認め,粘液の流出が示唆される.
- 囊胞性腫瘍内に多数の不整乳頭状欠損像(壁在結節)あり(▷).

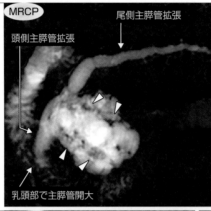
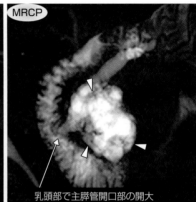

- Heavy T2冠状断では,囊胞性腫瘍と主膵管の交通が明瞭.ブドウの房の間にも交通がみられ,房の内容液と主膵管の高信号の程度は同等.囊胞腫瘍内に多数の不整乳頭状壁在結節(▷)を認める.
- FS-T2横断像では,壁在結節は中等度信号を呈している.

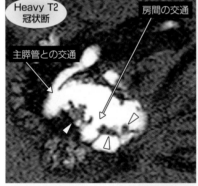
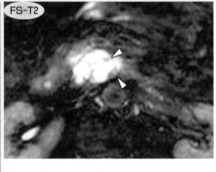

- T1-in, FS-T1では,この腫瘍は不均一な軽度の低信号を呈す.囊胞壁には中等度信号を示す壁在結節(▷)と壁肥厚あり.

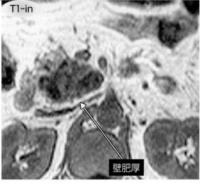
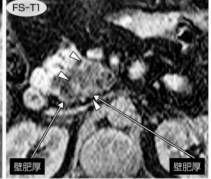

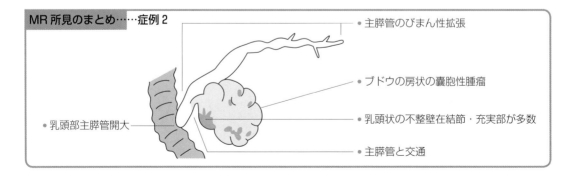

MR所見のまとめ……症例2
- 主膵管のびまん性拡張
- ブドウの房状の囊胞性腫瘤
- 乳頭状の不整壁在結節・充実部が多数
- 主膵管と交通
- 乳頭部主膵管開大

① 膵管内乳頭粘液性腫瘍(IPMN)

症例3 IPMN 主膵管型(腺腫)

- 混合型と同様に悪性の診断には拡張した膵管の壁在結節の存在の有無に着目することが重要.

【症例概要】健診 US で主膵管拡張, 64歳, 男性

- MRCP と Heavy T2 で, 主膵管はびまん性に乳頭部まで拡張.
- 膵頭部には拡張した分枝膵管あり, 主膵管と交通.
- Heavy T2 で主膵管と分枝の拡張部には小さな乳頭状結節(▷)が多発.

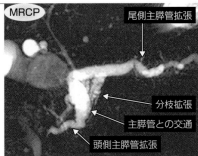
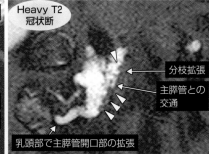

- Heavy T2 でみられる低信号の壁在結節(▷)は, 造影 FS-T1 では濃染がみられる.

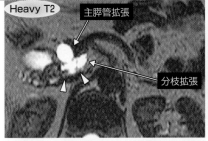
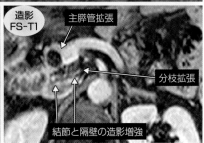

- ERCP で, 主膵管は拡張し, 膵管内に粘液による陰影欠損がみられる. 分枝膵管への造影剤流入を認め, 分枝膵管にも陰影欠損がある. また ERCP カテーテル挿入時に乳頭部からの粘液流出を認めた.

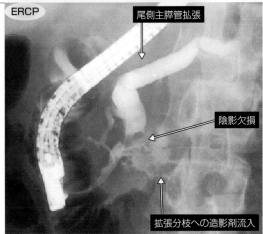

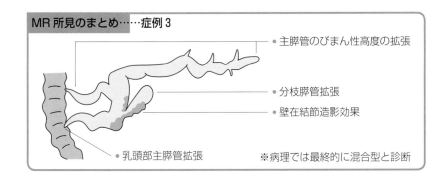

MR 所見のまとめ……症例 3
- 主膵管のびまん性高度の拡張
- 分枝膵管拡張
- 壁在結節造影効果
- 乳頭部主膵管拡張
※病理では最終的に混合型と診断

症例4 IPMC：非浸潤性

- IPMCでは壁在結節のサイズや量とDW-ADCや造影増強の程度で悪性の可能性をMR診断する．
- 充実結節が不整形で大きなものや，壁在結節が密に多量にある場合や，DW高かつADC低を呈する場合などは腺癌を疑う所見．
- 膵管壁外に浸潤する所見があれば腺癌（浸潤癌）の診断は比較的容易．しかし非浸潤癌と腺腫の鑑別はMRでは難しく，膵液細胞診などの情報が必要となる．

【症例概要】上腹部痛，US検査で大きな囊胞腫瘍，69歳，女性

- MRCPで膵頭部に大きな房を有する多房性囊胞性腫瘍を認める．大きな房の内部には内腔に突出する多数の不整壁在結節（▷）を認める．
- Heavy T2で大きな房は高信号を呈し，外方に突出する小さな房もみられる．房の間には交通あり．房の内腔に突出する無数の壁在結節（▷）を低信号域として認める．

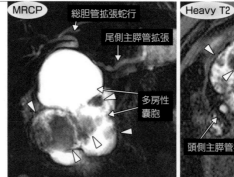
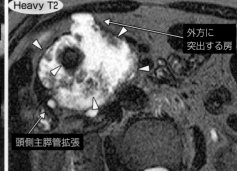

- 壁在結節はT1-inで粘液よりもやや高い中等度の信号強度，FS-T2では低信号を呈する．
  ▷：不整壁在結節

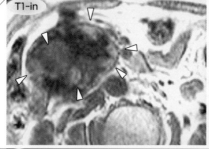
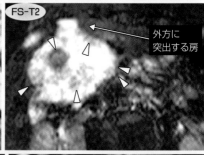

- 壁在結節（▷）はDWで中等度〜高信号を呈し，ADCでは軽度の低値である．肥厚した被膜（→）も同様の信号強度．

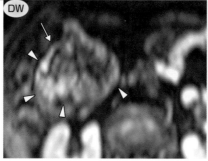
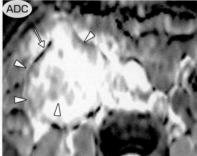

① 膵管内乳頭粘液性腫瘍（IPMN）

- 造影 MR では腫瘍の結節部分と被膜は多血性で造影増強効果を認める．早期相と後期相で壁在結節と被膜はほぼ均一な濃染．
- 結節は内腔へ突出しているが被膜外への進展はみられない．

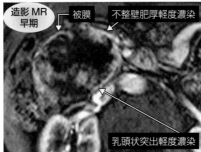 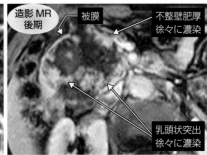

CT 所見

- 単純 CT ではこの腫瘍の肥厚した被膜と充実部分は筋肉と同等．
- 造影早期相では被膜と充実部は比較的均一な早期濃染を認める．
- 被膜は不均一な厚さであるが，明らかな被膜外浸潤を認めない．

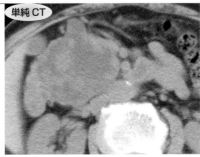 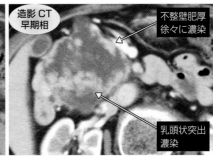

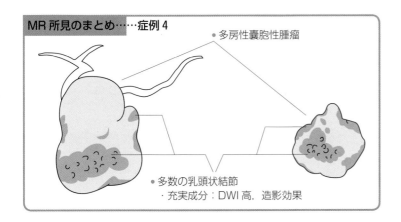

膵管内管状乳頭状腫瘍（ITPN）

- ITPN は膵管内に鋳型状に増生する管状腺管構造の充実性腫瘍で，肉眼的な粘液は通常みられない[10]．頻繁に壊死を伴う．
- 細胞異型は強く壁外浸潤の有無により非浸潤癌と浸潤癌に分類される．

ITPN の MR 所見

- MRCP や Heavy T2 で拡張した主膵管内に腫瘍による欠損像を認め，尾側の主膵管は拡張する．これを表現する以下の二つのサインが報告されている[11]．
  - Two-tone duct sign：拡張した主膵管の信号が膵管内腫瘍部と尾側膵管部で異なる．
  - Cork of wine bottle sign：拡張した主膵管内の腫瘍が隙間の膵液で輪郭され，あたかも腫瘍がワインボトルのコルクに相当する．
- 主膵管内のスキップ病変を伴うことがある[12]．
- 腫瘍内部に管状腺管が豊富なことを反映して[12]，粒状・管状の FS-T2 高信号，Heavy T2 高信号を伴う．DW では高信号と低信号が混在し，ADC ではむしろ高値を呈することがある．

MR 診断のポイント
❶主膵管内の充実性腫瘍：MRCP，Heavy T2
❷主膵管内の小結節：MRCP，Heavy T2
❸膵管内充実部の悪性度：DW，造影，（FDG-PET）

症例 5　膵管内管状乳頭腺癌：典型例

【症例概要】糖尿病，心窩部痛，黄疸出現，77 歳，男性

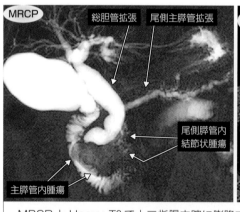
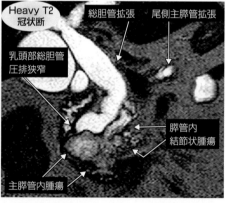

- MRCP と Heavy T2 で十二指腸内腔に膨隆する膵頭部腫瘍がみられる．この膨隆は膵頭部主膵管内に充満する大きな腫瘍によるもの．尾側膵管内も拡張し内部に多数の小結節状の欠損を伴っている．総胆管は乳頭部で狭窄し，上流の拡張をきたしている．
- Heavy T2 冠状断では，膵管内に充満する腫瘍の信号強度は不均一で無数の粒状・点状の軽度高信号域が混在．

② 膵管内管状乳頭状腫瘍(ITPN)

- T1-inで主膵管内腫瘍は軽度の低信号．FS-T2では不均一で点状・円形の高信号域と中等度信号域が混在し，充実性腫瘍にしてはやや高い信号強度を呈している．

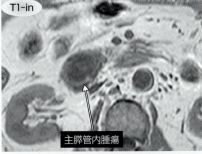
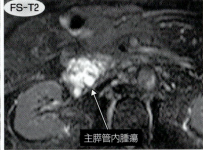

- DWでは，腫瘍は不均一で，腹側部分は高信号で背側部分はやや低信号．
- ADCでは主として辺縁部は低値で，内部に高値域を認める．

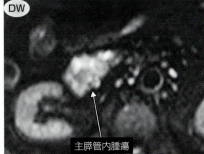
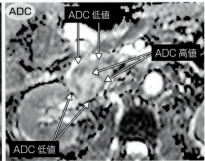

CT所見

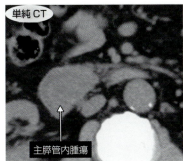
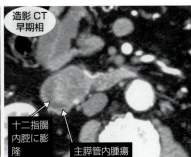
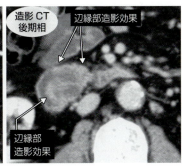

- 主膵管内腫瘍は単純CTで筋肉と同程度の濃度を呈している．
- 造影CTでは早期相，後期相ともに，辺縁部にはやや強い造影効果を認め中央部の造影効果は弱く不均一である．

FDG-PET/CTと造影CT所見

- 主膵管内の腫瘍全体に高いFDG集積が認められる．悪性腫瘍を示唆する．

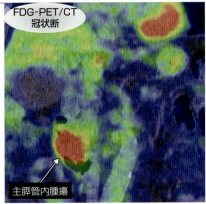
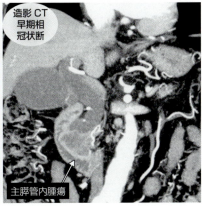

MR所見のまとめ……症例5

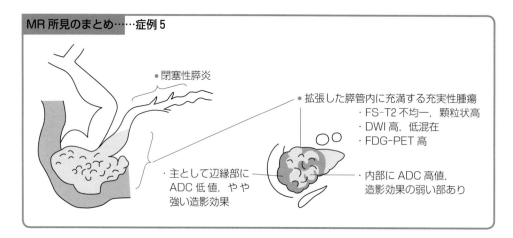

NOTE

膵管内管状乳頭腺癌の鑑別診断
・膵管内進展をきたす腫瘍：膵内分泌腫瘍，腺房細胞癌：主座が膵実質で，一部が膵管内に進展する．
　→ITPNの主座は膵管内に限定かつ膵管上皮に沿って乳頭状，シート状に進展することが鑑別点．

VIII. 充実性偽乳頭状腫瘍

充実性偽乳頭状腫瘍（solid pseudopapillary neoplasm；SPN）はその性質上，出血変性の大きな囊胞を有することから歴史的に solid and cystic tumor of the pancreas として膵囊胞性病変に分類されてきた[1]．しかし現在では分化方向の不明な上皮性腫瘍として囊胞性腫瘍とは別個に分類されている．組織学的には，小さな円形から卵円形の好酸性細胞からなる充実性腫瘍で，間質は毛細血管を主体とし，これを軸にした偽乳頭構造を示すことから充実性偽乳頭状腫瘍と呼ばれる[2]．

この章では，出血変性の程度に応じて変化するさまざまな MR 所見について解説する．

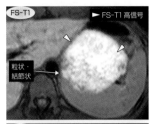
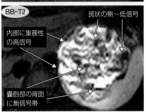

〈一般的事項〉
◆疫　学
・若年，女性に多い（男女比は 1：9）．
◆病　理
・大部分は良性であるが，肝転移や腹膜播種の報告があるため低悪性度として取り扱われる．
◆発生部位
・体尾部に多い．
◆主膵管
・腫瘍による圧排性変化．
◆形　態
・厚い線維性被膜を有する境界明瞭な球形の腫瘍．
◆内部性状
・充実成分，囊胞成分，出血性変化が混在し，その割合によってさまざまな内部性状を呈する．囊胞性変化は出血によって生じる．

〈分　類〉
・充実型，囊胞型，混合型に分類される[3]．混合型がもっとも多く，腫瘍が小さい場合には充実型を示すものがあり，膵神経内分泌腫瘍との鑑別が必要となる．

◆充実型
・小さな腫瘍
・漸増性の造影増強効果
・石灰化の頻度少ない
・鑑別
　・腺房細胞癌，神経内分泌腫瘍，膵癌
◆囊胞型
・広範で高度な腫瘍内出血による囊胞化
・辺縁部に充実部の残存あり
・囊胞部には造影増強効果なし
・鑑別
　・粘液性囊胞性腫瘍，囊胞性神経内分泌腫瘍
◆混合型
・充実部と出血変性部と囊胞部が大小入り交じっている
・造影増強効果は充実部の割合に応じてさまざまで，造影部は漸増性の増強
・石灰化をしばしば伴う．卵殻状，曲線状，中央部の不定形などさまざま
・鑑別
　・神経内分泌腫瘍

SPN の MR 所見

MR 診断のポイント
❶ 球形の腫瘍：T1-in，FS-T2
❷ 出血変性：FS-T1，BB-T2，DW
❸ 充実部の淡い造影増強：ダイナミック MR
❹ 厚い線維性被膜：FS-T2，FS-T1，造影 FS-T1（造影 CT）

- 出血変性の所見がキーポイント[3),4)]
  - 斑状や粒状の FS-T1 高信号
  - ヘモジデリンを示唆する BB-T2 と DW の著明低信号
  - 嚢胞部の液面形成が FS-T2，BB-T2，DW でみられる
  - 造影増強効果なし
- 充実部の信号強度[3),5)]
  - 出血変性がなければ非特異的な信号強度である：T1-in と FS-T1 で低，FS T2 と BB-T2 で中等度
  - 出血変性が進行するにつれ充実部の T1-in（FS-T1）は高信号化，FS-T2（BB-T2）も高信号化
  - ヘモジデリン沈着が高度になると T1-in と FS-T1 低信号化，FS-T2 と BB-T2 低信号化
- 充実部の造影増強効果は早期濃染弱く，漸増性の軽度の造影増強[4)]
- 石灰化の検出は困難だが，石灰化は出血変性部に生じる[4),5)]．

症例1　SPN：典型例

【症例概要】腹痛にて CT 検査，上腹部に巨大腫瘍を指摘．26 歳，女性
膵体尾部から膵外に突出する 12 cm 大の大きな球形の充実性腫瘍

- MRCP では胃と主膵管が腫瘍に圧排されている．
- Heavy T2 で腫瘍は全体に高信号で，集簇性の粒状・結節状の著明な高信号域（嚢胞変性）と低信号域の混在あり．

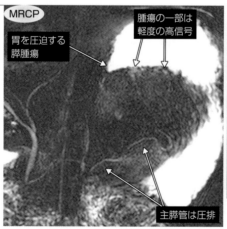
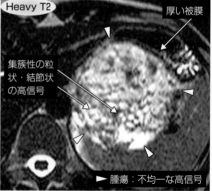

- T1-in では腫瘍の内部は不均一ながら全体に高信号.
- FS-T1 では全体に明瞭な高信号で，内部には粒状・結節状の著明な高信号域を認める.

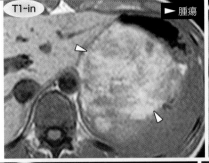
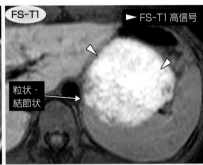

- FS-T2 では腫瘍の内部は高信号と低信号が混在．囊胞変性部に液面形成もみられる.
- BB-T2 では高信号と低信号の混在が著明で，斑状の無信号域もみられる．囊胞変性の背面には無信号帯がみられる.
- 被膜は FS-T2 で厚い低信号帯として描出.

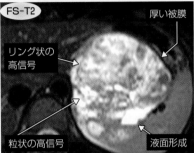
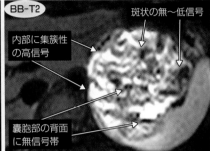

- DW では腫瘍の内部は不均一な低信号で，結節状の無信号域あり.
- 辺縁部に集簇性の粒状の高信号域が混在している.
- FS-T1 の多結節状の著明な高信号部分が，DW では著明な低信号域を呈しているので，出血変性の部分と考えられる.

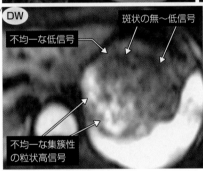

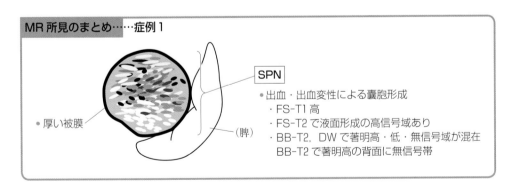

MR 所見のまとめ……症例 1

- 厚い被膜
- (脾)

SPN
- 出血・出血変性による囊胞形成
  - FS-T1 高
  - FS-T2 で液面形成の高信号域あり
  - BB-T2，DW で著明高・低・無信号域が混在
    BB-T2 で著明高の背面に無信号帯

NOTE

出血変性の異常信号の機序

- 出血変性は下記の所見がさまざまな割合で混在する．その異常信号は血液成分(赤血球と血漿など)が分解変性して生じるので，出血変性の程度や時期によって下記の所見のいずれかが強く出現する.

  1. FS-T1 高信号：赤血球ヘモグロビンのメトヘモグロビンへの変性
  2. FS-T2 と Heavy T2 で著明高信号(囊胞化)と液面形成：血清成分
  3. BB-T2 無信号帯や DW 無信号：赤血球が変性した後のヘモジデリン凝集

症例2　SPN：液面形成

- SPN のなかには囊胞部に出血による液面形成をきたすものがある[4),5)].
- 液面形成を出血に伴う変化として捉えるための BB-T2 がキー画像.

【症例概要】 急性膵炎を発症　CT で膵腫瘍を指摘. 31 歳, 女性

- MRCP で腫瘍は粒状・点状の高信号の集簇, 境界は不明瞭で辺縁不整である.
- 主膵管は腫瘍による圧排狭窄と尾側膵管の軽度拡張あり.
- Heavy T2 では腫瘍は全体にやや低信号を呈し, 腹側に液面形成する高信号を認め, 腫瘍の背側部には集簇性の粒状・点状の高信号も混在する.
- FS-T2 で腫瘍は全体に高信号を呈し, 腹側には液面形成がみられ, 背側部には粒状・点状の著明高信号を認める.
- BB-T2 では液面形成の囊胞部の高信号の背面に無信号帯(ヘモジデリン沈着)あり. 同様の無信号帯が小さな囊胞にもみられる.
- FS-T1 で腫瘍は低信号で, 背側部分に斑状の軽度高信号域あり. 造影では乏血性で被膜と隔壁様に軽度の濃染あり.

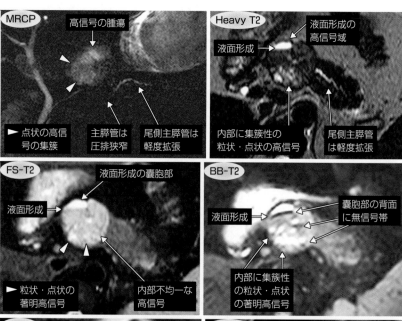

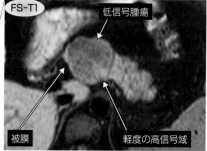

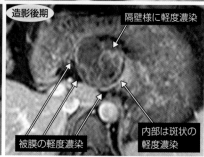

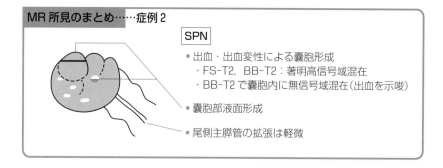

MR 所見のまとめ……症例2

SPN
- 出血・出血変性による囊胞形成
  - FS-T2, BB-T2：著明高信号域混在
  - BB-T2 で囊胞内に無信号域混在(出血を示唆)
- 囊胞部液面形成
- 尾側主膵管の拡張は軽微

NOTE

液面形成(fluid-fluid level)
- 異なった性質の2種類の液体が混じり合わずに上層と下層に分離する結果として生じる水平な境界面のこと. 体内では, 出血性囊胞によくみられる.

症例3 SPN：出血性壊死の所見が乏しい症例

- SPNのなかには，MRで出血性壊死の直接所見を検出するのが困難な症例がある[3),6)]．その場合は，小さな集簇性の囊胞形成と，辺縁部と中央部のコントラストがキーポイントとなる．

【症例概要】膵尾部腫瘤をCTで指摘．31歳，女性

- MRCPとHeavy T2で粒状・点状の高信号域が集簇している．
- Heavy T2で厚い被膜を有する．

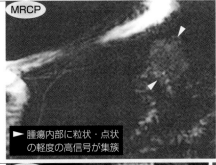
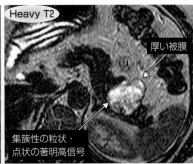

- FS-T1とDWでは出血性変化の所見が軽微．
- 腫瘤はFS-T1で低信号．よく見ると粒状の軽度高信号域がある．DWで腫瘤辺縁にrim状の高信号帯あり．内部はそれよりも低信号で一部に小さな低信号域あり．

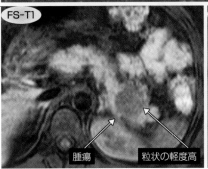
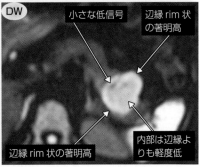

CT所見

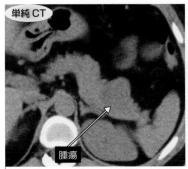
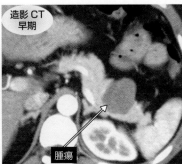
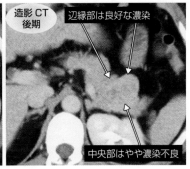

- 腫瘤は単純CTでは膵実質と比べ軽度の低濃度を呈し，造影早期相では乏血性でわずかな造影増強，後期相では膵実質と等濃度に造影されるが，中央部の造影増強が辺縁部に比べ弱く，辺縁部はrim状に良好な濃染．

MR所見のまとめ……症例3

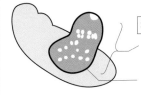

SPN
- 中央部：造影効果は弱い（出血変性を示唆）
- 辺縁部：DW高，良好な造影効果を示す（変性の乏しい部）

NOTE

出血性変化が目立たないSPNの特徴
- CTやT1系MRで充実性に見えるのに，MRCPで軽度の高信号を呈する．
- Heavy T2，MRCPで集簇性の粒状の高信号域．
- DWと造影で辺縁部と中央部のコントラストの違いから軽度の出血変性の所見を捉える：辺縁部は変性のない充実部（DW著明高，造影増強良好），中央部は軽度だが出血変性の所見（DW軽度低，造影増強不良）．

124　VIII. 充実性偽乳頭状腫瘍

症例4　SPN：石灰化を伴う症例

- SPNでは，石灰化を伴うことがある．石灰化の形状は辺縁に卵殻状，中央部に放射状や塊状などさまざま[3),5),6)]．
- MRでは石灰化の所見を検出するのが困難である．しかし，石灰化は出血変性部に生じるので，石灰化を伴う場合，出血変性の所見を確認すればよい．
- 出血変性はヘモジデリンが少ない部位ではFS-T2とBB-T2で高信号，ヘモジデリンが多い部位はFS-T2とBB-T2で低あるいは無信号を呈する．

【症例概要】乳腺腫瘍の術前検査で膵頭部腫瘍を指摘．25歳，女性

- MRCPでは膵鉤部の腫瘍を捉えることができない．
- FS-T2では腫瘍の内部は不均一で，低～著明高信号が混在する囊胞変性を伴う充実性腫瘍．

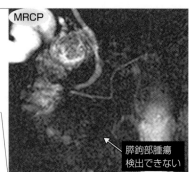

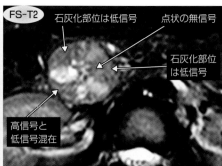

- FS-T1では内部は比較的均一で全体に軽度の低信号を呈している．中央には点状の高信号域あり．被膜は中等度の信号帯として認められる．
- 造影MRでは軽度の濃染がみられ，中心部に結節状の造影不良域がみられる．
- 被膜は造影MRで一部高信号帯として描出されている．
- 石灰化をMRで指摘するのは困難．

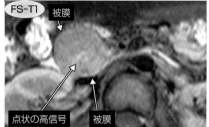

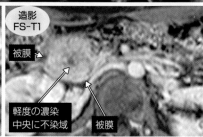

CT所見

- 単純CTでは，腫瘍全体に不均一，不整な石灰化を認める．中央部にはとくに強い石灰化部を認め，造影FS-T1での不染域に相当．

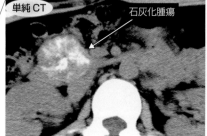

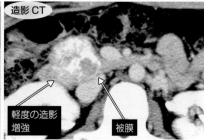

MR所見のまとめ……症例4

SPN
- 出血を示唆する信号
  - FS-T2：粒状・結節状の高，低，無信号
  - FS-T1：点状の高信号
- 軽度の造影効果
- 不整石灰化(CT)
- 不染域：CTでの高度の石灰化部に相当

NOTE

SPNと神経内分泌腫瘍との鑑別

- 小さな囊胞変性の少ないSPNは，MR診断が困難なことがある．
- 鑑別診断として膵内分泌腫瘍が挙がる．造影ダイナミックMRでSPN濃染はあまり強くないことが鑑別の一助になる．

IX. 膵神経内分泌腫瘍

膵神経内分泌腫瘍は，膵腫瘍全体の1〜2%を占める比較的まれな腫瘍である[1]．ホルモンの過剰分泌の有無により機能性腫瘍と非機能性腫瘍，臨床症状の有無から症候性，無症候性に大別される．機能性腫瘍では，特徴的な症状や内分泌学的検査所見によって，腫瘍の存在を疑って画像診断が施行される[2),3)]．一方，非機能性腫瘍では，検診などで偶然発見されるか，あるいは腫瘍が大きくなってから腹痛などの症状によって発見され，とくにほかの膵腫瘍との鑑別が問題になる[4),5)]．機能性神経内分泌腫瘍では，インスリノーマ[6),7)]，ガストリノーマ[8),9)]，グルカゴノーマ，VIPoma，ソマトスタチノーマ，ACTH産生腫瘍などがあり，インスリノーマがもっとも多く，次いでガストリノーマである[2),3)]．

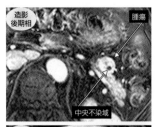

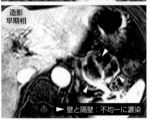

神経内分泌腫瘍は遺伝子異常を背景に発生することがあり，常染色体優性遺伝の多発性内分泌腫瘍(multiple endocrine neoplasia；MEN)1型がよく知られている[2),4),10)]．

画像検査の役割は，機能性腫瘍と非機能性腫瘍で異なる．すなわち，機能性腫瘍は症候性であるので，腫瘍の存在が疑われていることが前提となり，局在を正確に把握することが画像検査の役割である[1)〜4),10),11)]．

この章では，MR画像について，腫瘍が単発か多発性か，部位は膵頭部か体尾部か膵外か，血管侵襲の有無，膵管癌など他の腫瘍との鑑別診断などを解説する．

〈一般的事項〉
- 腫瘍細胞になんらかの神経内分泌への分化を有する腫瘍は神経内分泌腫瘍(neuroendocrine neoplasm；NEN，pancreatic neuroendocrine tumor；PNET)と総称される[10)]．
- 比較的まれな膵腫瘍(膵腫瘍の1〜2%)であるが，画像診断の普及により偶然発見される非機能性腫瘍が増加している[1),12)]．

〈分　類〉
- 2010年のWHO分類
  - 病理組織学的に核分裂像やKi-67指数を用いて，神経内分泌腫瘍(neuroendocrine tumor；NET G1/G2)並びに，神経内分泌癌(neuroendocrine carcinoma；NEC)に分類される(**表1**)[10)]．
- ホルモン過剰分泌の有無による分類
  - 臨床症状を伴う機能性腫瘍(functioning tumor)と，臨床症状を伴わない非機能性腫瘍(non-functioning tumor)に大別される．
- 機能性神経内分泌腫瘍はホルモン活性により，インスリノーマ，ガストリノーマ，グルカゴノーマ，ソマトスタチノーマ，VIPoma，ACTH産生腫瘍に分類される(**表2**)[1)〜3),6),11),12)]．

表1　神経内分泌腫瘍(neuroendocrine neoplasm)の病理組織学的分類(2010年WHO分類)

	核分裂像(10視野)	Ki-67指数	特徴
神経内分泌腫瘍 NET G1	<2	≦2%	・高分化型，正常細胞類似(以前はカルチノイドとされていた)
神経内分泌腫瘍 NET G2	2〜20	3〜20%	・高分化型，低〜中悪性度 ・機能性<非機能性
神経内分泌癌 NEC	>20	>20%	・低分化型，未熟細胞，増殖能が高い，高悪性度 ・小細胞癌，大細胞癌

表2　機能性神経内分泌腫瘍の種類と特徴

	臨床症状	部位・大きさ・個数	悪性度
インスリノーマ	低血糖発作(昏睡，痙攣，精神症状，発汗，皮膚蒼白，動悸)	膵(ほぼ100%，体尾部に多い) その他(胃，十二指腸など) 多くは2cm以下で単発	低
ガストリノーマ	Zollinger-Ellison症候群 十二指腸や胃の難治性潰瘍，水様性下痢，腹痛	十二指腸(約70%)，膵(約25%) その他(胃，腸間膜，卵巣，胆管) 多発例多い	高
グルカゴノーマ	糖尿病，皮膚炎，舌炎，貧血	膵(ほぼ100%)	高
ソマトスタチノーマ	糖尿病，胆石，下痢，低酸症	膵(約半数)，十二指腸，空腸	中
VIPoma (VIP産生腫瘍)	WDHA症候群：水様性下痢，低カリウム血症，皮膚紅潮	膵(95%)， 他部位(後腹膜神経節，副腎)	高
ACTH産生腫瘍	耐糖能異常，Cushing症候群	膵(異所性Cushing症候群の約10%)	中or高

〈機能性神経内分泌腫瘍〉
- 頻度
  - インスリノーマ(50〜60%)，ガストリノーマ(20%)，VIPoma(3%)，グルカゴノーマ(1%)．
- 複数のホルモンを産生することもある．
- 多発例
  - インスリノーマ(10%)，ガストリノーマではMEN1型での合併例が多い．
- 悪性はインスリノーマで10%，インスリノーマ以外では50〜75%．
- MEN1型の約60%に膵・消化管NENが併存．

〈非機能性神経内分泌腫瘍〉
- 臨床症状に乏しいため発見が遅れ，健康診断などの画像検査によって偶然見つかることが多い．
- サイズも機能性内分泌腫瘍に比べると大きい傾向にある．
- 肝転移やリンパ節転移を伴っていることもある．
- 50〜90%が悪性．

膵神経内分泌腫瘍の MR 所見

　　　　PNET の画像上の特徴は多血性であるので，ダイナミック造影検査が検出能の高い MR 画像である．また，造影以外の画像では，BB-T2 や DW で明瞭かつ著明な高信号を示し，腫瘍が髄様（間質成分が少なく細胞成分が豊富）であることを反映している．さらにホルモン分泌顆粒を有するので FS-T1 で正常部実質と同等に近い信号強度を有することも特徴的所見である．これらの所見を総合的に判定することが重要である．

1) NET G1/G2
- 境界明瞭な類円形（球形）の腫瘍．
- 典型的な信号強度：腫瘍は髄様で多血性の特徴を有する．
  - BB-T2：明瞭な高信号，FS-T2：軽度高信号
  - T1-in：明瞭な低信号，FS-T1：軽度低信号～等信号
  - DW：著明な高信号，ADC 低値
  - 造影ダイナミック：早期濃染（多血性），後期相でも濃染
  - MRCP：主膵管は圧排偏位
- 非典型例では石灰化，乏血性，囊胞変性，主膵管狭窄，主膵管内進展などがある．

2) 悪性（NEC）を疑う画像所見
- 腫瘍サイズが大きい（5 cm を超える）．
- 石灰化，内部不均一（変性，壊死）．
- 乏血性，弱い造影増強効果や遷延性濃染．
- 主膵管の途絶閉塞．
- 他臓器への転移（肝転移，リンパ節転移）．
- 脾静脈などに腫瘍塞栓．

◎ MR 画像チェック項目

▶ 膵神経内分泌腫瘍

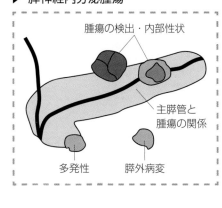

* 腫瘍の検出
　DW，BB-T2 → 高信号部
　T1-in → 低信号部
* 腫瘍の形状
　境界明瞭，類円形（球形）
* 腫瘍の内部性状
　T1 系，T2 系，DW（ADC），造影ダイナミック，造影 FS-T1
　実質の信号強度，囊胞変性，壊死
* 主膵管との関係
　MRCP，Heavy T2，MRCP 元画像
　　主膵管に変化の乏しいことが多い
　　主膵管の狭窄や尾側の拡張
　　　→悪性の可能性や膵管癌との鑑別
　　　→セロトニン産生タイプの可能性
* その他
　多発性腫瘍，膵外の腫瘍（異所性腫瘍，リンパ節転移，播種）
　肝転移にも注意

3) 鑑別診断
- 多血性腫瘍：腺房細胞腫瘍，漿液性囊胞腺腫（solid variant），膵内副脾，転移（腎細胞癌）など．
- 壊死，囊胞性病変：充実性偽乳頭状腫瘍，粘液性囊胞腺腫（腺癌）．
- 乏血性の場合：膵癌．

機能性膵神経内分泌腫瘍

 MR診断のポイント
❶膵実質の小さな腫瘍の検出：T1-in，FS-T1，BB-T2，DW，造影ダイナミック
- 腫瘍は境界明瞭で典型的な信号強度特性を有する．
  →T1-in 低，FS-T1 低あるいは等信号，FS-T2 軽度の高あるいは等信号，BB-T2 高信号，DW 高信号，造影ダイナミックで造影増強効果(早期相 高，後期相 高)．
- 信号強度や造影増強の程度から，どの種類のホルモンを過剰分泌しているかを知ることは困難．

1 インスリノーマ

- 小さな腫瘍であることが多いが[6),7)]，MRの実質画像で明瞭に描出できる．とくにBB-T2高・DW高とT1-in低の組み合わせで探すのが効果的．多発性の頻度が高いので，1個見つけても膵全体をくまなく読影し，ほかにもないかチェックすることが肝要．

症例1 単発性インスリノーマ

【症例概要】 空腹時意識障害，44歳，男性
膵尾部に小さな境界明瞭な類円形の腫瘍(インスリノーマ)．

- 腫瘍はT1-in 低信号，FS-T1 軽度の低信号．

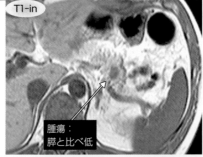
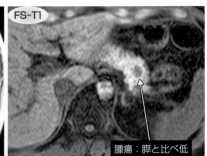

- 腫瘍は，FS-T2では等信号，BB-T2では明瞭な高信号を呈している．

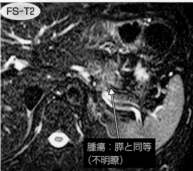
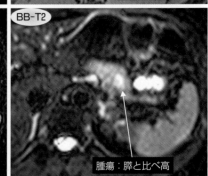

- 腫瘍は，造影早期(膵実質)相で等信号，後期相ではごく軽度の高信号を呈している．
- 造影増強効果は中等度(造影前のFS-T1と比べることで判定できる)．

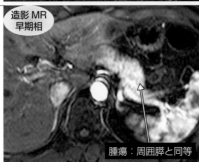
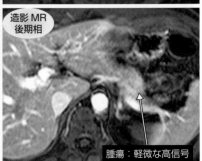

→ p.129 NOTE 参照

症例2　多発性インスリノーマ（MEN 1 型）

【症例概要】　低血糖発作，43 歳，男性
　　　　　　膵頭部，体部，尾部に三つの腫瘍（インスリノーマ）あり．

- BB-T2 で膵頭部，体部，尾部に三つの高信号結節あり．頭部・体部では明瞭な高信号だが，尾部は内部不均一な中等度の高信号．

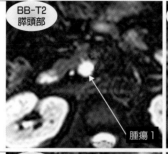 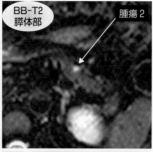 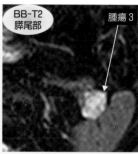

- 造影後期相で膵頭部，体部，尾部の三つの腫瘍にはいずれも造影増強効果あり．頭部の腫瘍1には中央に不染域あり（囊胞変性部）．

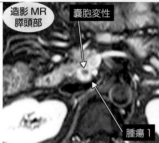 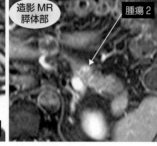 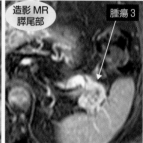

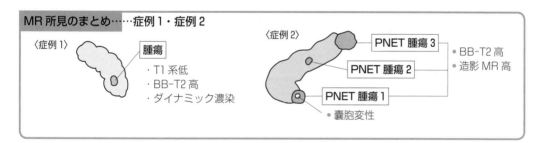

MR 所見のまとめ……症例1・症例2

〈症例1〉
腫瘍
・T1 系低
・BB-T2 高
・ダイナミック濃染

〈症例2〉
PNET 腫瘍3
PNET 腫瘍2
PNET 腫瘍1
・囊胞変性
・BB-T2 高
・造影 MR 高

NOTE

MR による多血性充実性腫瘍の造影増強効果の判定

- 腫瘍の造影増強効果の判定は，造影前の画像（FS-T1）の信号と比較する．

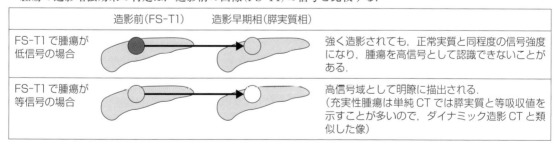

MEN 1 型に合併する神経内分泌腫瘍[8]

- MEN 1 型では，下垂体腺腫，副甲状腺腫瘍に膵内分泌腫瘍を合併する．
- MEN 1 型にみられる神経内分泌腫瘍は多発性，機能性であることが多く，悪性の頻度も高い．約半数はガストリノーマで十二指腸壁や膵に多くみられ，次いでインスリノーマが多い．

2 ガストリノーマ

- 腫瘍は膵外に発生することも多く多発例も多いので，膵だけでなく十二指腸や腸間膜にも注意を払う必要がある[8),9)]．悪性の可能性を考慮して周囲リンパ節や肝臓への転移の有無のチェックが必要．

症例3 ガストリノーマ

【症例概要】難治性，再発性の十二指腸潰瘍，46歳，女性
　　　　　　膵頭部の類円形の腫瘍（ガストリノーマ），リンパ節転移あり

- 腫瘍はT1-inで明瞭な低信号を示すが，FS-T1では軽度の低信号．
- 腹側に低信号の領域（嚢胞変性）を伴う．

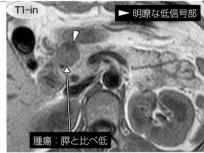
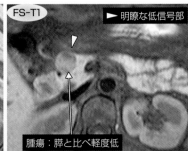

- FS-T2では不均一な高信号．腹側により明瞭な高信号域（嚢胞変性）を伴う．
- Heavy T2では腫瘍は不均一な内部信号で，腹側の高信号域が明瞭化している．

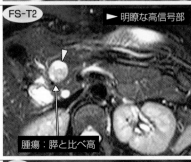
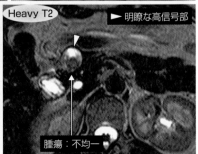

- DWでは著明高，ADCでは低値．
- Heavy T2でみられる高信号部はDW低，ADC高値を示す（嚢胞変性）．

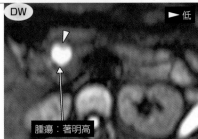
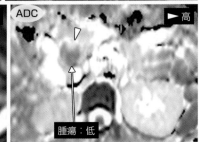

- 造影増強効果は，漸増性，遷延性である．早期相では腫瘍は膵実質よりも軽度の低信号，後期相ではほぼ同等の信号を示す．
- 嚢胞変性部は不染域（▷）．
- 辺縁部には被膜様構造が早期濃染される（↑）．

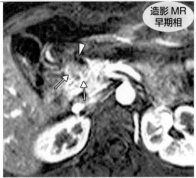
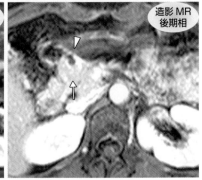

- MRCP では主膵管は腫瘍により圧排偏位している．
- 腫瘍の囊胞変性部が辺縁不整な高信号域を呈している．

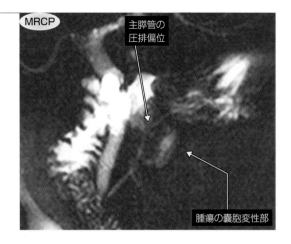

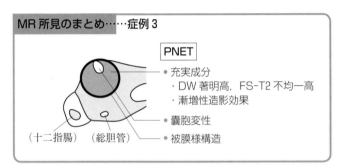

CT 所見

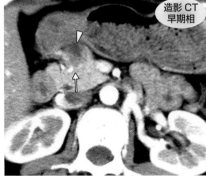

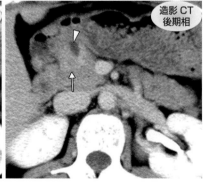

- 造影早期相では充実部（→）の濃染は膵実質よりやや弱く，後期相ではやや強く造影されている（漸増性，遷延性）．
- 腹側に一部造影されない領域を認める（▷）．囊胞変性に一致している．

NOTE

膵神経内分泌腫瘍は，DW で著明高信号
- 神経内分泌腫瘍は，DW で著明な高信号を示す．小さな神経内分泌腫瘍の検出に有用．
- 比較的細胞密度が高い（髄様）ためと，T2 で高信号の腫瘍は T2 の影響も加わっている（T2 shine through）ためと考えられる．

症例4　十二指腸ガストリノーマ

【症例概要】右上腹部痛，水様性下痢．血液検査でガストリンの異常高値，上部消化管内視鏡で十二指腸炎を指摘された．30歳，男性．
十二指腸水平部のだるま型の腫瘍1（ガストリノーマ）と腸間膜根部の腫瘍2（リンパ節転移）．

- 腫瘍1・2はT1-inで明瞭な低信号を示す．

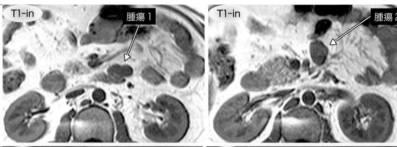

- FS-T2では腫瘍1・2ともに不均一な軽度の高信号．
- 中央部がやや高信号（▷，囊胞変性）．

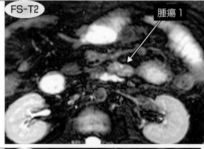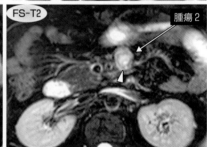

- 造影増強効果は，軽度．
- 腫瘍1・2ともに中央部に不染域（▷，囊胞変性）を伴っている．

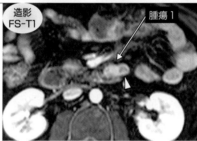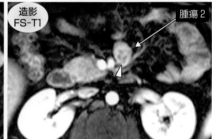

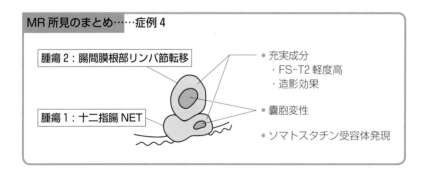

MR所見のまとめ……症例4

- 腫瘍2：腸間膜根部リンパ節転移
- 腫瘍1：十二指腸NET
- 充実成分
  - FS-T2軽度高
  - 造影効果
- 囊胞変性
- ソマトスタチン受容体発現

ソマトスタチン受容体イメージング：^{111}In オクトレオスキャン

- 十二指腸水平部の腫瘍1と腸間膜根部の腫瘍2は強い集積を認める(正面プラナー像では両者は重なって描出されている).
- 腫瘍がソマトスタチン受容体を発現していることが判明.

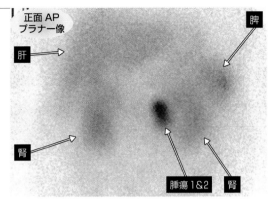

NOTE

ソマトスタチン受容体イメージング
- 原理，機序：ソマトスタチン類似体(オクトレオタイド)に ^{111}In 標識した放射性薬剤はソマトスタチン受容体に結合するので，ソマトスタチン受容体を発現している神経内分泌腫瘍を可視化できる．
- 神経内分泌腫瘍の描出：NET G1 はソマトスタチン受容体を多く発現しているのでオクトレオスキャンの集積が高い．G2でも比較的よく集積するが，G3(neuroendocrine carcinoma)ではオクトレオスキャンの集積は少なくなり，むしろ FDG-PET の集積が高くなる．
- 機能性 NET の陽性率：ガストリノーマとカルチノイドで高く80%を超える．グルカゴノーマや VIPoma でも同様に高い陽性率．インスリノーマは40〜50%とあまり高くない．

ガストリノーマでは, 膵外, 多発例, 転移に注意!
- ガストリノーマを膵に検出できないときは，膵外(十二指腸，胃，腸間膜)に BB-T2 や DW で高信号の結節を探す．
- BB-T2(FS-T2)高，DW 著明高の結節を見つけたら，FS-T1(中等度信号)と造影 MR(多血性)で NET としての特徴を確認する．
- 多発例や，悪性であればリンパ節転移もありうるので，一つ見つけても周辺をくまなくチェックする．
- FDG-PET や，ソマトスタチン受容体イメージングは，異所性腫瘍や多発性腫瘍の検出，転移の検索に有用．

脂肪に囲まれた膵外 NET の T1-in, FS-T1 での描出
- 膵外 NET は T1-in では脂肪に囲まれて明瞭だが(A)，FS-T1 では背景となる脂肪の信号が低く，腫瘍は消化管壁と同等の信号強度なので消化管とは識別困難(B)である．
- 造影 MR に T1-in を使うと NET は脂肪信号と同等の高信号になり濃染する NET 腫瘍は不明瞭(C)．脂肪抑制(造影 FS-T1)では明瞭(D)に描出される．

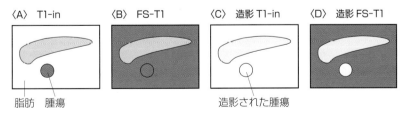

3 グルカゴノーマ

- グルカゴン過剰分泌による症状を発現する腫瘍は，通常 2 cm 以上のサイズであることが多い[2),3),12)].

症例5 グルカゴノーマ

【症例概要】耐糖能異常にて精査中に発見，60歳，男性

- T1-in で腫瘍は明瞭な低信号を示す．
- FS-T1 では腫瘍は等信号なので不明瞭である．

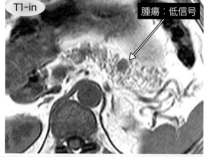
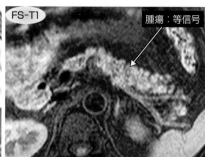

- FS-T2 ではごく軽度の高信号であるが不明瞭．
- BB-T2 では高信号結節を示す．

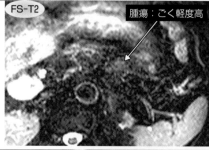
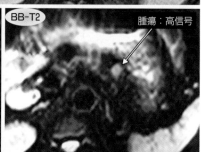

- 造影早期相では均一に強く造影，後期相でも濃染し，内部中央に小さな不染域（囊胞変性や壊死部）がみられる．

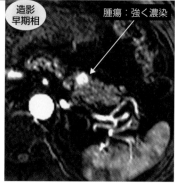
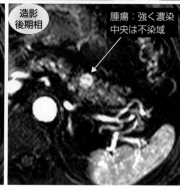

MR 所見のまとめ……症例5

PNET
- 充実成分
  - T1-in 低，FS-T1 等
  - BB-T2 高
  - 強い早期濃染
- 囊胞変性・壊死

NOTE

神経内分泌腫瘍の T1 低信号と FS-T1 等信号

- 膵実質に囲まれた小さな NET は，FS-T1 では膵実質とほぼ等信号で，腫瘍が不明瞭な場合がある．
- T1-in では背景信号である正常膵の信号強度が脂肪の混在のため常に高信号であるため，この正常膵と比べ腫瘍は低信号として描出される．
- すなわち，T1-in は腫瘍の検出には有利だが，腫瘍の真の T1 信号強度は FS-T1 で判定するのがよい．

① 機能性膵神経内分泌腫瘍　4 VIPoma　135

4 VIPoma

- MR 所見は他の機能性 PNET と同様だが，悪性度は高く，初発時に肝やリンパ節に転移している場合もあるので注意が必要．

症例6　VIPoma

【症例概要】水様性下痢，脱水，60 歳，女性

- 膵頭部の類円形の腫瘍(VIPoma)は，T1-in で低信号，FS-T1 では中等度信号(腎皮質と同等の中等度信号).

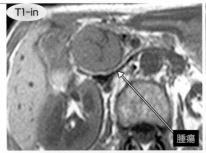
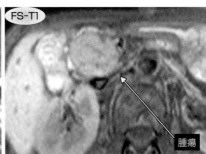

- FS-T2 では不均一な高信号．BB-T2 では明瞭な高信号．

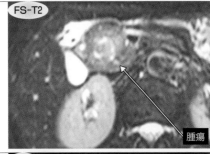
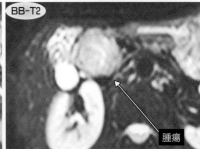

- DW では著明高，ADC では低値．
- 内部には馬蹄形の DW 低，ADC 高値を認める(変性部，▶).

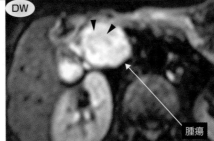
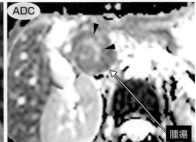

NOTE

NET の T1 信号強度(前ページ，グルカゴノーマ参照)
- NET は T1 での信号強度が一般的な充実性腫瘍ほど低信号ではなく，腎皮質と同等の中等度信号を呈する．これには神経内分泌腫瘍細胞が有しているホルモンの分泌顆粒が影響していると考えられる．

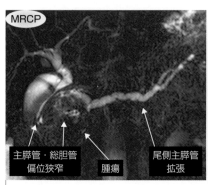
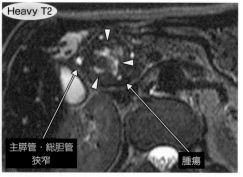

- MRCPで，主膵管は腫瘍の圧排により頭側腹側へ偏位し狭窄あり．尾側の主膵管の拡張をきたしている．総胆管も腫瘍の圧排により右側へ偏位し狭窄．上流の胆管は軽度の拡張．
- Heavy T2では腫瘍は低信号で，中央部に不整形馬蹄形の高信号がみられる(▷)．MRCPでも不整形の軽度の高信号を示す．

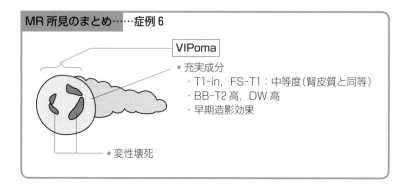

CT所見

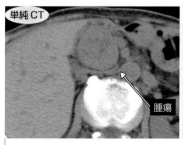
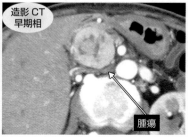
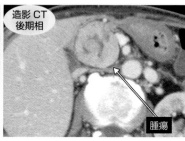

- 膵頭部に36×32 mm大の境界明瞭な腫瘍．
- 単純CTで筋肉と同等の軟部組織濃度．
- 造影CTでは早期相で強く濃染，後期相で造影効果は持続している．中央部には馬蹄形の濃染不良域がみられ，変性壊死と考えられる．

> **NOTE**
>
> NETにおける主膵管狭窄・途絶所見
> - NETはランゲルハンス細胞（主膵管から離れている）から発生し，被膜を形成して膨張性に発育することが多いため，主膵管に狭窄や途絶などの異常所見を認めることは少ない．
> - 主膵管に狭窄や途絶を認める場合は，悪性の可能性が高い(p.144, 症例11)．
> - セロトニン産生腫瘍で高度の線維化のために主膵管の狭窄をきたす場合もある(p.142, 症例10)．

2 非機能性膵神経内分泌腫瘍

- MR所見は機能性神経内分泌腫瘍と同様で，典型的にはFS-T1中等度，BB-T2高信号，DW著明高，多血性の特徴を示す[2), 5)]．

症例7 非機能性膵神経内分泌腫瘍（NET G1）

【症例概要】一過性の上腹部不快感にてCT検査を行い偶然発見，80歳，男性

- 膵尾部の突出する腫瘍はT1-inで低信号．FS-T1では，膵と等信号を示す．
- 内部に微小なT1軽度高信号域（出血変性域）を認める．

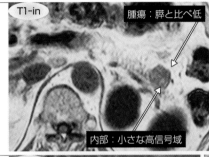
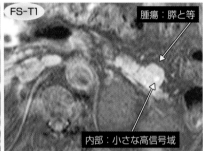

- 腫瘍は，FS-T2で不均一な高信号，BB-T2で明瞭な高信号を示す．
- 内部に微小なT2高信号域を認める（出血変性域）．

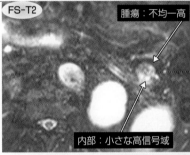
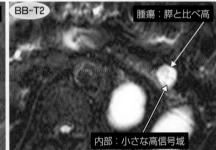

- 造影早期相では膵と等信号（膵と同等の造影効果）を示す．
- 後期相でも濃染は持続し，膵と比べ軽度の高信号を呈す．
- 内部中央に微小な造影されない領域を認める（出血変性域）．

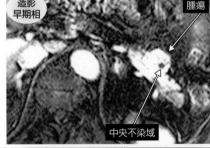
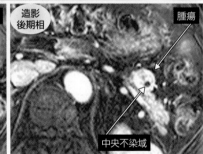

- 腫瘍は，DWで著明高，ADC軽度低値．

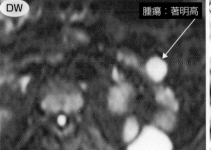
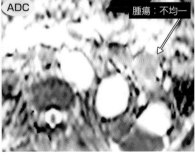

MR所見のまとめ……症例7
- 充実成分
  ・T1-in 低，FS-T1 等
  ・DW 著明高
  ・早期造影

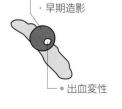

出血変性

3 非典型的な膵神経内分泌腫瘍

- 非典型例として，石灰化，乏血性，囊胞変性，主膵管狭窄，主膵管内進展があることを認識してMR診断を行うことが重要である[13)~16)].

症例8 石灰化と硝子変性を伴う乏血性の悪性膵神経内分泌腫瘍（NET G2）

【症例概要】胸部CTで偶然発見．膵臓の石灰化を指摘．65歳，男性

- 膵尾部には，辺縁不整・境界明瞭な類円形の腫瘍があり，T1-in，FS-T1で低信号を示す．
- 腫瘍の内部中央には小さな低信号域を伴う．
- 腫瘍より尾側の主膵管に拡張はみられない．

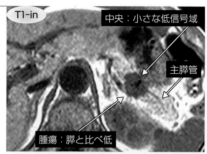
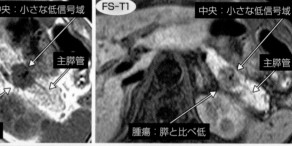

- 腫瘍はFS-T2で不均一な高信号，BB-T2で著明高で，辺縁の不整が明瞭．
- 腫瘍より尾側の主膵管に拡張はみられない．

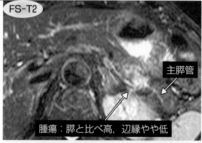
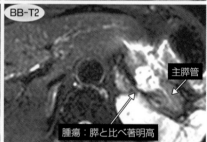

- MRCPでは腫瘍に接する主膵管にごく軽度の圧排像が認められるが，狭窄や尾側の主膵管拡張はみられない．
- 造影MRでは腫瘍は等信号で内部に不染域あり．

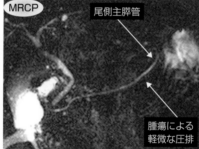
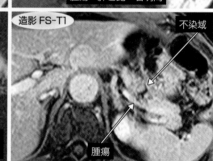

CT所見

- 単純CTで，膵尾部に粗大・不整な石灰化を認める．
- 石灰化の周囲は，造影CT早期相では膵実質より低濃度（乏血性），後期相では実質と等濃度を示す．

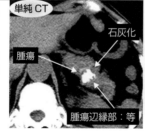
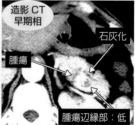
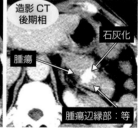

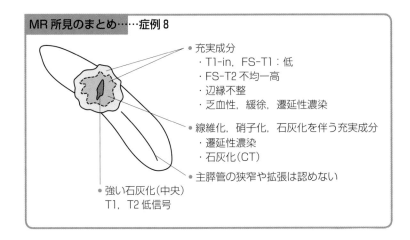

NOTE

石灰化の検出
- 軽度の石灰化，微小な石灰化は通常，MRIでは検出困難なことが多い．CTのほうがコントラストが高く，微小なものの検出率も高く，特異性も高い．
- 本例のように，CTで石灰化を示す部の造影効果の評価はCTでは評価困難であるが，MRIでは石灰化部の造影効果を判定することができる．
- 通常，粗大な高度の石灰化はプロトンに乏しいため，いずれのシーケンスでも低〜無信号を示すが，MRでの検出感度はCTほど高くない．
- 軽度の石灰化は，表面効果でT1で軽度の高信号を示す場合がある．

石灰化を伴う膵腫瘍
- 膵神経内分泌腫瘍では約20％に石灰化を認める．悪性に多い．
- 他の石灰化を伴いうる膵腫瘍には，漿液性嚢胞腺腫（約30％，中央部sunburst様），粘液性嚢胞腺腫（約15％，辺縁），IPMN（まれ），充実性偽乳頭状腫瘍（約30％，卵殻状，集簇性），膵癌（約2％，sunburst様），転移（大腸癌），腺房細胞癌（20〜30％）などがある．

症例9 囊胞変性をきたした膵神経内分泌腫瘍(グルカゴノーマ)

【症例概要】US で偶然発見．術前ホルモン症状は認めず．54歳，男性
膵尾部に多房性囊胞性腫瘍を認める．

- 被膜と隔壁は厚く，T1-in と FS-T1 で中等度信号を示す．
- 内容液は T-in で低信号であるが，FS-T1 では低信号は軽度．

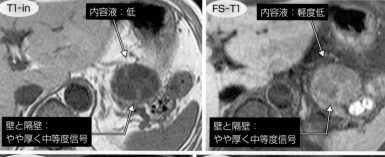

- 腫瘍の内容液は Heavy T2，FS-T2 ともに高信号．
- 被膜と隔壁は不均一な厚さで低信号を示す．

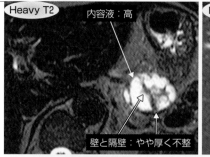
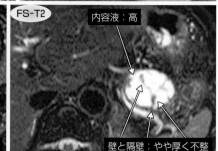

- MRCP では，腫瘍の内容液は高信号で，内部の厚い隔壁が軽度の低信号として透見される．
- 造影早期相で，腫瘍の被膜と隔壁は造影効果の強い部と弱い部が混在している．

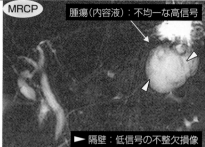
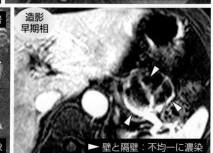

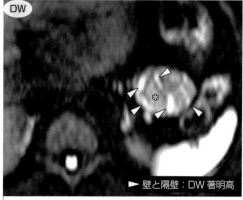
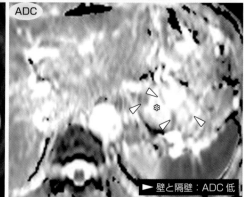

- 腫瘍の被膜と隔壁は DW 著明高で ADC で軽度の低値．
- 大きな房の内容液は，DW で中央高(＊)，辺縁に低信号 rim を認める．ADC では中央部(＊)は軽度低．

③ 非典型的な膵神経内分泌腫瘍　141

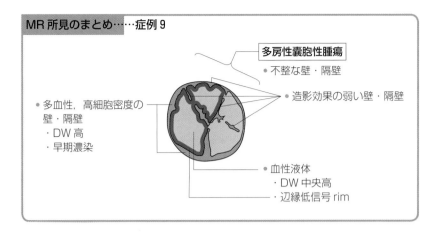

CT 所見

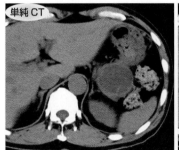

単純 CT

壁と隔壁：一様な軟部濃度

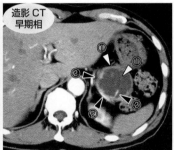

造影 CT 早期相

壁と隔壁：①▷一部造影不良
②▶一部強い早期濃染

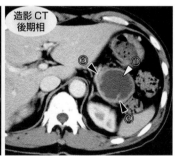

造影 CT 後期相

隔　　壁：①▷一部不染
壁と隔壁：②▶軽度の濃染

・膵尾部の囊胞性腫瘍は，不均一な厚い被膜と隔壁を有し，隔壁は不完全で不均一な早期濃染を示す．
・CT 所見から MR でみられる像を想像するのは困難．

NOTE

囊胞性腫瘍の液体信号と DW 低信号 rim
・液体は，粘稠度，タンパク濃度，出血などにより，FS-T1，FS-T2，Heavy T2 でさまざまな信号強度を示す．
・DW で辺縁部の低信号 rim 所見があれば内容液が粘稠あるいは血性であることを知る手がかりになる．

囊胞変性をきたした PNET の鑑別診断
・鑑別には粘液性囊胞腺腫（腺癌）や充実性偽乳頭状腫瘍（SPT）が挙がる．
・変性に基づく囊胞形成なので，被膜・隔壁には PNET の特徴がみられる．すなわち隔壁は厚く不均一で，辺縁境界面が不整，DW 著明高，強い造影増強効果があることに加えて，変性の程度にバラツキ（上記所見に強弱）があることが鑑別診断の重要なポイントである．

症例10 高度の主膵管狭窄をきたしたセロトニン産生膵神経内分泌腫瘍(カルチノイドG1)

【症例概要】上腹部痛にてUSを行い,主膵管拡張を指摘,74歳,男性

- MRCPで,主膵管は膵体部で高度の狭窄がみられ尾側の主膵管は高度に拡張している.
- 体部の狭窄部は円弧状の形態を示し,腫瘍の存在が疑われる.

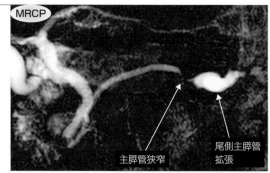

- 膵体部の腫瘍(PNET)は小さく境界明瞭な類円形で,T1-inとFS-T1で,膵頭部側の正常実質と比べごく軽度の低信号を示す.
- 尾側の主膵管は拡張し,膵実質は高度に萎縮している.

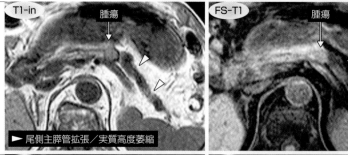

- 膵体部の腫瘍(PNET)はFS-T2で低信号,BB-T2では正常実質とほぼ等信号を示す.
- 尾側の主膵管の拡張と膵実質の萎縮が顕著.

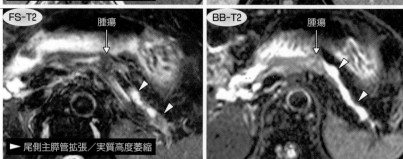

- 膵体部の腫瘍は早期相では軽度の早期濃染がみられ正常実質と等信号,後期相でも等信号を呈す.
- 尾側の主膵管は拡張し,膵実質は萎縮.

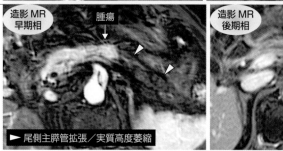

③非典型的な膵神経内分泌腫瘍　143

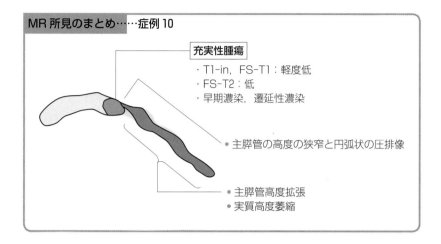

CT所見

- 腫瘍(PNET)は早期相で強く濃染，後期相でも頭側膵実質よりも強い造影効果が持続．

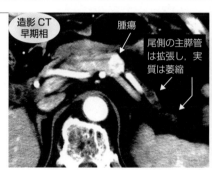
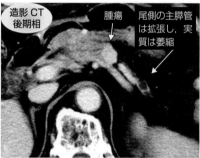

NOTE

セロトニン産生腫瘍(カルチノイド)に伴う主膵管の狭窄＋尾部側の拡張

- セロトニン産生腫瘍(カルチノイド)の場合は，腫瘍が小さくても，セロトニンによって惹起される線維化(desmoplastic change)のために主膵管に高度狭窄をきたす．すなわち小さな多血性腫瘍で主膵管の高度狭窄を伴う場合は，セロトニン産生型のPNET(カルチノイド)の可能性が高い[14]〜[16]．またFS-T2低信号や遷延性濃染は線維化を反映していると考えられる．
- 主膵管の変化からは，膵管癌が鑑別に重要であるが，膵管癌は通常は乏血性である．

症例11　膵管内進展をきたした悪性膵神経内分泌腫瘍(NET G2)

【症例概要】上腹部不快感にて CT 検査を受け発見．血清ホルモンの異常は認めず．69 歳，女性

- MRCP で，主膵管は膵体部で長く途絶し，尾側の主膵管は拡張している．
- Heavy T2 では拡張した尾側主膵管の体部側の閉塞端は杯状で，主膵管内腫瘍の存在が疑われる．

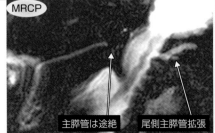
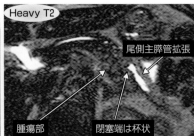

- 主膵管が途絶している膵体尾部には涙滴状の腫瘍がみられ，腫瘍は T1-in, FS-T1 ともに低信号を示す．
- 膵頭部側に舌状に腫瘍の進展がみられる．尾側の膵実質の萎縮が顕著．

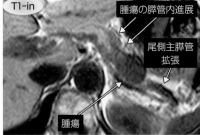
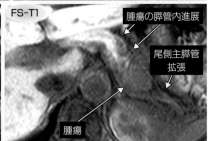

- 膵体尾部の腫瘍は FS-T2 で不均一な高信号．
- 造影後期相では腫瘍(類円形部)は軽度の低信号であるが舌状延長部は等信号である．

★：尾側主膵管拡張
　　実質高度萎縮

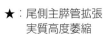
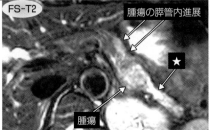
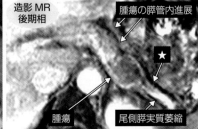

- ERCP では主膵管は体部で途絶閉塞．閉塞端はカニ爪状で，膵管内に進展した腫瘍が芋虫状の造影欠損像として描出されている．
- 腫瘍よりも尾側の拡張膵管はわずかに描出されるのみ．閉塞端は杯状である．

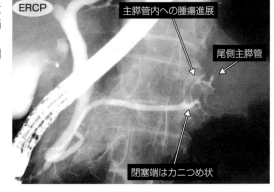

③非典型的な膵神経内分泌腫瘍

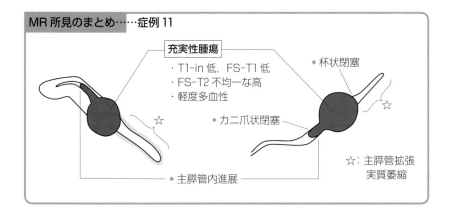

CT所見

- 腫瘍の造影増強効果は軽度．早期相で膵体尾部の腫瘍は軽度の低濃度，後期相では等濃度を呈しているので，軽度の多血性腫瘍．

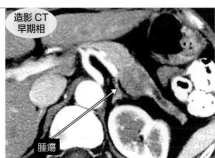
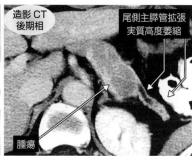

> [!NOTE]
>
> **膵管内進展する腫瘍**
> ・膵実質に主座を置き，膵管内進展を伴う腫瘍の鑑別：PNET（まれ），腺房細胞癌，IPMN併存膵癌がある[13]．
>
> **主膵管内腫瘍進展—MRCP vs. ERCP**
> ・MRCPでは，閉塞端の形状で膵管内腫瘍進展の有無を判定する．閉塞端が杯状やカニ爪状を示すことが多い．膵癌やセロトニン産生膵神経内分泌腫瘍では締め付けによる狭窄閉塞なので閉塞端は先細り状となる．また膵管内の腫瘍を直接に陰影欠損として認めることがあるが，腫瘍を取り囲む膵液が少ない状況では腫瘍の直接描出は難しい．
> ・ERCPでは，膵管内進展の頭側部の閉塞端の形状と腫瘍を取り囲む造影剤による造影欠損で判定する．しかし，腫瘍の尾側の拡張主膵管の所見を得るためには造影剤を強く圧入する必要があり，検査に伴う膵炎合併のリスクが高くなる．

膵神経内分泌癌

- 初発時にはすでに腫瘍が大きく(5 cmを超える),腹部に腫瘤を触知することが多い[17].
- 肝転移やリンパ節転移をきたしやすい.
- 画像所見は典型的なPNETと異なることが多く,むしろPNETの非典型的所見と同様の像を呈する[18].
  → 造影増強効果が弱いこと,囊胞変性や壊死が強い(内部不均一),浸潤のため辺縁不整,境界不鮮明,主膵管の途絶閉塞など.

症例12 膵神経内分泌癌:Large cell type

【症例概要】上腹部不快感で受けたCT検査で膵腫瘍を指摘された.77歳,男性

- MRCPで,主膵管は膵体部で長く途絶し,尾側に不整形の集簇性の高信号域あり.
- Heavy T2では膵体部に大きな腫瘍がみられ,内部に不整な高信号域(変性壊死)を伴う.

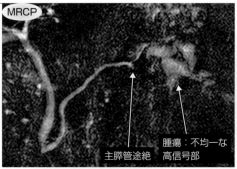
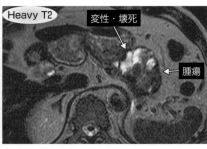

- 膵体部の大きな腫瘍は,T1-in低信号で,DW著明高を示す.辺縁は不整で凹凸あり.
- 膵体部背側にリンパ節腫大(転移)がみられ,腫瘍と同様の信号強度を示す.

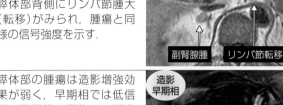
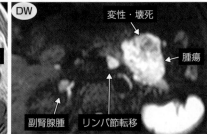

- 膵体部の腫瘍は造影増強効果が弱く,早期相では低信号,後期相で不均一に軽度の高信号を示す(遅延性濃染).

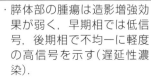
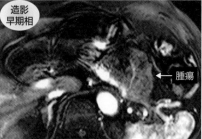
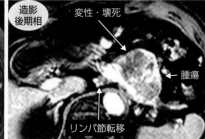

④ 膵神経内分泌癌   147

- DWでは，肝に多発性の類円形の高信号結節（転移）を認める．

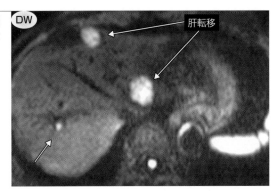

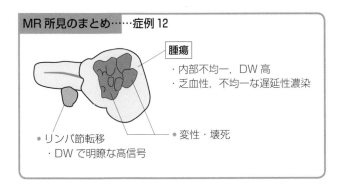

CT所見

- 膵体部の大きな腫瘍には不均一な軽度の造影効果がみられる．
- 腹側部には造影効果の弱い嚢胞変性・壊死部あり．

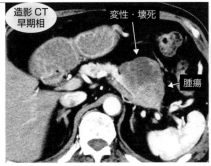
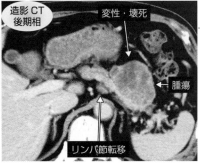

X. 膵　癌

　　膵癌は膵悪性腫瘍の大半を占め，一般に進行が速く進行例の予後はきわめて悪く，外科的切除が可能であった症例に限っても5年生存率は約18%と低い[1),2)]．また，発見された時点ですでに外科的手術が困難な場合が多く，膵癌は早期発見がきわめて重要である．

　　このようななかで2013年に膵癌診療ガイドラインが改訂され，最新の科学的根拠に基づいて膵癌の検査診断法と治療法の選択基準が示されている[3)]．膵癌の発見に関して，USは膵癌のスクリーニング検査法として薦められている（推奨度グレードB）が，腫瘍検出率は低い（推奨度グレードC1）．主膵管拡張や囊胞などの膵癌の間接所見（推奨度グレードB）を認めた場合には，造影CTやMR(MRCP)検査（造影および3テスラ以上が望ましい）に進むことが強く推奨されている（推奨度グレードA）．

　　MRIは，種々の撮像法によりさまざまなコントラストの画像を提供し，膵実質・膵胆管・血管の情報を得ることができる．すなわち造影剤を使わずに安全に非侵襲的に膵癌の検出，診断に用いることができる[4)～17)]．また造影CTと比べ，高空間分解能のダイナミックMRや拡散強調像の膵癌診断能はほぼ同等と報告されている[13),18),19)]．本章では膵癌の検出，進展度診断，MR画像のバリエーション，非典型例などについて解説する．

〈一般的事項〉[1)～3),20)]
- 初発症状
  ・腹痛，黄疸，背部痛の順に多く，糖尿病の増悪が契機になったものもある．無症状での発見は約15%.
- 危険因子
  ・家族内膵癌歴，飲酒，喫煙，糖尿病に加え，囊胞性病変IPMNも膵癌の危険因子である．
- 年　齢
  ・40歳代から増え始め60～70歳代がピーク．
- 予　後
  ・通常型膵癌のうち，StageⅠあるいはⅡの段階で発見され治療された症例の5年生存率は50%を超えている．しかし，早期発見される

症例は全体の約4%のために，全体の5年生存率は9.7%と非常に低い．

〈病理像〉
- 悪性膵腫瘍のうちもっとも発生頻度の高いものは，膵管上皮由来の膵管癌である．浸潤性膵管癌は腺癌，腺扁平上皮癌，粘液癌，退形成癌に分類され，このなかで管状腺癌の頻度が高く（85%），乳頭腺癌がこれに次ぐ．
- 膵管癌は浸潤性に増殖し，間質線維の増生や炎症細胞浸潤を伴うことが多い．
- 神経に沿って浸潤するのも特徴．
- 膵癌は比較的大きな膵管から発生することが多く，主膵管を閉塞して閉塞性膵炎を伴うことが多い．

膵癌の MR 所見

- 膵癌によるさまざまな主膵管の変化は，MRCPで描出されるが，膵管の変化に乏しい癌もあり注意が必要である[4),5),10),12),16),17)]．

150   X. 膵　癌

- 実質シーケンスは，癌の検出に必須であり，種々の撮像法によるさまざまなコントラストの組み合わせから組織を類推し，診断を行う[4]〜[7], [10]〜[12], [18], [19].
- 拡散強調像および ADC 値は，膵癌の検出や鑑別診断に有用であるが，腫瘤形成性膵炎，自己免疫性膵炎などとの鑑別は困難で，EUS，ERCP，膵液細胞診，生検などの直接的なアプローチが必要な場合がある[13]〜[15].

MR 診断のポイント：腫瘍の検出・診断，局所浸潤，転移，Staging
❶膵管・胆管の評価：MRCP，Heavy T2

- ss-MRCP（全体像，狭窄部，拡張部の拾い上げ）
- ms-MRCP，Heavy T2WI（狭窄部の確認，詳細）

❷膵実質，周辺臓器，リンパ節の評価：実質シーケンス

- DW：高，ADC：低
- T1-in，FS-T1：低
- FS-T2：等〜軽度高
- 造影ダイナミック：乏血性，漸増，遅延性造影効果

❸血管の評価

- 非造影 MRA
- 造影 MRI・MRA（CT・CTA）

膵癌の MR 診断の実際

- 膵癌診断においては，① 膵管・胆管，② 実質，③ 血管を評価する.

① MRCP

- まず ss-MRCP で，膵管の全体像を把握する.
  →膵管の拡張像を捉え，頭側の狭窄・閉塞部を探す.
- 次に ms-MRCP や Heavy T2 強調像で，狭窄・閉塞部を確認する.
- ss-MRCP で消化管の液体が重なっている場合は，ms-MRCP や Heavy T2 で確認する.
- 膵癌であっても，MRCP での所見が乏しい場合もあるので，必ず実質シーケンスを併用して診断する.

② 実質シーケンス

- MRCP での主膵管の狭窄部に腫瘍がないか注目する.
- 膵癌では主膵管の変化の乏しい場合もあるので，膵の辺縁までくまなく読影する.
- DWI で腫瘍や転移は高信号を示すことが多い．DWI での高信号部を T1-in で確認する.

③ 血　管

- 主要血管の狭窄や閉塞，これらに伴う側副血行路は，非造影 MRA や造影 MRI あるいは CT で評価する.
- 腫瘍と血管が半周以上で接している場合には血管浸潤の可能性があるが，偽陽性であることも多い.
- 腫瘍に取り囲まれて狭窄や閉塞を認める場合は，浸潤あり.
- FS-T1 や BB-T2，DWI では血管腔が flow void（無信号）として描出されることが多いので，血管壁と腫瘍の関係が評価しやすい．他の実質シーケンスでは，血管腔の血流による複雑な信号のため，血管壁浸潤の評価は困難なことが多い.

1 膵癌の MRCP 所見

1 典型例

- 腫瘍部での主膵管の狭窄・閉塞と，その尾側膵管の拡張が膵癌の典型的な MRCP 像である[4),5),10),12),16)].
- 狭窄閉塞部の先端は通常，先細り状である．
- 膵頭部癌が総胆管に浸潤し，総胆管と主膵管の両者が狭窄・閉塞をきたした場合，double duct sign を呈する．

膵癌の位置と膵胆管の閉塞・拡張

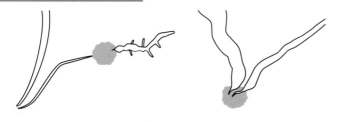

主膵管の拡張を認めた場合，その膵頭部側主膵管の閉塞部位の確認，同部の腫瘍の有無をチェックする．

膵体部癌：閉塞性膵炎

- 膵体部で長い範囲の主膵管の閉塞がみられ，尾側膵管の拡張がみられる．
- 多発肝転移による総肝管，肝内胆管の狭窄，途絶がみられる．

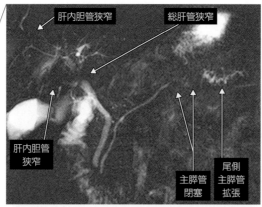
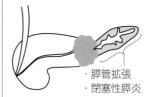

・膵管拡張
・閉塞性膵炎

膵頭部癌：double duct sign

- 膵頭部癌が主膵管と総胆管に浸潤し，double duct sign を示す．

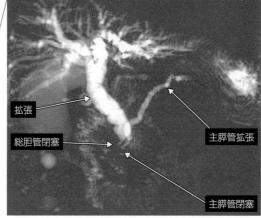
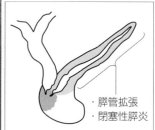

・膵管拡張
・閉塞性膵炎

NOTE

Double duct sign
- 総胆管と膵管の両方が拡張するもの．
- 膵頭部癌のみならず，乳頭部癌，腫瘤形成性膵炎，乳頭膨大部共通管の結石などでも認められる．

2 MRCP で注意すべき症例：膵辺縁の癌や小さな癌（主膵管の変化に乏しい場合）

- 膵尾部先端の癌は，主膵管が閉塞し途絶するが，尾側の主膵管の拡張を認めないため MRCP のみでは見落とされる場合がある．
- 膵鉤部から発生した癌，主膵管に変化を及ぼさないほどの小さな癌，膵辺縁から膵外性に発育した癌，groove 膵癌も，主膵管に変化がみられないため MRCP では異常を示さない．
- したがって，膵癌の検索には，MRCP のみでなく，実質シーケンスでの信号変化も併せて読影することが重要である．

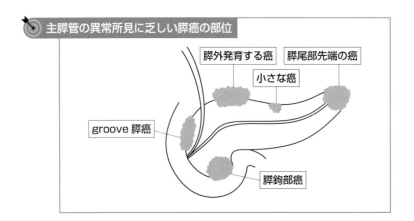

主膵管の異常所見に乏しい膵癌の部位

膵尾部先端の癌：主膵管の途絶 Short MPD

・膵尾部末端の癌は主膵管の途絶・閉塞を生じるが，尾側膵管の拡張を伴わないため気づきにくい．

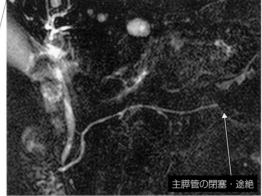
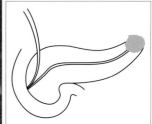

主膵管の閉塞・途絶

小さな膵体部癌：主膵管の変化に乏しい例

・膵辺縁から発生した小さな膵癌や膵外性に発育した膵癌は，主膵管の変化は乏しい．

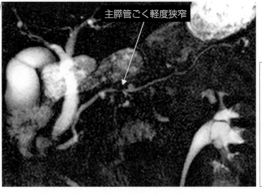
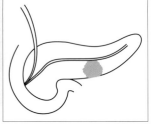

主膵管ごく軽度狭窄

**膵鉤部癌：
主膵管に変化なし**

・膵鉤部癌では，主膵管に異常所見を認めないことが多い．

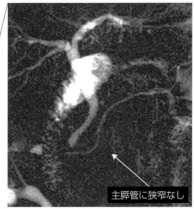
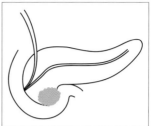

主膵管に狭窄なし

3 MRCPで注意すべき症例：特殊な場合

- 十二指腸下行脚と膵頭部との間の溝を占拠する groove 膵癌は，groove に沿って進展し，十二指腸や膵内胆管に浸潤するのが特徴である．膵内胆管の閉塞が先行し，主膵管は正常のことがある．
- 膵管非癒合の場合は Santorini 管から副乳頭に膵液が流出するため，膵頭部癌であっても，主膵管の拡張を生じない．

**Groove 膵癌：
主膵管に変化なし**

・主膵管の狭窄・拡張を認めず，総胆管のみ狭窄をきたす．閉塞性黄疸をきたしている．

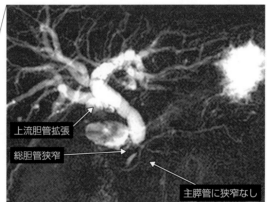
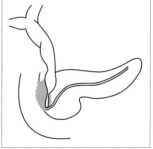

上流胆管拡張
総胆管狭窄
主膵管に狭窄なし

**膵管非癒合に発生した
膵頭部癌**

・主膵管の拡張はみられない．

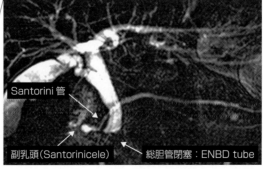
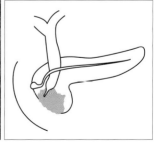

Santorini 管
副乳頭(Santorinicele)　総胆管閉塞：ENBD tube

2 膵癌の実質シークエンス所見

1 T1強調像での膵癌検出：T1-in vs. FS-T1

- 典型的な膵癌の信号強度はT1強調像（T1-inとFS-T1）で低信号である[4)～7), 10)～12), 18), 19)]．
- T1-inでは，正常膵は高信号（膵実質組織と脂肪織はともに高信号）を示す．このため，膵癌は結節状の低信号として描出される．
- FS-T1では，正常膵の脂肪織の混在や膵実質の萎縮の程度に応じて正常膵の信号強度が変化する．高齢者や，肥満，慢性膵炎の患者では脂肪織の割合が増加するので，FS-T1で背景信号となる正常膵の信号が低下し，まだら状になる．このため，膵癌の検出が難しくなる．若年・中年者では正常部の信号強度が高く，小さな膵癌の描出はT1-inよりもFS-T1のほうが明瞭である[5), 11)]．

1. 膵癌と閉塞性膵炎

- 両者はT1-inではともに同等の低信号を呈するので両者の信号強度の違いは検出困難であるが，FS-T1では閉塞性膵炎の低信号は膵癌と比べやや高い．

・膵癌（▶）は明瞭な低信号．
・閉塞性膵炎（▷）は軽度の低信号．

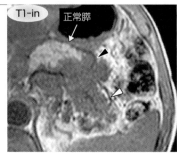
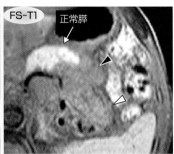

2. 脂肪織の混在が少ない状態（若年・中年者）

・T1-inとFS-T1ともに膵実質は均一な高信号を示す．
・膵体部癌は両者で小さな低信号結節として容易に検出できる．

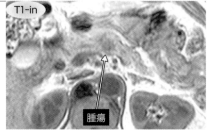
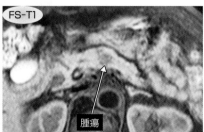

3. 脂肪織の混在の多い状態（高齢者）

・膵体部の正常膵実質はT1-inで高信号だが，FS-T1では高信号と低信号が混在（まだら状）．
・癌はT1-inで小さな低信号結節として描出されているが，FS-T1では癌を認識できない．
・尾部の膵実質は閉塞性膵炎のためFS-T1では正常膵と比べ低信号である．

→ p.156 NOTE 参照

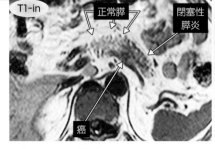
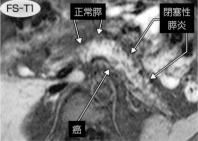

2 DW による膵癌検出

- 典型的な膵癌の信号強度は，DW 高信号で ADC 低値である[4),5),13)~15)]．しかし，ADC 画像は画質不良なことがしばしばあるので，画質をチェックしたうえで ADC 値の判定を行うことが重要である．
- 膵癌では DW 高信号の病変を探し，T1-in や FS-T1 で腫瘍の有無を確認する．主膵管の変化の乏しい場合もあるので，DW と T1-in 画像で，膵の辺縁までくまなく読影することが重要である．

1. 膵癌と閉塞性膵炎：典型例

- 膵癌は DW 高信号を呈し，頭部側の正常実質との境界は明瞭であるが，癌と閉塞性膵炎の境界はしばしば不明瞭である[14),15)]．

膵体部癌と閉塞性膵炎

- 膵体部癌は DWI 著明高，ADC 低を示す．
- 尾側の閉塞性膵炎は DW 不均一高，ADC 低．
- 癌と閉塞性膵炎の境界は不鮮明．

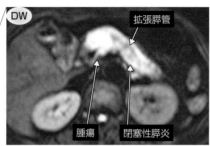
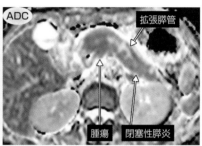

2. DW と T1-in 併用で膵癌検出

- DW で肝転移やリンパ節転移，腹膜転移も高信号を示すので，高信号域に注目する．
- DW 高の病変を，T1-in や FS-T1 で照合確認する．

膵体部癌

- DWI で膵体部に結節状の高信号域を認める．
- T1-in で DW 高に相当する部位に周囲膵実質よりも低信号を示す腫瘍を認める．

小膵癌，閉塞性膵炎

- DWI で膵体部に小さな高信号域を認める．
- T1-in で同部に中等度信号の腫瘍を認める．尾側の膵管は拡張し，膵実質は高度萎縮（閉塞性膵炎）．

膵体部癌，リンパ節転移

- DWI で膵体部を中心に不整形高信号域，周囲に小結節状の高信号域を認める．
- T1-in で膵体部には不整形腫瘍，周囲には小さなリンパ節腫大を認める．

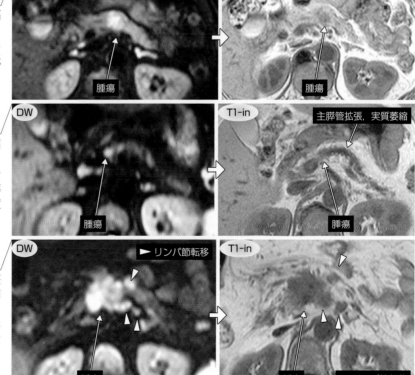

156　X. 膵　癌

膵癌, 腹膜播種, 肝転移

・DWI で膵体部に不整形高信号域と，肝と腹腔内に多数の小結節状の高信号域を認める．
・T1-in では膵体部には不整形腫瘍，肝転移と腹腔内に多数の播種結節を認める．
・腹腔内の V 字形の DW 高は腸管内ガスのアーチファクト．

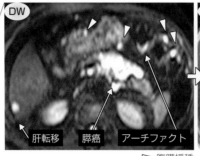
▷腹膜播種

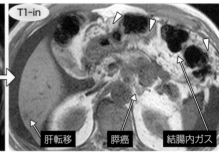
▷腹膜播種

3 T2 強調像，造影 MR，非造影 MRA

1. T2 強調像：FS-T2 vs. BB-T2

- 膵癌は通常，FS-T2 系の画像で軽度の高信号あるいは中等度信号を示す．小さな膵癌はしばしば正常膵と等信号を示すため検出するのは困難．
- FS-T2 系の画像のなかで，BB-T2 のほうが FS-T2 よりも，明瞭な高信号を示すことが多い．
- 内部の壊死部は不整形の不均一な高信号域として描出される．
- 随伴する仮性嚢胞や閉塞性膵炎の検出は容易．

膵体部癌

・大きな膵体部癌は FS-T2 よりも BB-T2 で明瞭な軽度の高信号．
・尾側の仮性嚢胞の描出は FS-T2 と BB-T2 で同等．

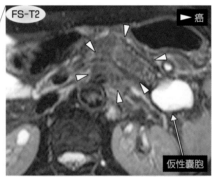

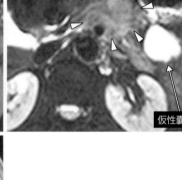

・T1-in で，大きな膵体部癌は辺縁不整の低信号域として描出され，背側の神経叢浸潤も明らかである．
・尾側の仮性嚢胞の描出は境界明瞭な低信号．

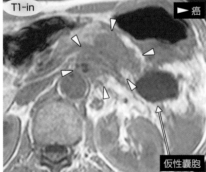

> [!NOTE]
> **年齢による T1-in と FS-T1 の読影優先度**
> ・高齢者では，膵癌の検出に用いる T1 強調像は T1-in を優先的にチェックする．
> ・若年・中年者では，T1-in と FS-T1 のどちらも膵癌検出は良好だが，FS-T1 を優先するのがよい[11]．

2. 造影ダイナミック MR

- 膵癌は乏血性で線維化が強いため，早期相で低信号，後期相で高信号あるいは等信号を呈する[17)～19)]．
- 癌の内部に変性壊死を生じると，後期相でも造影効果が乏しく，辺縁のみ造影される．
- 早期相での造影増強効果が乏しいことが，PNET との鑑別点．

膵体部癌

・造影早期相では，正常膵は強く造影増強され，膵体部癌は増強なく低信号域．尾側の閉塞性膵炎は，軽度の濃染．
・造影後期相では，膵癌は正常部と同等か軽度高信号で，尾側の閉塞性膵炎は強く造影されている．

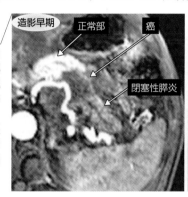
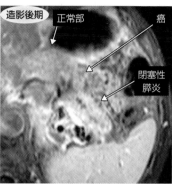

3. 非造影 MRA (balanced-TFE；b-TFE)

- b-TFE による MRA は造影剤を使用することなく血管を高信号として描出する撮像法で，門脈や脾静脈の狭窄や閉塞，側副血行路を明瞭に描出．
- 膵管や胆管も同様の高信号として描出されるので，血管と膵胆管を同時に評価できる．

膵頭部癌，閉塞性黄疸

・総胆管と主膵管の高度狭窄がみられ，上流の胆管と主膵管に拡張あり．
・門脈-上腸間膜静脈には狭小化はみられない．

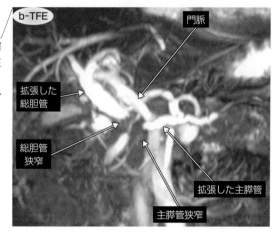

3 浸潤性膵管癌

1 閉塞性膵炎を伴う膵管癌

> **MR 診断のポイント**
> ❶膵管狭窄閉塞と尾側膵管拡張：MRCP
> ❷膵癌の検出：DW，T1-in
> ❸閉塞性膵炎：DW，BB-T2
> ❹後方組織浸潤：p.163 参照
>
> ・MRCP で検出した主膵管の閉塞部を注意深く読影する．
>   →閉塞部の先端が先細り状か杯状か．膵癌では通常，先細り状（尖形）．
>   →閉塞の位置と長さに相当するような結節状の腫瘍がないか，実質シーケンスで読影する．DW と T1-in で探す．
>   →閉塞性膵炎があれば膵管の途絶部で癌との境界を確認する．DW や T1-in では境界不明瞭なことが多い．

症例 1　閉塞性膵炎を伴う膵管癌

【症例概要】糖尿病を発症し，MR で原因精査，71 歳，男性

・腫瘍部で主膵管は閉塞，先端は先細り状．
・尾側の主膵管は拡張し，膵実質は萎縮，信号変化（閉塞性膵炎）．

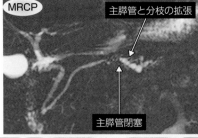
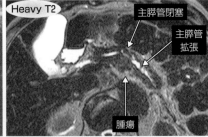

・膵体部の結節状腫瘤（膵癌）の辺縁はやや不整で，信号強度は正常膵頭部と比べ，T1-in 低，FS-T1 低．
・膵癌と閉塞性膵炎との境界は不明瞭．

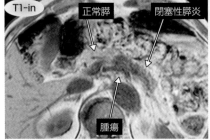
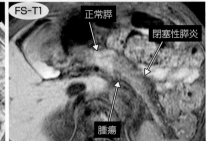

・膵癌は DW 高信号，ADC では正常実質とほぼ同等．
・閉塞性膵炎は DW 高信号，ADC は腫瘍，正常実質とほぼ同等．
・腫瘍と閉塞性膵炎の信号強度の差は DW で不完全ながら識別できるが，境界は不鮮明．

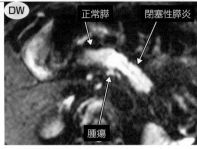
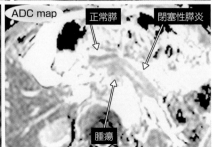

③ 浸潤性膵管癌　1 閉塞性膵炎を伴う膵管癌

- 膵体部の膵癌はBB-T2軽度高.
- 閉塞性膵炎も軽度高.
- 膵癌と閉塞性膵炎との境界は不明瞭.
- 膵癌は背側に突出，後方浸潤.

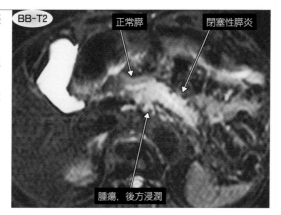

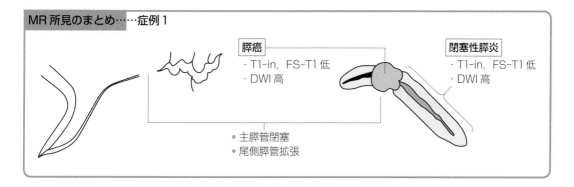

CT所見

- 膵癌は造影早期で低濃度，後期で等濃度（わずかに高濃度）.
- 閉塞性膵炎は造影早期で軽度の低濃度，後期で等濃度〜わずかに高濃度.
- 腫瘍と閉塞性膵炎の境界は造影早期で識別可能.

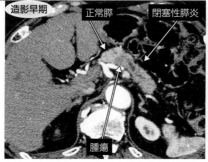
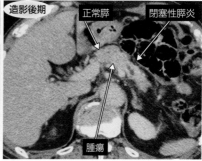

2 膵辺縁の癌，小さな癌

- 膵辺縁から発生した小膵癌や，膵外性に発育する膵癌では，主膵管に変化がないか軽微な狭窄のみで，尾側の膵管拡張や閉塞性膵炎を伴わないことがある．
- DW や T1-in，FS-T1 で実質部を慎重に読影することが肝要である．

> **MR 診断のポイント**
> ❶小膵癌の検出：DW，T1-in，FS-T1
> ❷後方組織浸潤：p.163 参照
>
> ・主膵管の狭窄：膵癌は浸潤性の発育と線維増生変化を伴い近接する主膵管に狭窄をきたす．尾側膵管の拡張と閉塞性膵炎の合併はこの主膵管狭窄が高度になってから出現する．
>   →主膵管拡張や閉塞性膵炎の所見がみられなくとも，主膵管狭窄の所見のみを捉えることがある．
>   →MRCP での主膵管狭窄の所見と，DW や T1-in での結節性腫瘍の所見が合致すれば膵癌の診断確度が高くなる．

症例 2 閉塞性膵炎を伴わない膵癌

【症例概要】 耐糖能低下で腹部 US 検査を行い，膵体部異常を指摘，67 歳，男性

・膵体部に小さな腫瘍．T1-in 低，FS-T1 低信号結節．

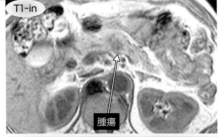
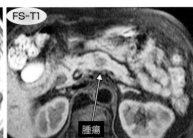

・膵体部腫瘍は DW 高信号，ADC では正常実質と比べ軽度低値．
・腫瘍のサイズは T1-in 低信号よりも DW 高信号のほうが大きく見える．
・DW で判定すると腫瘍はわずかに後方への突出がありそうである．

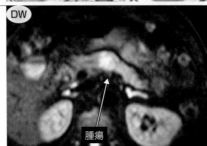
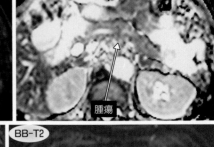

・膵体部腫瘍は FS-T2 軽度高，BB-T2 高信号．
・内部に点状の高信号スポットが散在．
・BB-T2 で判定すると腫瘍にはわずかに後方進展がありそうである．

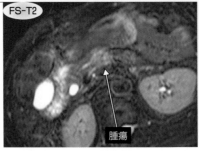
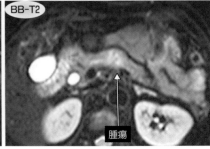

③ 浸潤性膵管癌　②膵辺縁の癌，小さな癌　161

・膵体部腫瘍は造影早期相で軽度の低信号，後期相で軽度の高信号．
・後期相の高信号の部分が実際の腫瘍サイズに近い．

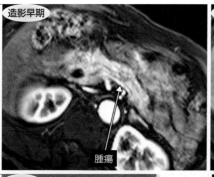
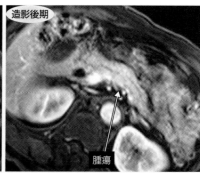

・MRCPでMPDには膵体部で軽微な狭窄がみられるが，尾側MPDに拡張はみられない．
・T1-in 冠状断で，癌が主膵管に接しているのがみられる．主膵管に高度の浸潤はないが，主膵管狭窄をきたしている．

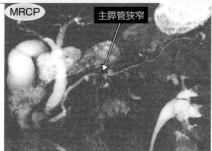
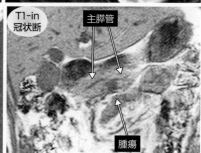

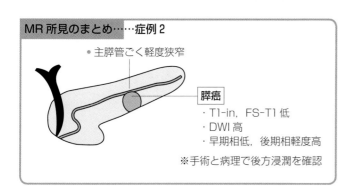

MR所見のまとめ……症例2
・主膵管ごく軽度狭窄

膵癌
・T1-in, FS-T1 低
・DWI 高
・早期相低，後期相軽度高
※手術と病理で後方浸潤を確認

膵癌の局所進展

1 膵外神経叢浸潤

- 膵癌の神経叢浸潤は後方の腹腔動脈や上腸間膜動脈に向かう不整鋸歯状のDW高信号，T1-in低信号 FS-T2高信号として捉える[6),7),10)].
- 膵頭部内側や膵鉤部の癌は，主膵管に異常所見がみられないことが多く，後腹膜神経叢浸潤もきたしやすい．

症例3 膵頭部癌，総胆管浸潤，膵外神経叢浸潤

【症例概要】閉塞性黄疸，58歳，女性

- MRCPで下部総胆管に閉塞がみられ，上流胆管は高度拡張．
- 主膵管には異常所見はみられない．

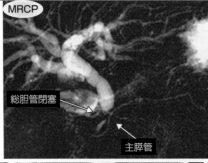
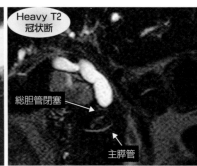

- T1-inで，膵癌は膵頭部内側にみられ，辺縁不整の低信号域を呈している．総胆管を巻き込んでいる．
- 上腸間膜動脈（SMA）に向かう線状，鋸歯状の突出あり．

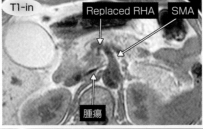
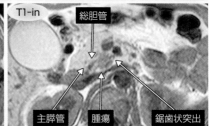

- FS-T2で膵癌は軽度の高信号を呈し，総胆管を巻き込んでいる．内側に向かって不整鋸歯状に進展し，神経叢浸潤がみられる．

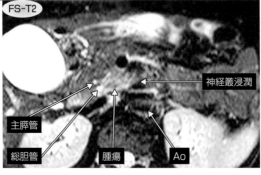

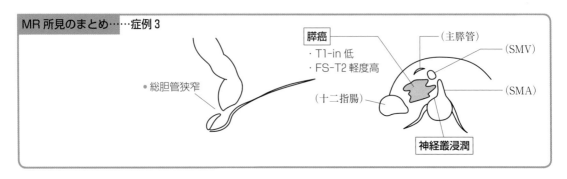

MR所見のまとめ……症例3

2 後方組織浸潤と大血管浸潤

- 膵癌の後方浸潤と大血管浸潤は，T1-in, DW で腫瘍の範囲を判定し，FS-T2 と BB-T2 で確診する[5)～7)].
- 血管浸潤は，血管内腔が無信号として描出される FS-T1 と BB-T2 で血管（無信号）周囲の浸潤を同定して診断する．

> **MR 診断のポイント**
> ❶膵癌の後方浸潤：T1-in・DW，FS-T2・BB-T2
>   →T1-in と DW で腫瘍の範囲を判定し，FS-T2 と BB-T2 で確診する．
> ❷血管浸潤：b-TFE，FS-T1，BB-T2
>   →b-TFE 冠状断で血管を描出し，血管内腔が無信号として描出される FS-T1 と BB-T2 で血管（無信号）周囲の浸潤を同定．

症例4 膵尾部癌：後方組織浸潤，上腸間膜動脈浸潤，膵外神経叢浸潤

【症例概要】背部痛，食欲不振，US 検査で膵腫瘍を疑われた．61歳，男性

- 膵体部に不整形腫瘤（膵癌）：DW 高，ADC 低値．
- 後方に突出浸潤し，SMA を取り囲んでいる．

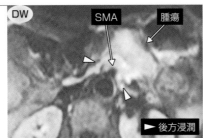
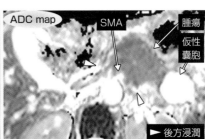

- 膵体部の膵癌は T1-in 低，FS-T1 低で，後方に浸潤し，SMA を取り囲んでいる．

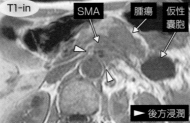
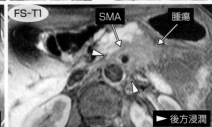

- 膵体部の膵癌は FS-T2 で軽度の高信号，BB-T2 で明瞭な高信号域で，後方に進展し，SMA を取り囲んでいる．

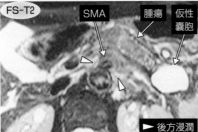
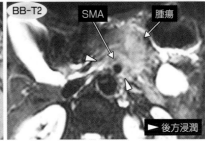

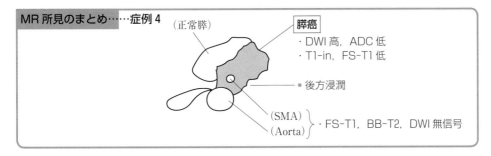

MR 所見のまとめ……症例4

大血管浸潤：b-TFE による判定

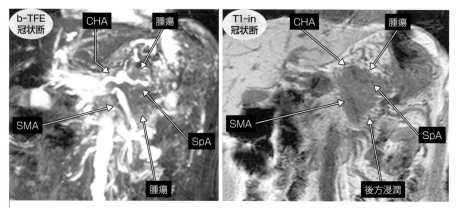

- 大血管浸潤は，b-TFE 冠状断と T1-in 冠状断を見比べると理解しやすい．
- T1-in 冠状断で膵体部癌は内部に動脈の無信号を巻き込んでいる．
- b-TFE で血管は上腸間膜動脈 SMA，脾動脈 SpA，総肝動脈 CHA であることがわかる．

大血管浸潤：MR vs. CT

- 大血管浸潤の診断は造影 CT が良い．血管の同定が容易[17]．
- MR の実質シークエンスでは血管が無信号として描出され，腫瘍が同時に描出される FS-T1，BB-T2 が腫瘍の大血管浸潤の診断に有用．

MR 画像スペクトラム：膵体尾部癌，後方組織浸潤，腹腔神経叢浸潤，腹腔動脈浸潤

【症例概要】腹痛と下痢．CT 検査で膵腫瘍を指摘．62 歳，女性

- T1-in：膵体部に大きな低信号腫瘍（通常型膵管癌）あり．膵の背側に大きく進展しているが，腹腔動脈内腔には不規則な血流信号がみられ，血管の同定が困難である．
- FS-T1：腹腔動脈(Ce)は明瞭な無信号を示し，膵癌が Ce をとり囲んでいるのが明瞭．
- 造影 CT：腫瘍は低濃度域に描出，背側に進展し腹腔動脈(Ce，高信号)周囲に浸潤しているのが明瞭．

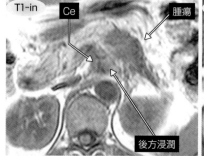
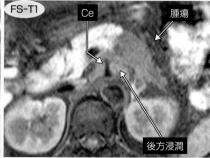
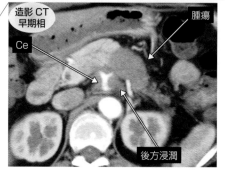

③ 十二指腸浸潤

- 膵癌が外向性に発育し，近傍の消化管（十二指腸や小腸）に浸潤し内腔狭窄をきたすとき，口側の十二指腸や胃の拡張，残渣所見がみられる．この場合，主膵管が拡張した胃と重なってしまい，MRCPで主膵管の読影が困難なことがある．
- ms-MRCP元画像や Heavy T2 横断像にて主膵管をチェックする．

症例5　膵体尾部癌，十二指腸水平脚浸潤

【症例概要】 背部痛と嘔吐，原因精査の目的でMR検査．56歳，男性

- 膵体部で主膵管途絶，胃と十二指腸に高度の拡張，液体と残渣の貯留を認める．
- Heavy T2 で膵癌（低信号）が周囲の脂肪織（中等度信号）に囲まれてみえる．

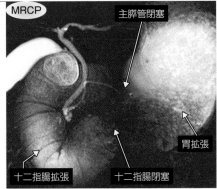
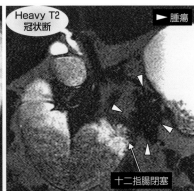

- 膵体部腫瘍はT1-in低，BB-T2高信号で，膵外へ進展しトライツ靱帯周辺で十二指腸へ浸潤．
  後方への鋸歯状の突出もみられる（神経叢浸潤）．

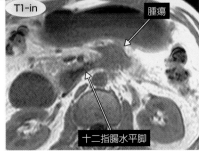
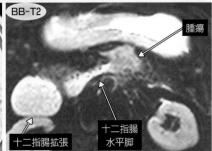

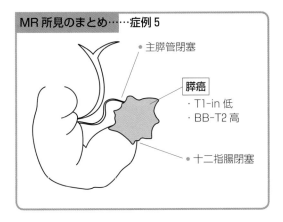

groove膵癌による十二指腸浸潤

- groove膵癌は,十二指腸狭窄と総胆管狭窄がおもな所見.主膵管狭窄を認めない場合には,十二指腸癌や総胆管癌との鑑別が必要になる.
- groove pancreatitisとの鑑別は困難なことが多い.MR所見でgroove pancreatitisに特徴的な所見(囊胞形成,限局性偏心性の十二指腸内側壁肥厚,不均一な造影増強パターン)の一つでも欠落しているなら,膵癌の可能性を念頭に置いて,生検や手術が必要になることも多い[21]〜[26].

MR画像スペクトラム:groove膵癌,十二指腸下行脚浸潤,総胆管浸潤

【症例概要】背部痛,黄疸にて紹介来院.US検査で膵頭部腫瘍,60歳,女性

- MRCPで下部総胆管には先細り状狭窄がみられ,上流の胆管は拡張.十二指腸下行脚に狭窄.
- FS-T2で膵頭部に不均一な軽度の高信号の腫瘍.

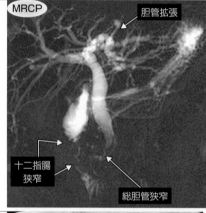
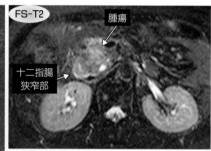

- T1-inとFS-T1で膵頭部からgroove領域に広がる3cm大の低信号の腫瘍(膵癌).
- 十二指腸の内側壁(▷)は肥厚.

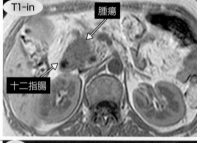
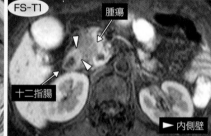

- 膵頭部の腫瘍(膵癌)は結節状のDW高,ADC低値.中央部が著明なDW高.
- 十二指腸下行脚の内側壁は(▷)肥厚.DWやADCでは腫瘍とほぼ同等の信号を示す.

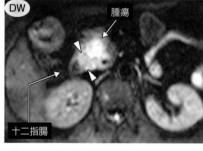
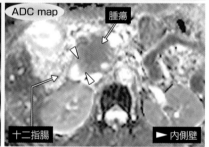

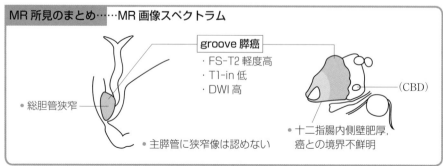

MR所見のまとめ……MR画像スペクトラム

4 リンパ節転移

- リンパ節転移の検出は DW 画像がもっとも容易で,転移リンパ節は高信号を呈する.
- しかし,正常リンパ節や慢性肝炎に伴う反応性腫大も高信号を呈するため,不整形の腫大や内部信号の不均一な所見があれば転移の診断確度が高まる.

MR 診断のポイント
❶リンパ節の検出:DW,T1-in
❷転移の判定:DW,FS-T2 でサイズ,形状,内部均一性
- 腫大リンパ節の検出:DW で,大血管周囲の球形,楕円形の高信号結節.
- リンパ節転移の診断:サイズ(1 cm 以上),内部の不均一性を FS-T2(BB-T2)と造影 MR(CT)で判定.信号強度は原発部位に類似する.

症例6 膵尾部癌,リンパ節転移,副腎転移

【症例概要】食欲不振,体重減少.US 検査で肝腫瘍を指摘され上腹部 MR 検査,76歳,男性

- DW では膵尾部腫瘤(膵癌)と膵周囲に多数の高信号結節(リンパ節)がみられる.いずれも ADC 軽度低値.副腎にも高信号結節あり.

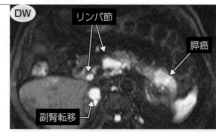
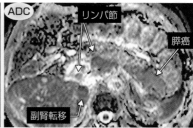

- DW 高信号結節に相当する病変はいずれも T1-in 低信号,BB-T2 軽度高信号.副腎結節とリンパ節腫大の内部は不均一で中央に BB-T2 高信号を伴う.
- 膵尾部膵癌,リンパ節(#8 総肝動脈,#12 肝十二指腸間膜内)転移,副腎転移.

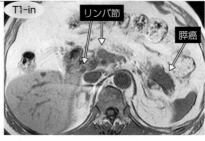
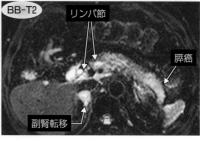

CT 所見

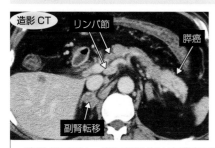

- 造影 CT では,膵尾部腫瘍は高濃度を呈している.
- 多発リンパ節腫大は内部不均一で,濃染の程度の強いリンパ節や,リング状濃染などを示すリンパ節あり.
- 副腎転移もみられる.

NOTE

慢性肝炎での反応性リンパ節腫大
- しばしば #8,#12 リンパ節が反応性に腫大する.サイズは小さなものが多いが,15 mm を超える大きさのリンパ節腫大もみられる.
- 反応性腫大は一般的に,内部均一,FS-T2(BB-T2)で著明高(転移よりも高信号)である.一方,DW では著明な高信号を呈するが転移との鑑別は困難.

5 腹膜播種，腹水，肝転移

- 腹膜播種は，DW で高信号，T1-in で脂肪組織に囲まれた低信号域として描出される．腹水を伴うことが多い．
- 肝転移も DW 高信号を示す．ダイナミック早期相では A-P shunt 様の楔状濃染を伴うことが多い．

MR 診断のポイント
❶腹膜播種の検出：DW，T1-in
❷腹水の検出：FS-T2，Heavy T2
❸肝転移：DW，ダイナミック

・播種結節の検出：DW で大網や腸間膜の高信号結節．
・腹膜播種の診断：播種結節が腸管内ではなく腸管外にあること，腹水があること，多くは原発部位に近接する形で集簇していること．DW 高信号を示すこと．

症例7　膵体尾部癌，腹膜播種，肝転移

【症例概要】全身倦怠感，食思不振．血液検査で腫瘍マーカー CA19-9 高値．72 歳，男性

- DW で腹部に多発高信号結節あり．
- 膵体部に後方浸潤を伴う膵体部腫瘍あり．
- 腹膜播種：腹腔内の大網や腸間膜に DW 著明高の多発結節を認める．
- 肝転移：肝内に DW 著明高の結節を認める．

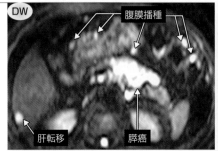
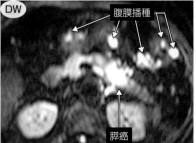

- 上記 DW-高結節は T1-in で低，FS-T2 で軽度高．
- DW と T1-in を照合すると，膵体部は浸潤性膵管癌（膵体部癌）．
- 腹膜播種：腹腔内の DW 著明高の結節は，大腸や小腸の壁に近接する大網や腸間膜の播種．
- 腹水：腹膜播種を示唆．

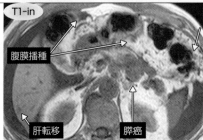
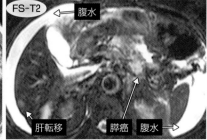

CT 所見

- 造影早期相では，膵尾部腫瘍は低濃度を呈している．
- 腹腔内には腹水貯留がみられ，腹腔内脂肪（腸間膜，大網）に多数の小結節がみられる．腹膜播種．
- 肝転移は AP-shunt を伴っている．

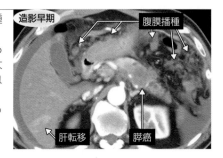

5 非典型的な膵癌

- 膵癌のなかには，典型的な浸潤性膵管癌とは異なるMR所見を呈する非典型例に遭遇することがある．その所見はいずれも特徴的な所見で，それのみで非典型例の膵癌と診断することができる．
- 非典型例と典型的な浸潤性膵管癌のMR所見の違いを認識することが重要．

1 浸潤性膵管癌 Large duct type

- 腫瘤の内部に集簇性の大小さまざまな管状・囊胞状構造を伴うのが特徴[27]．
- MRCPで主膵管の閉塞している範囲にランダムに配列する小囊胞や分枝様構造が集簇して全体に類円形(腫瘍の形状)を呈する所見は特徴的．

症例8 浸潤性膵管癌 Large duct type

【症例概要】食後発症の上腹部痛にて救急受診．
血清アミラーゼ高値で急性膵炎を疑いCT，MR検査．60歳，男性

- MRCPとHeavy T2で，膵頭部に多数の微小囊胞(点状，分枝状，管状)の集簇を認め，全体に類円形である．
- 同部で主膵管は閉塞し，尾側の主膵管は拡張．

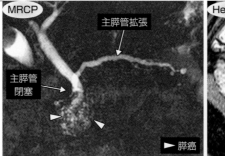
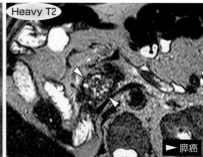

- 微小囊胞の集簇する膵頭部は，T1-in低，FS-T2軽度高の結節状腫瘤を形成．
- FS-T2では膵頭部腫瘤は高信号を呈し，内部に微小囊胞がみられる．

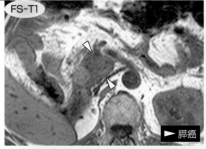
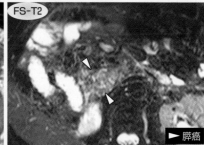

- 微小囊胞の集簇する膵頭部腫瘤は，DW著明高，ADC低値．
- DWでは膵頭部腫瘤の周囲に高信号の多数の小さなリンパ節がみられる．

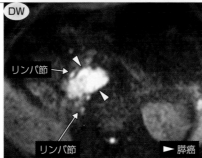
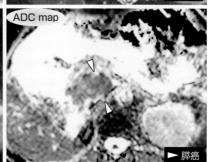

CT所見

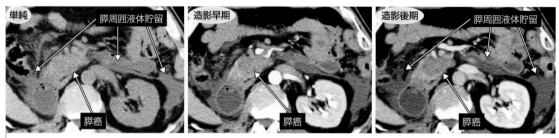

- 膵頭部腫瘤は単純CTで膵頭部正常膵よりもわずかに低濃度，造影早期でも低（造影効果が弱い），後期相でも低濃度．内部には造影されない小嚢胞が点在．
- 膵周囲，後腹膜に液体貯留あり．急性膵炎の所見．

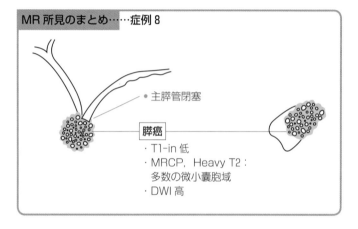

NOTE

浸潤性膵管癌 Large duct type の一般的事項
- 膵癌の約8％
- 浸潤性膵管癌と同様に高分化型腺癌で，内部の腺管形成が大きなタイプ（large duct type）[27]．0.5 mmを超える管状構造や小さな嚢胞形成を伴う．嚢胞は1 cm程度のものもある．
- 予後は浸潤性膵管癌と比べやや良い．

2 浸潤性膵管癌，硬性型

- 間質量が多く線維化が豊富なタイプの膵管癌．明瞭な腫瘤を形成しないので，しばしば慢性膵炎と誤診される．
- 主膵管の数珠状の狭窄が特徴的で不整狭窄が多発．
- 病変の信号強度は T1-in，FS-T1 で不均一な軽度の低信号，DW で軽度の高信号の散在．
- 上記所見に加え，十二指腸浸潤や後方浸潤があると硬性型膵癌を疑うことができる．

症例9 浸潤性膵管癌，硬性型

【症例概要】上腹部痛，肝機能異常．75歳，男性

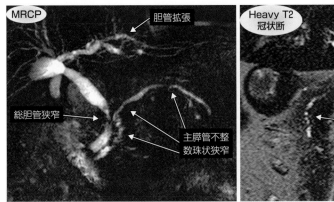
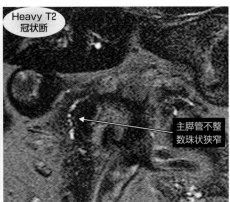

・主膵管は頭部と体部で数珠状の不整狭窄がみられ，体部で軽度の拡張が混在．
・総胆管は膵頭部で締め付け様の狭窄がみられ，上流の胆管拡張をきたしている．

・膵実質は全体に軽度萎縮．
・FS-T1 でびまん性に軽度の信号低下．
・FS-T2 ではごく軽度の高信号域が混在．

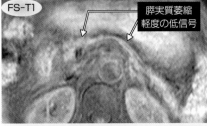
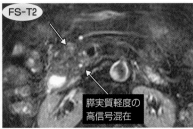

・DW では膵内に不定型の高信号が散在．

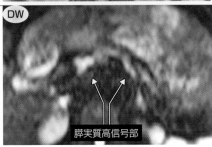

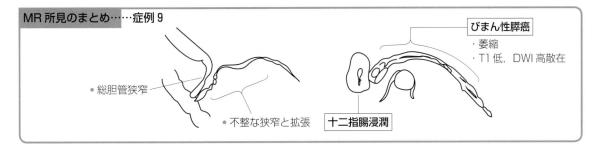

CT所見

造影CTでは,膵頭部の造影は不均一であるが,明らかな局所腫瘤は認めない.体尾部は萎縮が強く不均一な造影増強.十二指腸下行部の壁肥厚あり(膵癌の浸潤).

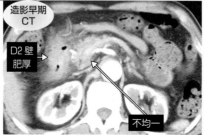
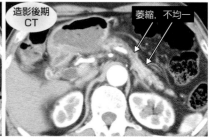

- 主膵管は膵頭部から体部にかけて数珠状に不整狭窄をきたし,尾側では軽度の拡張を伴っている.

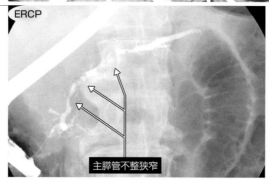

MRスペクトラム:浸潤性膵癌,硬性型.主訴:黄疸,68歳,女性

- 主膵管は頭部と体部に不整数珠状狭窄.
- 総胆管は膵内で不整狭窄.

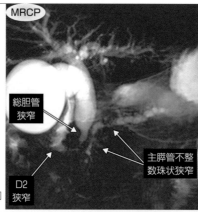
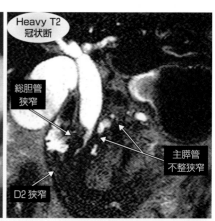

D2:十二指腸下行脚

- 膵頭部はT1-inで軽度の不均一な低信号だが,明らかな腫瘤形成はない.
- D2壁が肥厚し,外周部はT1-in低信号.
- FS-T2では膵頭部に異常信号認めず.groove領域に高信号,D2壁肥厚.

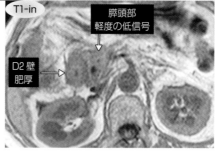
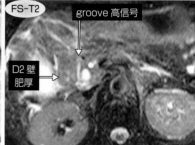

3 退形成癌

- 膵内の腫瘍のサイズに比べ膵外腫瘍部が大きいことと出血壊死の傾向が強いことが特徴的[28),29)].
- MRCP で主膵管の閉塞, T1-in で膵内の腫瘍と正常膵の境界部(beak 状である)ことから, 膵原発と診断できる.
- FS-T1 で粒状の高信号が混在し, かつほとんど造影増強効果がないことが特徴的で, 広範な出血壊死を反映する所見である.

症例 10 退形成癌

【症例概要】約 1 カ月前から続く左上腹部痛と食欲不振. 59 歳, 男性

・膵尾部から膵外腹側に大きく突出する不整形腫瘍は, 辺縁不整, 分葉状. 胃壁にも浸潤して一塊となる.
・腫瘍は T1-in 低で, FS-T2 では不均一で高信号と低信号が混在している.
・脾門部(►)では, 出血に伴う液面形成もみられる.

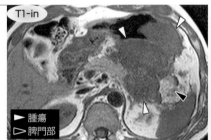
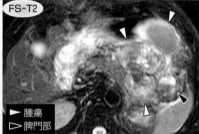

・腫瘍は FS-T1 低で粒状の高信号域が混在.
・造影 MR では腫瘍内部に造影効果はほとんどみられない. 辺縁に薄い被膜様の造影増強効果あり.

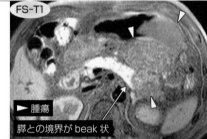
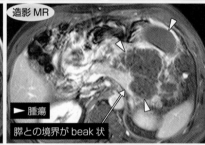

膵体部で主膵管は閉塞.
膵尾部は全体が腫瘍なので, 尾側膵管の拡張はみられない.

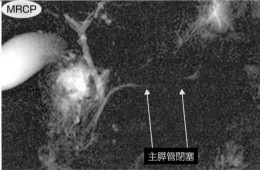
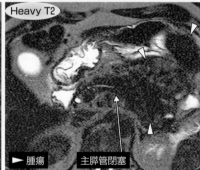

MR 所見のまとめ……症例 10

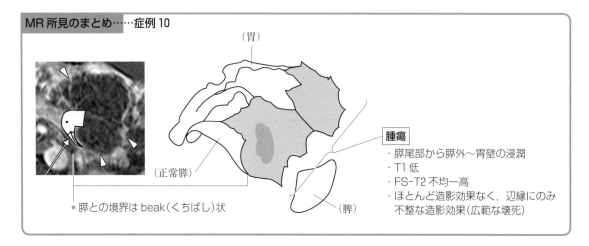

- 膵との境界は beak（くちばし）状

腫瘍
- 膵尾部から膵外～胃壁の浸潤
- T1 低
- FS-T2 不均一高
- ほとんど造影効果なく，辺縁にのみ不整な造影効果（広範な壊死）

CT 所見

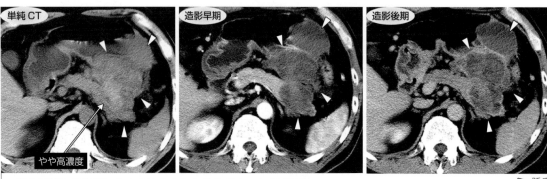

- 膵体尾部から腹側に突出する大きな分葉状腫瘍の内部は不均一．
- 単純 CT で筋肉と同等の濃度域で軽度の高濃度が混在．
- 造影では早期相でほとんど造影増強なく，後期相で辺縁部に軽度の造影増強を認める．

▷腫瘍

> [!NOTE]
> **退形成膵癌の一般的事項**
> - 中高年者に多い．
> - 体尾部に好発．
> - 予後は通常型の浸潤性膵管癌よりもさらに不良．進行が速く発症から数週間で死亡．
> - 従来，未分化癌（undifferentiated carcinoma）とされていたもので，多くの場合，一部に通常型の浸潤性膵管癌の像を認める．膵管癌の一亜型．
> - 腫瘍間質はきわめて乏しい．髄様に癌細胞の増殖．
> - 病理組織像から3型に分類：多形細胞型退形成癌，紡錘細胞型退形成癌，破骨型多核巨細胞を伴う退形成癌．
> - 広範な壊死や出血，浸潤を生じやすい．
> - 時に膵管内に結節状に増生することもある．

4 Hepatoid carcinoma

- 肝細胞癌と類似の画像所見を呈する，まれな膵癌[30),31)].
- 腫瘍は，髄様で多血性であること，内部に出血・変性壊死を伴うこと，被膜を有することが特徴的所見である．
- 髄様で多血性であることを反映して，腫瘍は FS-T2 軽度高信号を呈し，早期相で造影増強効果がみられる．
- 出血・変性壊死は，境界明瞭な FS-T2 著明高信号域かつ造影 MR で不染域として描出される．
- 被膜は，造影後期相で腫瘍辺縁に帯状の増強域として認められる．

症例11 Hepatoid carcinoma

【症例概要】上腹部痛，US で膵腫瘍疑い．AFP が 497 ng/mL と上昇．52歳，女性

- 膵はびまん性に腫大し，不均一な T1 低，FS-T2 高を示す．
- 内部に FS-T2 著明高信号域が多発する．

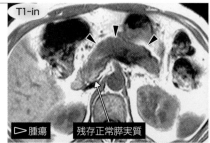
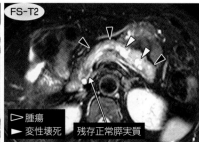

- 早期相で軽度の増強効果がみられるが，正常部ほど強くはない．後期相でも同様で，内部は不均一．
- 後期相で辺縁に薄く不均一な被膜様の造影増強部あり．
- FS-T2 著明高に相当する部分は造影増強効果認めず．

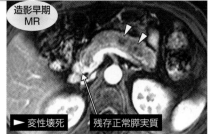
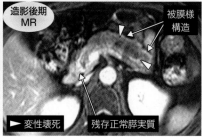

CT所見

- 造影CTでは，早期相で軽度の造影増強がみられる．正常部と比べると低濃度．
- 後期相では軽度の造影増強効果は遷延，正常部と比べやや低濃度．内部に不染域あり．

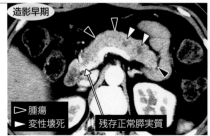
造影早期

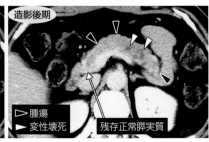
造影後期

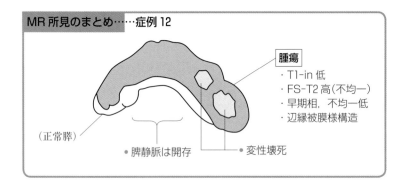
MR所見のまとめ……症例12

> [!NOTE]
> **Hepatoid carcinomaの一般的事項**[31]
> - 肝細胞への分化を示す癌で，胃をはじめとする消化管，肺，胆囊，腎，副腎，子宮，卵巣などあらゆる臓器から発生する．非常にまれに膵臓原発があり，Vater乳頭を含め膵のどの部位からでも発生する．
> - 好発年齢は中年で，平均年齢(53歳)は膵管癌よりも約15歳若いと報告されている．
> - 男女比はやや男性に多い．
> - 症状は，上腹部痛・背部痛，黄疸，吐き気・嘔吐，体重減少であるが，無症状で偶然発見されることも多い．
> - 腫瘍の悪性度は高く，予後不良である．
> - 病理学的に純粋型(腫瘍全体がhepatoid carcinoma)と混在型(PNETや膵管癌の成分が混在)に分類される．
> - 検査所見はAFP，PIVKA-IIが上昇することが特徴的である．

XI. 膵外原発癌の膵への転移と直接浸潤

　　膵外の原発性腫瘍から膵に転移して生じる転移性膵腫瘍はまれで，膵の悪性腫瘍のなかで約2％を占めるにすぎない[1)~3)]．すでに他部位に進行癌の既往があり，肝，副腎，リンパ節，骨などの転移を同時に認める場合は，転移性膵腫瘍の臨床診断は容易である[1)~7)]．しかし原発部位の症状がなく，膵に大きな転移巣を形成する場合には膵癌との鑑別を要する場合がある．また膵に直接浸潤をきたし大きな膵腫瘍を形成する場合や，主膵管や総胆管を閉塞・狭窄する場合にも膵癌との鑑別が問題になる．

　　この章では，膵への転移と直接浸潤について MR 所見の特徴を解説する．

◆ 頻　度
- 転移性膵腫瘍と直接浸潤を含めた二次性膵腫瘍は悪性腫瘍の剖検例の約15％に検出[1)]．

◆ 転移経路による分類
- 二次性膵腫瘍は，血行性や経リンパ性の遠隔転移と近接する膵外原発性腫瘍からの直接浸潤とに大別される．
- 経リンパ性，血行性，両者の混合性，直接浸潤がほぼ同等の頻度で，まれに腹膜播種性がある[1)]．

◆ 原発部位
- 胃癌がもっとも多く，肝外胆管癌と胆嚢癌，肺癌が続く[1)~4)]．
- Vater 乳頭癌では数は多くないが，高率に直接浸潤をきたす[1)]．
- ほかには乳癌，腎癌，肝癌，大腸癌，膀胱癌，卵巣癌，悪性黒色腫などがある[1)~3),8)]．

◆ 病理組織型
- 上皮性腫瘍では腺癌がもっとも多く，大細胞癌，小細胞癌，神経内分泌癌がある[1)]．
- 非上皮性腫瘍では，白血病がもっとも多く，悪性リンパ腫が続く．
- 未分化癌や神経内分泌癌では，肝外胆管癌や膀胱癌の頻度が高い．

転移性膵腫瘍の MR 所見

- 内部信号強度は，非特異的なパターンを示すことが多い[2),3),6),7)]．
  - T1 強調像（T1-in，FS-T1）で低信号，T2 強調像（FS-T2，BB-T2）で高信号．
  - 原発巣の性質と類似した特徴的な所見を呈すれば診断に有用．
- 造影：原発巣の造影パターンに類似することが多い．
  - 腎細胞癌，甲状腺癌：多血性のことが多い（鑑別：神経内分泌腫瘍など）．
  - 乳癌，肺癌，消化器癌：乏血性のことが多い（鑑別：膵管癌，悪性リンパ腫，自己免疫性膵炎など）．
- たとえ大きな腫瘍であっても膵管閉塞やこれに伴う閉塞性膵炎が起こりにくいとされるため，MRCP が膵癌との鑑別の一助となる．

特殊な転移性膵腫瘍：腎細胞癌

- 腎細胞癌の膵転移は，特殊な経過と特異的な MR 所見を呈する[5),7),8)]．
- 術後10年以上経って膵転移が発見される場合がある．
- 他の転移がなく，膵単独に転移をきたすことがある．腎細胞癌の手術既往が重要．
- 切除できた場合の予後は比較的良い．
- 腎細胞癌からの転移は，原発巣と同様に造影早期相で濃染するので膵癌との鑑別が可能である．このうち淡明細胞癌では細胞内に脂質を含むため field-echo 法の out-of-phase で信号抑制がみられ（すなわち微量の脂肪プロトンの存在），診断の決め手となる場合がある（ただし，神経内分泌腫瘍でも脂肪を含む場合がある）[5),7)]．

転移性膵腫瘍

- 限局型(孤発結節型,多発結節型)とびまん性腫大型に分類され,孤発結節型がもっとも多く,多発結節型,びまん性腫大型はそれぞれ10数%[1),2),4)].
- 肝,副腎,リンパ節,骨などへの転移を同時に認めることが多い.

> MR 診断のポイント
> ❶膵実質内の転移結節の検出:T1-in,DW
> ❷転移結節の性状:FS-T2,BB-T2,造影ダイナミック,ADC
> ❸腎癌からの転移の可能性:T1-in と T1-out の組み合わせ(微量の脂肪の検出)
>
> ・転移性膵腫瘍の T1-in と FS-T1 で明瞭な低信号を示す結節病変が多い[2),3),6),7)].
> ・DW では著明高信号を示し ADC も低値を示す.
> ・FS-T2 と BB-T2 では軽微から軽度の高信号を示すことが多い.
> ・FS-T2 と DW での高信号は浸潤性膵管癌とほぼ同様あるいは転移がやや強く明瞭である.
> ・造影ダイナミックは原発巣の造影パターンに類似することが多い.
> ・MPD の狭窄は浸潤性膵管癌と比べ無いか軽微のことが多いが,狭窄をきたせば閉塞性膵炎を合併する.
> ・T1-in と T1-out を比べ,T1-out で信号低下があれば腎癌(明細胞癌)の可能性が高い[5)].

症例1 肺癌,孤発性膵転移

【症例概要】多発肝腫瘍を指摘され精査,78歳,男性
膵体部の結節性腫瘍(孤発性膵転移)

・腫瘍は境界明瞭で,T1-in 低,BB-T2 軽度高を呈す.
・腫瘍よりも尾側の膵は,BB-T2 軽度高,T1-in 軽度低で,閉塞性膵炎.

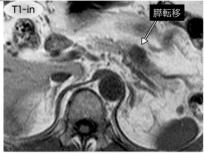
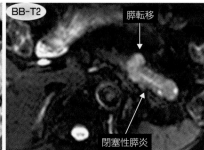

・孤発性膵転移は DW 著明高,ADC 低.
・腫瘍よりも尾側の閉塞性膵炎は,DW 高,ADC 軽度高.

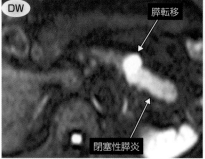
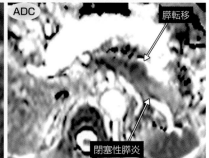

① 転移性膵腫瘍   179

- MRCPでは膵体部で主膵管の軽度の狭窄像を認めるが，尾側の主膵管の拡張は軽微．

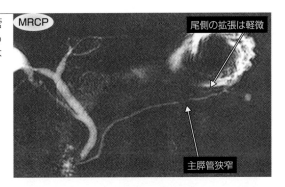

他部位への転移病変

- DWでは，多数の肝転移，左副腎転移が明瞭な高信号域として描出．

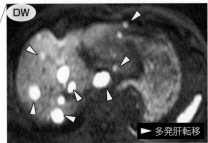
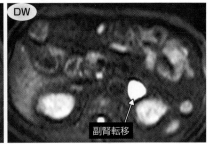

CT：原発部位の確認

- 胸部CTで，左肺門部に下葉気管支を取り囲む腫瘍あり．
- 下葉気管支内腔は狭小化している．
- 気管支鏡下の生検で原発性肺癌（小細胞癌）と判明．

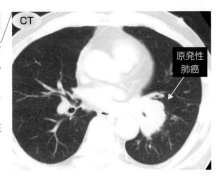

MR所見のまとめ……症例1

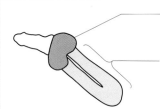

膵転移
- DWI 著明高，ADC 低，BB-T2 高，T1 低

閉塞性膵炎
- DWI，BB 高
- 主膵管拡張軽微

※最終診断・病理：肺小細胞癌（原発），多発性肝転移，膵転移，左副腎転移

NOTE

結節型の転移性膵癌の特徴

- 結節型の転移性膵癌は浸潤性膵管癌と類似の信号強度を示す．信号強度から膵癌と転移を鑑別するのは困難．
- 結節の境界は比較的明瞭．
- 主膵管の狭窄は膵管癌に比べ軽度のことが多い．
- 膵への血行性転移性腫瘍は，肝や肺に多数の転移巣を伴っていることが多い．

症例2 胆嚢癌，多発性膵転移

【症例概要】上腹部違和感，US で多発肝腫瘍と胆嚢腫瘍を指摘．67 歳，男性

- T1-in で胆嚢内腔は変形，高度の壁肥厚と腫瘤形成あり．近傍に肝十二指腸間膜リンパ節腫大，膵実質内に小さな結節病変が多発．肝には後区域に 2 cm 大の結節あり．
- これらの病変は T1-in 低，BB-T2 高，とくにリンパ節腫大は著明高．
- DW で胆嚢壁肥厚部，リンパ節腫大，膵の多発結節，肝結節は著明高．
- ADC ではこれらの病変は低値．リンパ節腫大は軽度の低値．
- 原発性胆嚢癌：乏血性で早期相では低信号，後期相で不均一に軽度の造影増強あり．
- 多発性膵転移：早期相では低信号で，造影増強効果が乏しい．後期相で周囲正常実質と等信号．原発巣の胆嚢癌と類似の造影増強パターン．
- 肝転移，リンパ節転移も原発巣と類似の造影増強．

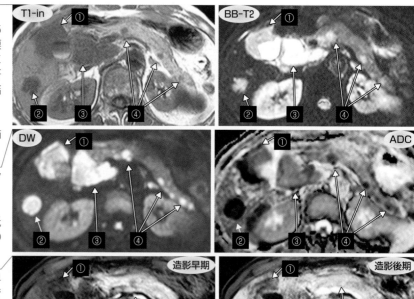

① 胆嚢癌
② 肝転移
③ リンパ節転移
④ 膵転移

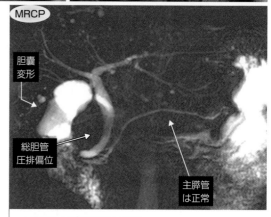

- MRCP で主膵管は正常．
- 総胆管は下部で，リンパ節腫大による円弧状の圧排偏位あり．

① 転移性膵腫瘍

MR所見のまとめ……症例2

- ①胆嚢癌
- ②肝転移
- ③リンパ節転移
- ④多発膵転移
  ・DW著明高，ADC低
  ・T1-in低
  ・BB-T2高

※最終診断・病理：原発性胆嚢癌，リンパ節・肝・膵転移

症例3　腎細胞癌，孤発性膵転移

【症例概要】 上腕皮下腫瘤を触知．USにて腎腫瘍を指摘．71歳，女性

- ・膵頭部に4cm大の結節性腫瘤：辺縁くぼみ(notch)あり．内部信号は不均一．
- ・T1-in軽度低信号だが，粒状の軽度の高信号域が混在．
- ・FS-T2では軽度の高信号，中央に不整な著明高信号域（変性壊死部）あり．

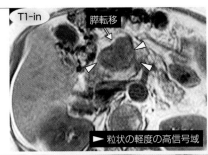
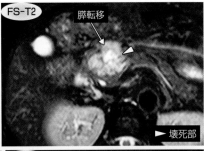

- ・右腎下半部に巨大な腎腫瘍．
- ・T1-inで内部は不均一で，軽度の高信号部を含む．
- ・FS-T2では全体に軽度の高信号で，内部に著明な高信号域の大きな壊死部あり．
- ・膵体尾部には主膵管拡張や閉塞性膵炎はみられない．

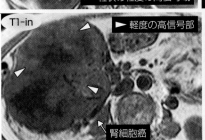
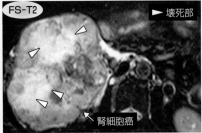

- ・腎癌には著明な増強効果がみられる．
- ・膵転移の増強効果はやや弱い．
- ・両者とも内部には不整な壊死部（低信号）を認める．

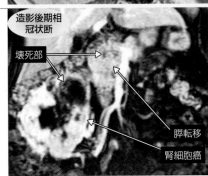

MR所見のまとめ……症例3

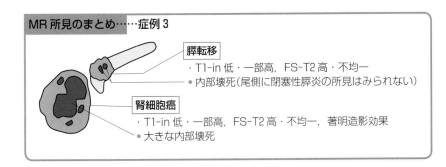

- 膵転移
  ・T1-in低・一部高，FS-T2高・不均一
  ・内部壊死（尾側に閉塞性膵炎の所見はみられない）
- 腎細胞癌
  ・T1-in低・一部高，FS-T2高・不均一，著明造影効果
  ・大きな内部壊死

2 膵周囲悪性腫瘍からの直接浸潤

- 膵実質へ直接浸潤をきたす原発巣は胃癌，肝外胆管癌や胆嚢癌が多い[1〜3),7),8)]．膵周囲リンパ節を経由する場合もある．また十二指腸癌や総胆管癌は膵実質に隣接しているので膵に容易に直接浸潤し，膵頭部癌との鑑別が困難なことも少なくない．
- 直接浸潤が主膵管や胆管に閉塞・狭窄をきたし，原発性膵癌と類似の所見を呈することがある．

 MR 診断のポイント
1. 膵実質への直接浸潤と原発巣–リンパ節転移との連続性：T1-in，FS-T2
2. 腫瘍の浸潤範囲：DW，CE-FS-T1
3. 主膵管，総胆管の狭窄，拡張：MRCP，Heavy T2

- びまん浸潤型の膵転移は，T1-in や FS-T2 で信号異常が検出できないことがある．DW 高信号の程度も軽度．
- 主膵管や総胆管の狭窄をきたすが，AIP 類似の狭細型．
- 腫大部の近傍では，後腹膜リンパ節転移や神経叢浸潤がみられることもある．

症例 4　胃癌リンパ節転移からの直接浸潤（びまん性腫大型）

【症例概要】スキルス胃癌の進展度チェックのため MR 検査，56 歳，男性

- MRCP で胃の内腔は変形，胃壁の壁肥厚あり．
- 主膵管は膵体部で長い範囲の狭窄がみられ，尾側の主膵管には軽度の拡張がみられる．
- Heavy T2 で，膵体部はびまん性に腫大し，主膵管は狭細化している．

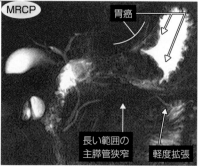
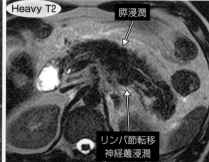

- 膵体部の腫大部は T1-in では境界不明瞭な軽微な低信号域．背側の後腹膜に突出がみられる．
- 造影 FS-T1 で腫大部は比較的均一な造影増強効果を認める．

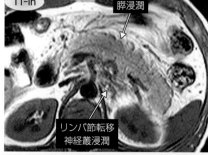
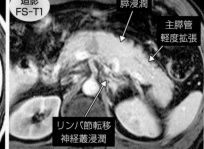

- FS-T2 では，腫大部は中等度信号で，正常部と比べ軽度の高信号．内部の分葉構造は消失．背側への突出も中等度信号．
- BB-T2 では腫大部は均一な軽度高信号で境界不明瞭．背側への突出も軽度高信号．

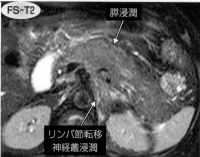
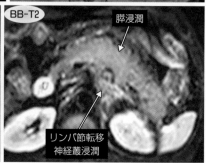

②膵周囲悪性腫瘍からの直接浸潤　183

- 膵体部の腫大部は，DW 軽度高，ADC 軽度低値で，背側への突出も類似の信号強度．
- 後腹膜の神経叢浸潤部は網状の DW 軽度高信号，ADC で軽度低値．

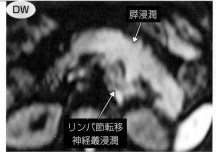
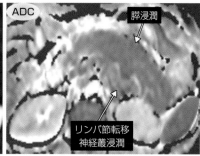

原発部位の確認 MR 画像

- 胃内視鏡検査ではスキルス胃癌の診断であった．

- 胃噴門部から胃体部小弯側にかけて不均一な壁肥厚がみられ，小弯側のリンパ節腫大と一塊．
- 病変の信号強度は T1-in 低，FS-T2 不均一な中等度〜軽度高．

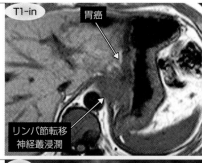
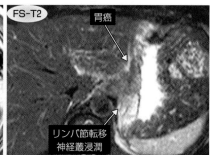

- 病変の信号強度は DW 著明高，造影で強い増強効果．

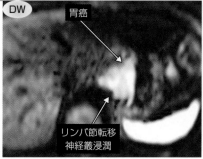
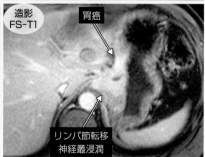

MR 所見のまとめ……症例 4

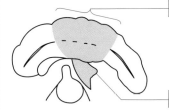

スキルス胃癌膵浸潤
- T1-in 軽度低，DW 軽度高
- 主膵管狭細化

膵外浸潤
- リンパ節転移
- 神経叢浸潤

※最終診断・病理：スキルス胃癌（印環細胞型），多発リンパ節転移，神経叢浸潤，直接膵浸潤（びまん浸潤型）

■ 総胆管癌からの浸潤

- 膵浸潤を伴う下部胆管癌は，胆管狭窄を伴う膵頭部癌に類似することがある．MRCP での鑑別点は，胆管癌は胆管上皮由来であるため総胆管の管腔内に不整隆起を伴う狭窄像や閉塞を示すことが多い．
- 一方，膵癌では締め付けによる狭窄像を示すことが多いが胆管内腔への浸潤のあるときは胆管癌と同様の所見を示し，MRCP のみでは鑑別が困難なことがある．

> **MR 診断のポイント**
> ● 総胆管の狭窄や閉塞部：MRCP と Heavy T2
> ・狭窄部の壁は不整で，断端は杯状，カニ爪状，アップルコア状の隆起（オーバーハング）を伴う狭窄像を呈する．
> ・総胆管癌は通常 DW 高信号，T1-in と FS-T1 で低信号．

症例 5 総胆管癌，膵浸潤

【症例概要】 肝機能異常のため MR 検査，73 歳，男性

- MRCP で下部総胆管に閉塞がみられ，上部胆管は拡張．主膵管には狭窄認めず．
- Heavy T2 で総胆管閉塞部の断端は杯状で，総胆管内腔の腫瘍を示す．その上部の総胆管には結石数個あり．

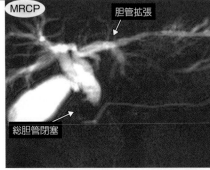
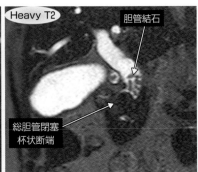

- 総胆管癌は T1-in で低信号，FS-T2 で中等度信号で，正常膵実質と比べ軽度の高信号．

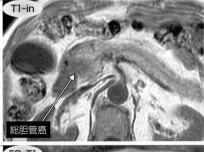
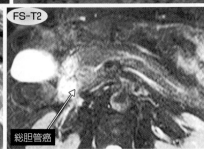

- 総胆管癌は FS-T1 で低信号で膵実質との境界は不整．造影で正常膵実質と等信号．

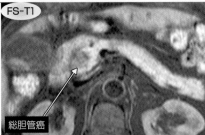
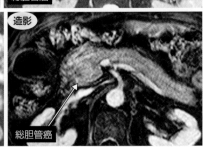

- 総胆管癌は DW 高信号，ADC 低値．

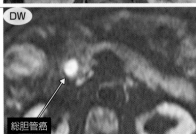
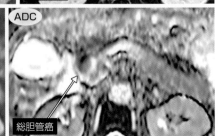

② 膵周囲悪性腫瘍からの直接浸潤　　総胆管癌からの浸潤　185

MR所見のまとめ……症例5

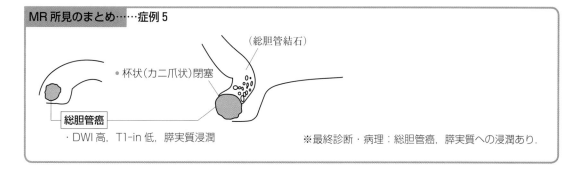

- DWI 高，T1-in 低，膵実質浸潤

※最終診断・病理：総胆管癌，膵実質への浸潤あり．

MR画像スペクトラム：総胆管癌，膵浸潤

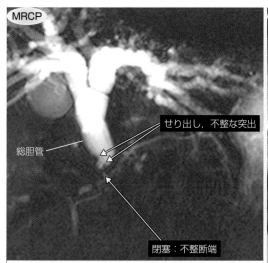

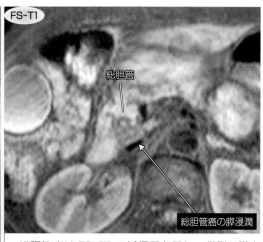

- MRCPで下部総胆管に閉塞がみられ，上部胆管は拡張．
- 総胆管閉塞部の断端は不整形で先細り状を示し，腫瘍の辺縁部では内腔突出（オーバーハング）がみられる．
- 主膵管には狭窄認めず．

- 総胆管癌はFS-T1で低信号を示し，背側の膵実質へ広範に浸潤している．

MR所見のまとめ……MR画像スペクトラム

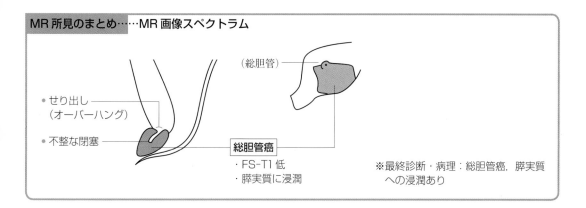

- せり出し（オーバーハング）
- 不整な閉塞

総胆管癌
- FS-T1 低
- 膵実質に浸潤

※最終診断・病理：総胆管癌，膵実質への浸潤あり

XII. 膵悪性リンパ腫

膵の悪性リンパ腫はまれな疾患で,膵腫瘍のうち0.5%以下が膵の悪性リンパ腫であった[1)~3)].一般的に非ホジキンリンパ腫の25%以上はリンパ節外臓器から発生し,そのうちの約30%に膵に病変を認める.膵が原発と考えられる悪性リンパ腫はきわめてまれで,病理学的には,膵実質から発生するもの,膵内リンパ節あるいは膵周囲のリンパ節から発生するものが含まれる[1)].膵悪性リンパ腫は膵癌と比べ長期生存の期待ができ,治療法は抗がん剤や生物学的製剤を用いた薬物治療が中心となる[4), 5)].

MRでは,その特徴的所見から膵腫瘍が悪性リンパ腫である可能性を指摘することは容易で,悪性リンパ腫の確定診断や治療の選択に重要な役割を果たす[6)~8)].

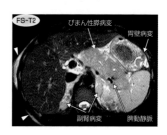

〈一般的事項〉

◆疫 学
- 膵悪性リンパ腫はまれな疾患.
- 中高年の男性に好発.男女比は7:1で圧倒的に男性に多い[5)].
- B細胞性非ホジキンリンパ腫がもっとも多い.
- 原発性と二次性に分類[1)]
  ・膵原発悪性リンパ腫は主要病変が膵実質に局在しリンパ節病変を伴っても膵周囲に限局するものと定義される.リンパ節外臓器発生のリンパ腫のうち2%以下.
  ・二次性膵悪性リンパ腫は膵以外の部位(臓器やリンパ節)にリンパ腫病変があり,膵にもリンパ腫病変を認めるもの.非ホジキンリンパ腫の約30%に膵に病変を認め,二次性膵悪性リンパ腫に分類される[3)].

◆臨床症状,血液検査所見[1), 5)]
- 症状は,腹痛,腹部腫瘤,体重減少の順に多く,黄疸,急性膵炎,小腸イレウス,下痢などもみられる.
- 悪性リンパ腫に特徴的な,発熱,悪寒,盗汗などの全身症状は少ない.
- 膵頭部で総胆管閉塞を生じれば閉塞性黄疸.
- 血液検査所見では,LDHやβ₂ microglobulin, sIL-2Rの上昇あり.CA19-9は正常か軽度の上昇のことが多い.

◆形態学的分類[8)]
- 限局型とびまん浸潤型に分類される.
- 限局型ではリンパ腫病変は限局性で境界明瞭な腫瘤を形成する.
- びまん浸潤型では,病変部はびまん性に腫大し,正常実質は腫瘍に置換される.

◆治療・予後
- 膵悪性リンパ腫の予後は膵癌と比べて良く,抗がん剤や生物学的製剤を用いた薬物治療により,長期生存の期待ができる.

〈MR以外の画像診断〉

◆CT[1)]
- 膵臓あるいは膵周囲のリンパ節と一塊となった大きな充実性の腫瘤.
- 内部濃度は均一で,サイズが大きくても内部に変性や壊死は少ない.
- 二次性では膵外リンパ節は腫大することが多い.原発性では膵周囲リンパ節の腫大がみられないこともある.
- 造影CTでは,膵および膵周囲の主要な血管が

腫瘍に巻き込まれる場合に，それらの血管が腫瘍の内部を貫通する所見がみられる．主動脈（総肝動脈，胃十二指腸動脈）には平滑な狭窄を認めるが閉塞像はなく，脾静脈や門脈に広く接するものでもこれらの狭窄や閉塞はみられない．

◆FDG-PET

- 病変部に一致してFDGの非常に強い集積．
- 膵外の病変も同時に多数検出でき，原発性や二次性の判定，病変の分布を知るうえで有用．
- 生検部位の決定に有用．

〈鑑別診断〉

◆自己免疫性膵炎(AIP)

- 悪性リンパ腫とMR所見が酷似．原発性膵リンパ腫とは画像診断のみでは鑑別が困難であるが，AIPに特徴的な所見を検出することで鑑別の確度が高まる．
- 病変の形態，信号強度特性，主膵管の狭細化などは両者に共通の所見．
- 特徴的な被膜様構造や膵管・総胆管壁の造影増強が認められればAIPの可能性が高い．
- 合併病変（顎下腺，耳下腺などの唾液腺の慢性硬化性唾液腺炎や，総胆管の壁肥厚や硬化性胆管炎）などの併存があればAIPの可能性が高い．
- 血中IgGやIgG4が高いことも鑑別点．

◆膵神経内分泌腫瘍(PNET)

- 信号強度：PNETと悪性リンパ腫はともにDW著明高を呈し類似した信号強度であるが，PNETがFS-T2，BB-T2で明瞭な高信号を呈するのに対し，悪性リンパ腫は中等度信号を呈することが鑑別点．
- 造影MRあるいはCTでの所見が大きな鑑別点で早期相で濃染する場合は膵神経内分泌腫瘍の可能性が高い．

◆膵臓への転移(腎細胞癌，胃癌や肺癌)

- 膵への転移巣は膵外の原発巣と同様の画像所見を呈するので，既往歴の確認や原発巣の検索が必要．

◆浸潤性膵管癌

- 信号強度：膵癌と悪性リンパ腫では信号強度が異なる．悪性リンパ腫は脾臓の信号強度に類似し，T2中等度，DW著明高信号，ADC著明低値が特徴的である．
- 内部の均一性：悪性リンパ腫は腫瘍の大きさに比べ，内部の信号強度が非常に均一であることも膵癌との大きな鑑別点である．
- 主膵管の狭窄：膵癌で強い狭窄や閉塞がみられるのに対し，悪性リンパ腫では狭窄の程度は軽度で，腫瘍内部に一部残存膵管が認められることもある．また，膵に広範な悪性リンパ腫病変を伴う場合は膵管の狭窄・狭細像が多発することもある．
- 血管の侵襲：膵癌と比べて血管の狭窄や閉塞は，悪性リンパ腫で軽度である．また，悪性リンパ腫では腫瘍内を貫通する血管像がみられ，血管の狭窄はみられても開存していることが多い．

膵悪性リンパ腫の MR 所見

MR 診断のポイント
❶ 主膵管の狭窄と拡張：MRCP, Heavy T2
❷ 病変の検出と範囲：T1-in, FS-T1
❸ 病変の信号強度の評価：FS-T2, BB-T2, DW, ADC

- 病変の局在：限局性とびまん性に分類．
- 病変の辺縁・境界：辺縁は膨隆し，腫瘤形成型では境界は比較的平滑で明瞭．
- 病変の内部性状：内部はほぼ均一で，明らかな変性や壊死の所見は通常認めない．
- 病変の検出と範囲：病変部の検出と範囲の同定は T1-in と FS-T1 で低信号部を探す．
- 病変の特徴：悪性リンパ腫の特徴的な信号強度は，すべての MR 画像で脾臓とほぼ同等の信号強度である．すなわち，FS-T2 と BB-T2 では中等度信号で正常部膵実質と比べ軽度の高信号，DW では著明高信号，ADC は著明低値を呈する．
- 病変部の膵胆管：MRCP では病変部の主膵管は狭窄．狭窄は多発することもある．腫瘍内であっても主膵管の狭窄と軽度の拡張が共存することもある．また分枝膵管の軽度拡張も腫瘍内に共存することがある．
  膵頭部に存在するものでは総胆管の狭窄を伴う．
- 病変部を貫通する主要血管：FS-T2，BB-T2，DW では，主要な血管が腫瘍の内部を貫通する所見がみられる．主動脈，脾静脈や門脈に広く接するものでもこれらの狭窄や閉塞はみられない．

MR 診断ポイントのまとめ

▶ 膵悪性リンパ腫

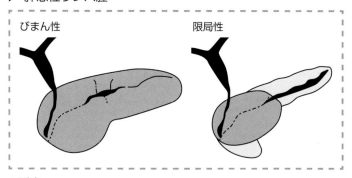

*腫瘍
  ・特徴的な信号強度は，FS-T2均一な中等度，DW著明高，ADC著明低値（脾臓とほぼ同等の信号強度）．
  ・内部は均一．
  ・辺縁は比較的平滑．
*主膵管
  ・狭窄と拡張の共存．
*総胆管
  ・腫瘍部で平滑な狭窄，上流の拡張．
*主要血管
  ・病変部を貫通する．
*膵外病変（リンパ節腫大，他臓器病変など）にも注意

XII. 膵悪性リンパ腫

原発性膵悪性リンパ腫

症例1 びまん性大細胞性 B 細胞リンパ腫

【症例概要】症状はないが検診の胸部 CT で膵尾部の異常を指摘，74歳，男性

- 膵尾部の腫瘤（リンパ腫）は T1-in と FS-T2 で脾と同等の信号強度．尾側には主膵管の軽度の拡張を伴う随伴性膵炎を合併している．

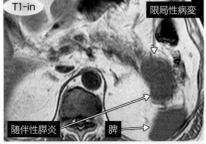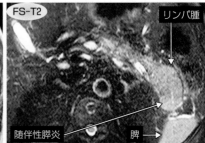

- 膵尾部の腫瘤（リンパ腫）は DW で著明高，ADC 低値である．尾側の随伴性膵炎は DW 高信号だがリンパ腫病変と比べ軽度低信号で，ADC も低値だがリンパ腫病変と比べ軽度高値．
- 多数の膵周囲のリンパ節腫大あり．

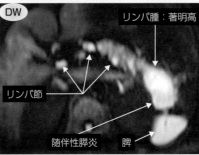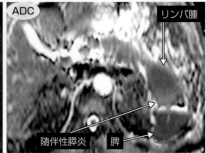

- リンパ腫：SUV（早期相 10.49，遅延相 11.19）．
- 尾側の随伴性膵炎部：FDG 集積増加は軽度．
- 脾には異常集積認めず．

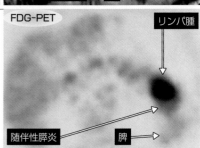

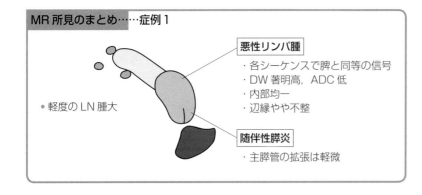

MR 所見のまとめ……症例1

悪性リンパ腫
- 各シーケンスで脾と同等の信号
- DW 著明高，ADC 低
- 内部均一
- 辺縁やや不整

随伴性膵炎
- 主膵管の拡張は軽微

・軽度の LN 腫大

症例2 びまん性大細胞性B細胞リンパ腫

【症例概要】 黄疸，US検査で膵頭部腫瘍を指摘．78歳，男性
膵頭部全体を占拠する大きな腫瘤（悪性リンパ腫）．

- 膵頭部の腫瘍は，T1-in，FS-T1で軽度の低信号域，内部は均一．

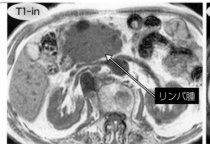 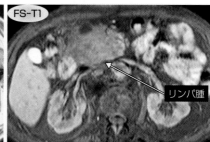

- 腫瘍はFS-T2，BB-T2で均一な軽度低～中等度．
- 内部には主膵管と総胆管の高信号を認める．
- SMA，SMVも腫瘍内部で開存．
- 腫瘍の腹側辺縁に小嚢胞あり．

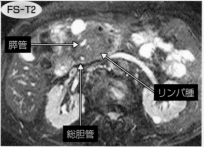 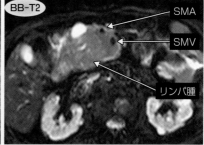

- 腫瘍はDWで著明高，ADCで著明低値．内部には膵胆管（主膵管と総胆管）と主要血管（SMA，SMV）の開存を認める．

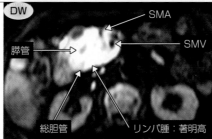 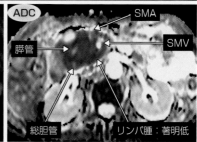

- SMA，SMVは腫瘍に取り囲まれているが，閉塞なく開存．総肝動脈も腫瘍内部を長く走行し貫通している．
- 腫瘍は均一な軽微の造影増強．

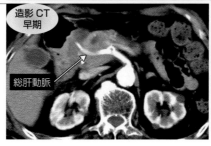 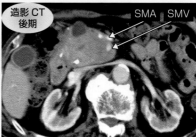

XII. 膵悪性リンパ腫

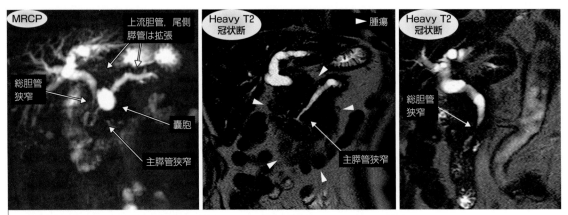

・MRCP, Heavy T2では膵頭部の腫瘤内で,主膵管の狭窄と軽度の拡張が共存し,尾側では拡張している.総胆管も同様に腫瘤内で狭窄と拡張が共存している.

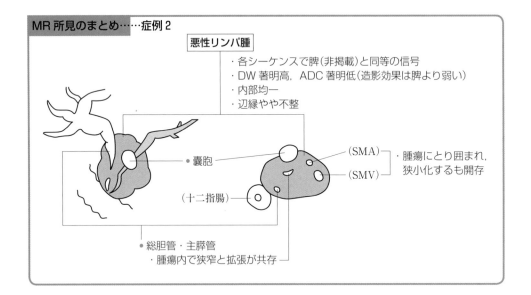

FDG-PET所見

・膵頭部腫瘤に一致してFDGの高集積(SUV 早期相 6.44,遅延相 7.21).
・全身では,傍大動脈などのリンパ節や肝など,他臓器には明らかな異常集積を認めない.
・脾には腫大なく,明らかな異常集積は認めない.

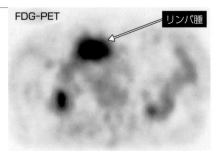

二次性膵悪性リンパ腫

- 原発性と二次性の鑑別は膵あるいは膵周囲以外に病変が分布しているかによって決定する．
- リンパ腫病変の検索には DW がもっとも鋭敏な MR 画像．

> **MR 診断のポイント**
> ●膵外の高信号病変の有無（原発性か二次性か）：DW
> ・二次性の膵悪性リンパ腫の信号強度は原発性と同様．

症例3 NK/T 細胞リンパ腫

【症例概要】多発性の皮疹発赤と吐血．経過：胃内視鏡で粘膜の発赤や潰瘍を認めた．37 歳，男性

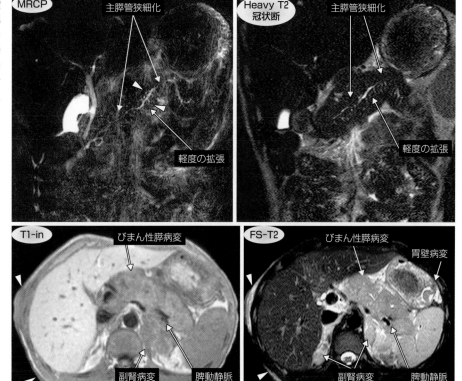

- MRCP，Heavy T2 では膵頭部から尾部にかけて主膵管は多発性の狭窄と軽度の拡張の共存を認める．軽度拡張した分枝膵管(▷)もみられる．

- 膵実質はびまん性に腫大し，病変内部の信号強度は均一で，脾臓と比べほぼ同等の T1-in 低信号，FS-T2 中等度信号を示す．
- 副腎の腫大もみられ，T1-in と FS-T2 では，膵病変と同等の信号強度．
- 皮膚病変(▷)：右側腹部と背部に皮膚の帯状の膨隆あり．膵病変と比べ T1-in は同等で，FS-T2 高信号．
- 胃壁病変：胃壁大弯にも，限局性肥厚がみられ，膵病変と同等の信号強度．
- 膵背側の脾動脈-静脈は膵リンパ腫に一部が巻き込まれているが，開存している．

- 膵実質はびまん性に腫大.
- 病変内部の信号強度は均一で，脾臓と比べほぼ同等のDW著明高，ADC著明低値.
- 膵以外に副腎の腫大，皮膚病変，胃壁病変もDW高，ADC低.

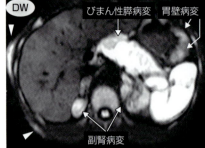
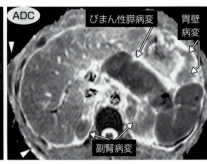

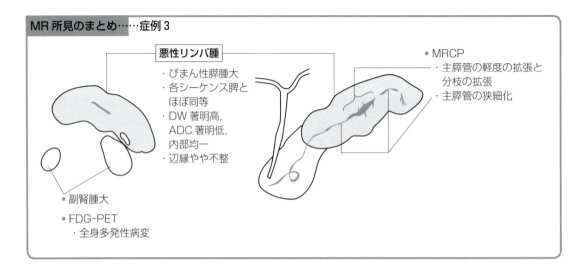

CT 所見

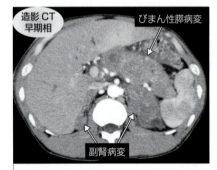

- びまん性の膵腫大（リンパ腫）の造影増強は軽微で比較的均一.
- 両側副腎も高度に腫大.
- 脾には結節病変が多発しているようにみえるが，正常の造影増強像である.

FDG-PET 所見

- FDG-PET 検査は，悪性リンパ腫病変の分布，広がりの検索に有用.

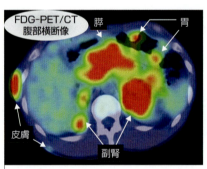

- 膵病変，皮膚，リンパ節，胃，脾，両側副腎に高度の集積あり.

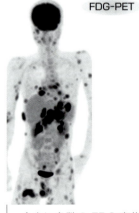

- 全身に多数のFDG高集積病変.
- 皮膚，筋肉，リンパ節，心膜，肺，胃，脾，両側副腎，右精巣に高集積あり．悪性リンパ腫の病変が全身多発性に分布している.

XIII. 膵周囲腫瘍

膵周囲の後腹膜軟部組織には，神経系やリンパ系が含まれ，さまざまな腫瘍が発生する[1)~6)]．後腹膜や副腎の神経原性腫瘍は，内部に囊胞変性や出血を生じ，CTやMRIで膵発生の囊胞腺癌やsolid pseudopapillary tumor，膵島細胞腫などと類似の像を示すことがある．十二指腸，胃，脾，副腎，リンパ節などの膵近傍の臓器から発生する腫瘍は膵腫瘍との鑑別が困難なことがある．

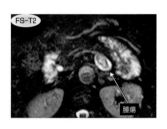

MRでは，さまざまな方向の撮像が可能で膵との連続性や膵との間の脂肪層の有無を確認でき，膵の周囲組織由来であることを的確に診断することができる．また，内部性状を詳細に解析することで，腫瘍の種類を類推することができる．

〈神経原性腫瘍〉
- 神経原性腫瘍は，交感神経-副交感神経の傍神経節由来（褐色細胞腫と傍神経節腫），交感神経節由来（神経節腫，神経芽細胞腫，神経節芽細胞腫），末梢神経由来（神経鞘腫，神経線維腫）に大別される（表1）[1),2)]．褐色細胞腫や傍神経節腫は，カテコールアミン放出による症状を引き起こす場合があり臨床上重要である．

◆褐色細胞腫(pheochromocytoma)の一般的事項[1)]
- 副腎髄質や傍交感神経節のクロマフィン細胞から発生するカテコラミンを産生する腫瘍．
- ほとんどが副腎に発生．約10%は副腎外（大動脈傍神経節，Zuckerkandl小体，膀胱，頸部，胸部など）に生じ傍神経節腫(paraganglioma)という．
- 両側性副腎，多発性，悪性，家族性，小児発生などもそれぞれ約10%存在する．
- multiple endocrine neoplasm(MEN) syndrome, von Hippel-Lindau syndrome, neurofibromatosis type 1に伴うことがある．
- 症　状：持続性あるいは発作性の高血圧，頭痛，発汗，動悸．臨床症状を示すものの多くは3cm以上のサイズ．
- 組織学的には良悪性の診断は困難で，再発や転移の有無などの臨床経過が重要である．
- 転移はリンパ節，骨，肝，肺などに多い．
- 外科的手術，生検，血管造影検査や経カテーテル腫瘍動脈塞栓術などの外的操作により一度に大量のカテコラミンが放出され，緊急性の高血圧性発作や急性肺水腫を引き起こすことがある．
- 膵周囲腫瘍で，傍神経節腫や褐色細胞腫の可能性が考えられる場合には，尿中，血中カテコラミン測定だけでなく，MIBGシンチグラフィーで腫瘍の機能的診断を行うべきである．

◆末梢神経系腫瘍の一般的事項[2)]
- 末梢神経系腫瘍には神経鞘腫(neurinoma, schwannoma)と神経線維腫(neurofibroma)があり，良性末梢神経鞘腫瘍(benign peripheral nerve sheath tumor；BPNST)と総称されている．
- 全身の末梢神経の分布する部位のどこにでも発生する．後腹膜では傍椎体部や腎周囲，仙骨前などに発生することが多い．
  ・神経鞘腫：比較的大きな神経の神経鞘内に発生し，四肢，頭頸部，後縦隔，後腹膜，脊髄神経根などに好発．神経から偏心性に発育し，被膜を有す．細胞密度の高いAntoni A領域と細胞成分が少なく粘液基質に富むAntoni B領域からなる．囊胞変性，出血を生じやすく，石灰化，ヒアリン変性，線維化など

表1　神経原性腫瘍の MR 所見

発生部位	傍神経節 　副交感神経系(頸動脈小体) 　交感神経系(Zuckerkandl を含む後腹膜, 膀 　　胱, 腎)		交感神経節	末梢神経
腫　瘍	傍神経節腫(副腎外で発生した褐色細胞腫)		神経節細胞腫	神経鞘腫 神経線維腫
内　部	不均一, 囊胞形成		不均一, 隔壁様構造	不均一, 同心円構造
	実質	囊胞		
T1-in	低	中〜高	低	著明低
FS-T1	中等度	中〜高	低	低
FS-T2	高	著明高	著明高	高〜著明高 (ターゲットサイン)
造影効果	高度	無	軽微	軽微と中等度

〔文献1), 2)を参考に作成〕

　も伴う.
- ・神経線維腫：皮膚や皮下の小さな末梢神経に好発するが, 深部にも認められる. 神経を中心に紡錘形に発育し, 腫瘍内に神経を含有する. 被膜を有さないことが多い. 腫瘍細胞, 線維組織, 粘液変性などを含む. 神経線維腫症1型では多発性, 蔓状型が特徴的.
- ・腫瘍サイズが5cmを超える大きさでは悪性であることもまれではない.

◆悪性末梢神経鞘腫瘍(MPNST)の一般的事項

- 画像のみでは良性末梢神経鞘腫瘍(BPNST)と鑑別困難なことが多い.
- 壊死や出血などを伴い内部が不均一な場合, 周囲との境界が不明瞭な場合, 非常に強い造影効果, FDG-PET で強い集積を示す場合, 大きさが5cm以上の場合などは, 悪性の可能性がある.
- 臨床的には, 神経線維腫症1型(NF1)や放射線治療歴, 神経症状を伴う場合, 急速に増大する場合も悪性を疑う.

〈リンパ節腫大〉

- 膵周囲リンパ節腫大は, 膵周囲腫瘍のなかで

もっとも頻度が高い. その多くは胃癌, 胆道癌, 膵癌からの転移である. 次いで悪性リンパ腫と Castleman 病が挙がる. 良性のリンパ節腫大としては, 慢性ウイルス性肝炎に伴う反応性腫大がもっとも高頻度である. 結核性リンパ節炎もまれではない.

◆Castleman 病の一般的事項(表2)[3),4)]

- 限局性あるいは多発性にリンパ節腫脹をきたす原因不明のリンパ性増殖性疾患.
- 硝子化を伴った血管増生の強い hyaline-vascular type(H-V type)と, 形質細胞増生の強い plasma cell type(P-C type), これらの混合型に分類. H-V type が高頻度(90%).
- 腫大するリンパ節の分布によって, 限局型(unicentric form)と多中心型(multicentric form)に分類. 多中心型のほとんどが, 形質細胞型.
- human herpesvirus 8(HHV-8)関連の Castleman 病が提唱されており, HIV 感染などの免疫不全患者に生じ予後不良. また悪性腫瘍(Kaposi 肉腫, 悪性リンパ腫)の合併頻度が高い. POEMS 症候群とも関連する.

表2 Castleman 病の特徴

組織型	Hyaline-vascular type (ヒアリン血管型)	Plasma cell type (形質細胞型)
リンパ節腫大	多くは限局型(孤立性腫瘤)	多くは多中心型(全身型),限局型もあり
病変部位 臨床所見	・頸部,縦隔,後腹膜,腸間膜,腋窩,鼠径部など(縦隔や頸部に好発し,膵周囲を含む後腹膜や腸間膜などの腹部に発生する頻度は2～10%と低い) ・無症状例が多い ・検査値異常なし	(全身型) ・全身性リンパ節腫大 ・肝脾腫,リンパ球性間質性肺炎 ・全身症状(発熱,体重減少など) ・貧血,炎症反応高値,高γグロブリン血症,低アルブミン血症,IL-6高値
好　発	若年成人に多い	高齢者に多い
治　療	限局型:局所の摘除術	ステロイド,免疫抑制薬,分子標的薬(抗IL-6レセプター抗体)による治療が試みられる

〔文献3),4)から作成〕

◆腹部リンパ節結核の一般的事項[5),6)]

- 発症形式:初感染に引き続く一次結核症,初感染消退後かなりの時間経過して発症する二次結核症,腸結核に伴う腸間膜リンパ節などのほか,AIDSなどの免疫不全状態で発症する.
- 先行する肺・消化管病変が確認できないことも少なくない.
- リンパ節腫大は,あらゆる部位に多発性に生じうる.胸部外のリンパ節結核は頸部に多いが,腹部にもまれではない.腸間膜,膵周囲,肝十二指腸間膜,肝門部などに比較的多い.脾門部,腹部大動脈周囲,大網などにもみられる.
- 症状は,無症状から腹痛や発熱,閉塞性黄疸など.
- 典型的な腹部リンパ節結核では,その病変の中心部に乾酪壊死を伴う.壊死は小さなものから,多房性に融合傾向を示すものまでさまざ

ま.造影CTでは,乾酪壊死部は造影されない低吸収値を示し,辺縁は造影される(リング状,多房様濃染).
- 確定診断にはEUSガイド下や腹腔鏡下の生検が有用.

〈後腹膜奇形腫〉

- 後腹膜腫瘍の1～11%.
- 10歳以下の小児に多く,成人例はまれ.
- 内容物は多彩で,上皮成分,成熟脂肪組織,骨,軟骨,神経組織などを含む.

〈膵隣接臓器発生の腫瘍〉(XI章2項参照)

- 胃や十二指腸の粘膜下腫瘍,副腎腫瘍,脾臓腫瘍なども膵と隣接する場合,膵腫瘍との鑑別が問題になる.さまざまな方向の撮像で,膵との連続性や膵との間の脂肪層の有無を確認する.
- CTAやMRAで栄養血管が同定でき,由来臓器を類推することができる.

1 神経原性腫瘍

1 褐色細胞腫

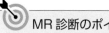

MR 診断のポイント

❶ 褐色細胞腫は膵神経内分泌腫瘍 NET と同様の信号強度の特徴を有す.

- FS-T2 高信号,BB-T2 著明高
- DW 著明高
- FS-T1 中等度(腎皮質と同等)
- 造影で多血性,遷延性の造影増強

❷ 褐色細胞腫は高頻度に出血変性,壊死を伴う.

- 囊胞を伴う充実性腫瘍
- 血性の内容液:FS-T1 中等度〜高信号,DW 辺縁部低信号 rim,ADC 中央部やや低値
- FS-T2(Heavy T2)で液層形成

症例1 褐色細胞腫(副腎外) 【症例概要】数年前より高血圧にて治療中.検診にて後腹膜腫瘍を指摘,47 歳,男性

- MRCP で膵尾部近傍に高信号の多房性囊胞性腫瘍を認める.主膵管には圧排や狭窄を認めず.
- 腫瘍は FS-T2 で厚い壁と隔壁を有す境界明瞭な多房性腫瘤.腫瘍の壁や隔壁は,軽度高信号,囊胞内の内容液は隔壁部に比べ,高信号を示す.

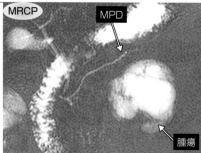
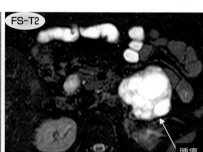

- 膵尾部近傍の多房性腫瘤の壁や隔壁は,T1-in や FS-T1 で腎皮質と同等の中等度で,囊胞内の内容液は隔壁部に比べ,T1-in で軽度低〜等,FS-T1 等〜軽微な低を示す.

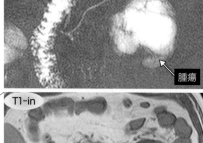
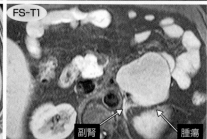

- 腫瘍の壁や隔壁は DW 著明高,ADC 低値.
- 大きな囊胞の内容液は DW で中央部は軽度高,辺縁低信号 rim,ADC では中央部が軽度低値,辺縁に高値 rim を示す.血性あるいは粘稠な液体を示唆.
- 他の小さな囊胞も同様の所見.

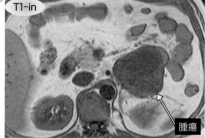
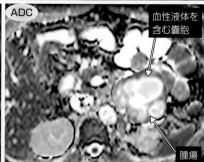

- 腫瘍の壁や隔壁は,造影早期相では膵や腎皮質と同等の強い早期の造影増強を示し,後期相でも強く造影され,造影増強は遷延性.
- 造影されない大小の類円形の囊胞域を多数含む.

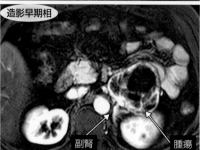
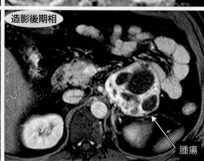

① 神経原性腫瘍　1 褐色細胞腫

膵外病変であること/褐色細胞腫であることの確認

- T1-in 斜冠状断で膵実質と腫瘍の間に脂肪織（高信号帯）がある．膵実質との連続性はみられない．
- I-123 MIBG シンチグラフィーで腫瘍に高集積がみられる．

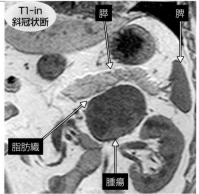
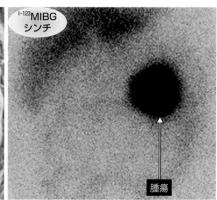

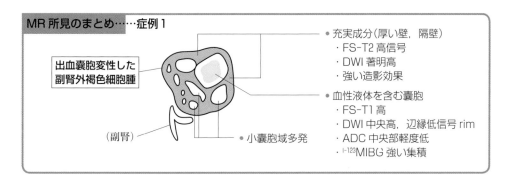

MR 画像スペクトラム

【症例概要】液面形成を伴う囊胞変性をきたした傍神経節腫，79 歳，男性
　　　　　　後腹膜傍神経節腫：腫瘍内部に大きな囊胞形成（出血変性）を認める．

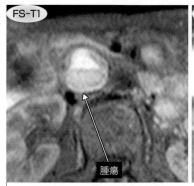
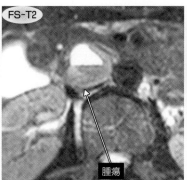
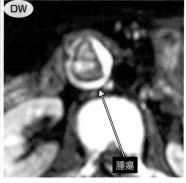

- 内容液：液面を形成し，FS-T1 で腹側の上層は著明高，背側の沈澱層は中等度信号．FS-T2 で腹側は高，背側は中等度．DW で辺縁部に低信号の rim がみられ，内部は中等度信号．血性の内容液が示唆される．
- 腫瘍壁は DW 著明高を示す．

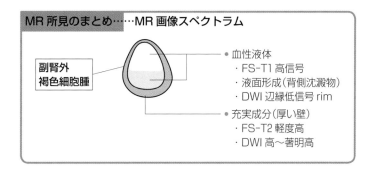

2 神経鞘腫，神経線維腫

MR 診断のポイント
1. 境界明瞭，辺縁平滑な類円形の腫瘤
2. T1-in 低，FS-T2 高信号
3. FS-T2 でターゲットサイン(同心円状の構造)が特徴的(辺縁部は著明高信号 rim，中央部やや低信号)
4. 造影では乏血性，漸増性

症例2 後腹膜神経鞘腫

【症例概要】CT で偶然発見，63 歳，女性
膵体部背側に 25 mm 大の境界明瞭，辺縁平滑な卵円形腫瘤.

- T1-in で腫瘤は脾静脈を挟んで膵体部の背側に位置し膵外の後腹膜腫瘤.
- FS-T2 で特徴的なターゲットサイン：辺縁部は著明高 rim，中央部は低信号と中等度信号.

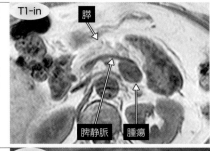
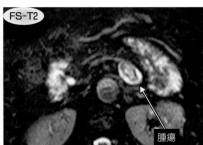

- FS-T1 で腫瘤は軽度の低信号.
- 造影 FS-T1 ではターゲットサイン(FS-T2)の中央部(↓)に造影増強効果あり．辺縁部(△)にはみられない．

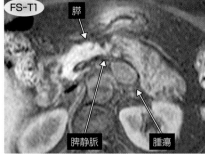
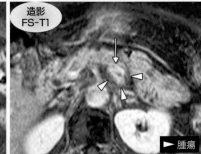

- DW では全体に軽度の高信号，ADC ではターゲットサインと同様に辺縁部が軽度高値，中央部が中等度.

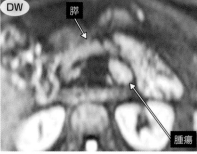
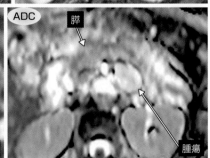

NOTE

ターゲットサイン
- 神経鞘腫に特徴的だが神経線維腫に認めることもある．

中央部：細胞成分の多い部(神経鞘腫では Antoni A 部)
FS-T2 低〜中(ADC 中等度，造影効果)
辺縁部：粘液基質の豊富な部(神経鞘腫では Antoni B 部)
FS-T2 著明高(ADC 高，造影効果乏しい)

CT所見

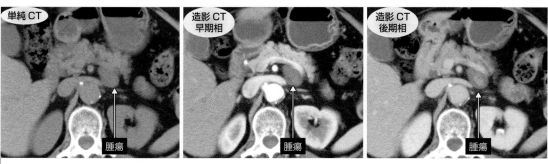

・腫瘍は単純 CT で腎と同等の比較的低濃度，造影 CT 早期相では造影効果は認められず，後期相で中央部にのみ軽度の造影効果を認める（ターゲットサインに相当）．

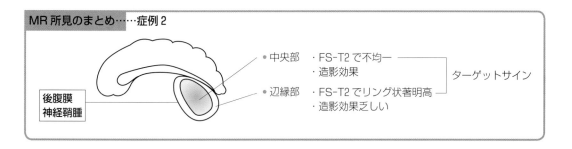

MR 画像スペクトラム

【症例概要】US で偶然発見，54 歳，男性
　　　　　膵頭部の背側に境界明瞭，辺縁平滑な腫瘤．病理診断は神経鞘腫．

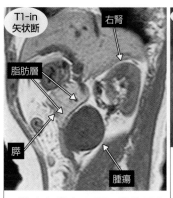

・腫瘍と膵との間に脂肪層あり．膵外の腫瘍．

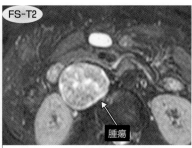

・FS-T2 で不完全なターゲットサイン
・辺縁部：薄い断続的な著明高信号域
・中央部：中等度信号が主体

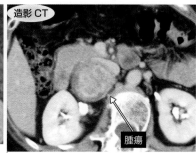

・中央部が不均一に造影

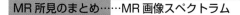

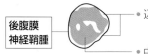

2 リンパ節由来の腫瘍

1 Castleman病

> **MR診断のポイント**
> ❶ 境界明瞭，辺縁平滑な類円形腫瘍．
> ❷ リンパ腫類似の信号強度でありながら，強い造影増強が特徴的．
>
> ・内部は均一．FS-T2軽度高信号で，脾と比べ同等あるいはやや低信号．
> ・DW著明高．
> ・早期相で著明な造影増強，後期相でwash-out効果がみられ大動脈と比べ軽度低．

症例3 Castleman病（hyaline-vascular type）

【症例概要】USにて偶然発見，51歳，女性
膵頭部の尾側，下大静脈の腹側に，2cm大の境界明瞭，辺縁平滑な類円形の腫瘤．

・内部は均一で，T1-in低信号
・FS-T2中等度信号で，脾と比べやや低．
・腫瘍の周囲にFS-T2でrim状の高信号が広がっている．腫瘍の一部ではなく，腫瘍の周囲である．

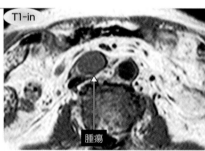
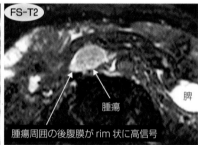

CT所見

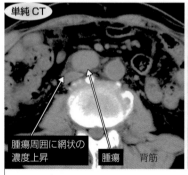
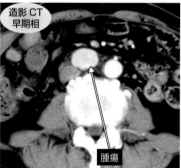
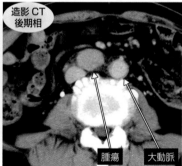

・腫瘍は内部は均一で，単純CTで背筋群と同等の濃度．
・造影早期相で強い均一な造影増強効果．
・後期相では均一で大動脈よりもやや低い濃度を示す．
・腫瘍周囲に単純CTで網状の濃度上昇（脂肪混濁）あり，造影増強効果は乏しい（FS-T2のrim状の高信号域に相当する）．拡張したリンパ管と後腹膜の浮腫像と考えられる．

MR所見のまとめ……症例3

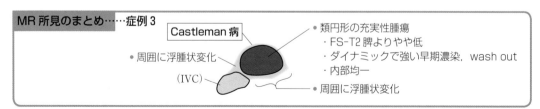

→鑑別診断はp.203 NOTE参照

2 結核性リンパ節炎

> **MR 診断のポイント**
> ●リンパ節腫大の内部の乾酪壊死巣を確認：FS-T2, Heavy T2, DW, ADC
> ・壊死部は大小さまざま．形態は微小集簇状，小円形，不整形，癒合状を示す．
> ・壊死部は，FS-T2 高，Heavy T2 軽度高，DW 著明高，ADC 著明低値で周囲に rim 状の高値．
> ・造影では，造影効果はみられず，辺縁に rim 状の増強効果を認める（CT）．
> ・近傍にも複数の類似のリンパ節腫大を伴う．

症例4　結核性リンパ節炎

【症例概要】黄疸，膵頭部腫瘤の精査，22 歳，男性
肝十二指腸間膜に 3.5 cm 大の楕円形のリンパ節腫大．

・腫大リンパ節の内部信号は T1-in 低，FS-T2 中等度信号．一部に FS-T2 高信号部（壊死部）あり．
・外側周囲に薄い三日月状の FS-T2 高信号帯あり．

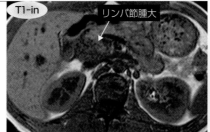
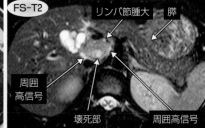

・腫大リンパ節は FS-T1 低．
・Heavy T2 で内部に不均一な軽度の高信号部（壊死部）あり．

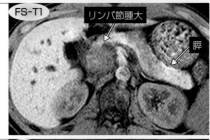
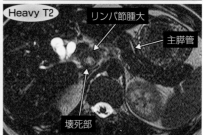

・腫大リンパ節は DW 高信号域，ADC 低である．
・FS-T2 著明高（壊死部）に相当する部は，ADC で著明低値で断続的な輪状の高値に取り囲まれている．

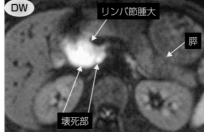
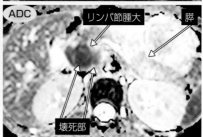

NOTE　Castleman 病（hyaline-vascular type）の鑑別診断

・悪性リンパ腫：造影早期相の造影増強効果が Castleman 病ほど強くないことが鑑別点．FDG-PET も有用で，Castleman 病では H-V type の FDG 集積（PET 画像）は軽度で，悪性リンパ腫ほど高くない．
・傍神経節腫：内部に出血変性や壊死を伴うことが鑑別点．傍神経節腫では内部に血性内容液を示唆する囊胞部（FS-T2 液層形成，FS-T1 中等度～高信号，DW 低信号 rim）が特徴的．

CT 所見

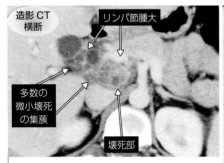
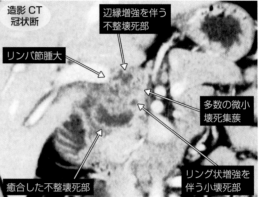

- 肝十二指腸間膜リンパ節は 3.5 cm 大に腫大.
- 内部に大小無数の造影不良域 (壊死) を認め, 蜂巣状である
- 造影不領域の辺縁部には輪状の造影増強効果を伴う.
- 乾酪壊死を伴うリンパ節腫大であり, 結核性のリンパ節炎の特徴.

MR 所見のまとめ……症例 4

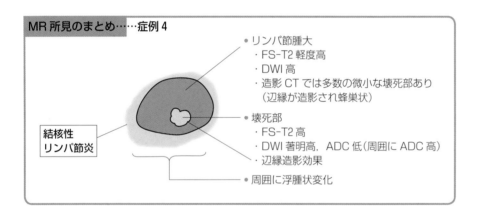

- リンパ節腫大
  - FS-T2 軽度高
  - DWI 高
  - 造影 CT では多数の微小な壊死部あり (辺縁が造影され蜂巣状)
- 壊死部
  - FS-T2 高
  - DWI 著明高, ADC 低 (周囲に ADC 高)
  - 辺縁造影効果
- 周囲に浮腫状変化

結核性リンパ節炎

主腫瘤の隣接スライス

- 主腫瘤の頭側には多数の小さな高信号のリンパ節腫大がみられる.
- やや大きなリンパ節では, 中央部により高い信号域の乾酪壊死部が認められる.

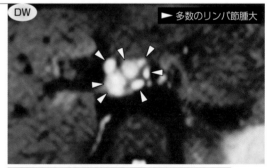
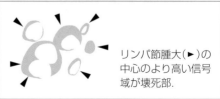

リンパ節腫大 (▶) の中心のより高い信号域が壊死部.

③ 後腹膜奇形腫

> **MR 診断のポイント**
> ❶脂肪成分を含む内部多彩な腫瘤：腫瘤内の脂肪の検出が重要(p.225, Q7 参照)
> ❷脂肪塊(肉眼的脂肪)：T1-in と FS-T1 を組み合わせて判定
> - T1-in 著明高かつ FS-T1 著明低．
> ❸微量の脂肪(顕微鏡的な脂肪)は T1-in と out を組み合わせて判定
> - out で著明な低信号域は，脂肪と非脂肪組織の混在を示唆(基礎編参照)．
> - 脂肪成分と非脂肪成分の混在する粘稠な泥状組織．
> ❹DW 著明高，ADC 低値．
> - 拡散の制限された粘稠な泥状組織．

症例5　後腹膜成熟奇形腫

【症例概要】人間ドックにて膵腫瘍を指摘，50歳，男性
　　　　　　膵頭部・十二指腸下行脚と下大静脈の間に，約 7 cm 大の辺縁平滑，境界明瞭な類円形の腫瘤あり．

- T1-in では大部分が高信号（③④）で小さな中等度信号（①②）部分と著明低信号部分を辺縁に認める．
- FS-T1 では，T1-in 高であった④部は低信号であるので純度の高い脂肪組織．③部の信号は不均一な軽度低信号なので脂肪と非脂肪（軟部）組織の混在した部分である．＊部は FS-T1 で低信号で嚢胞部．

Du：十二指腸

- T1-out では①②③部は著明低信号なので，脂肪組織と非脂肪組織の混在した部分である．
- FS-T2 で③部は軽度高なので脂肪と軟部組織の混在である．①②部は内部不均一な高信号なので，微量の脂肪の混在した液状組織．＊部は著明高なので液体を含む嚢胞成分．④部は脂肪塊で著明低．

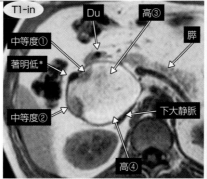

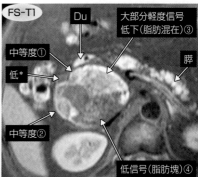

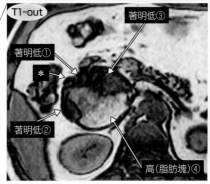

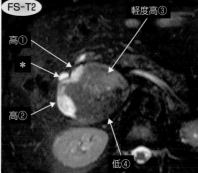

・DWでは不均一な高信号，ADCでは著明低値．①〜④部はすべてADC低なので，拡散制限された粘稠な泥状組織が示唆される．＊部は小さな囊胞部で，DW低，ADC高．

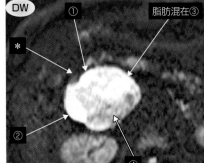
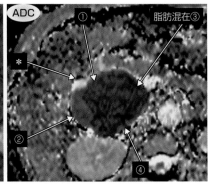

CT所見

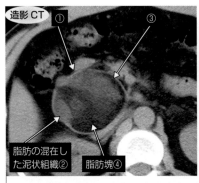
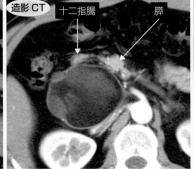
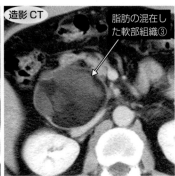

・腫瘍は辺縁平滑，内部に脂肪濃度と軟部濃度が混在．薄い被膜を認める．
・内部に明らかな造影効果は認めない．被膜にごく軽度の造影増強を認める．
・膵頭部，十二指腸は腹側に圧排．

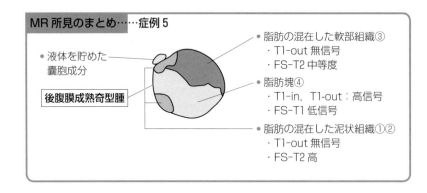

MR所見のまとめ……症例5

後腹膜成熟奇型腫

- 液体を貯めた囊胞成分
- 脂肪の混在した軟部組織③
  ・T1-out 無信号
  ・FS-T2 中等度
- 脂肪塊④
  ・T1-in，T1-out：高信号
  ・FS-T1 低信号
- 脂肪の混在した泥状組織①②
  ・T1-out 無信号
  ・FS-T2 高

ⅩⅣ．膵，胆道の血管病変

　　膵，胆道の血管病変は，血管の閉塞や狭窄や肝硬変に伴って発達する門脈系の側副血行路[1]~[3]と，動脈瘤[4]~[7]や動静脈奇形[8]~[11]などの占拠性血管病変に大別することができる．多くは無症状で偶然に US や CT で発見される．US では，カラードップラーを併用すれば血流信号をとらえ血管病変と診断することができるが，B モードのみでは腫瘍との鑑別が困難である．X 線 CT では造影剤なしに血管病変を診断することは困難である．

　　MRI で造影剤を用いることなく血管病変を的確に診断するためには，血管の内腔を常に高信号に描出するシークエンス（非造影 MRA：balanced TFE や true FISP を使用）と内腔を常に無信号に描出するシークエンス（拡散強調像と BBT2）を組み合わせて読影することが重要である[12]．通常の T1 強調像と T2 強調像の画像だけで判断すると，血管の内腔が血流状態によって複雑かつ多彩な信号強度を示すために，腫瘍性病変と誤診したり病変と認識できない場合もある．本章では，側副血行路，動脈瘤，動静脈奇形の MRI 所見について解説する．

〈門脈系の側副血行路と門脈閉塞症〉

◆側副血行路の一般的事項[1]~[3]

- **成　因**：門脈系の血管の狭窄や閉塞，肝硬変などによる門脈圧亢進症で生じる．
- **経　路**：既存の小さな血管や潜在的な吻合枝が時間の経過とともに拡張し血流が増加して，側副血行路として機能する．
- **種　類**：肝臓への血流の方向により遠肝性と求肝性に大別される．
  - ・遠肝性側副血行路（**図**）：血流が肝臓から離れていく方向の側副血行路で，門脈系から体循環系の静脈に流出する短絡路．脾腎短絡路，胃腎短絡路，食道胃静脈瘤などの頻度が高い．
  - ・求肝性側副血行路：血流が肝臓に流入する方向の側副血行路である．代表的なものは covernous transformation で総胆管周囲血管が拡張し肝門部や肝内の門脈枝と吻合する．門脈だけでなく，上腸間膜静脈，脾静脈が狭窄や閉塞している場合には，その部位や範囲に応じて，膵十二指腸周囲や胃周囲の静脈が拡張し側副路として機能する．異所性の左胃静脈（左胃静脈が胃肝間膜内を走行し，左葉に直接流入するまれな変異）が拡張する場合

もある．

◆門脈閉塞症

- **表**に門脈閉塞症の原因疾患をまとめた．

〈占拠性病変としての血管病変〉

- 側副血行路，動脈瘤や動静脈奇形は占拠性病変として腫瘍のように見えたり隣接の構造物を圧排したりするので，腫瘍と誤診しないように注意する必要がある．

◆Cavernous transformation[1]~[3]

- 肝十二指腸間膜での静脈の拡張蛇行が高度な場合，総胆管・総肝管に圧排変形をきたす．
- MRCP では総胆管・総肝管のなだらかな圧排偏位や偽狭窄像がみられる．

◆分節性動脈中膜融解（Segmental arterial mediolysis；SAM）による動脈瘤[4],[6]

- 原因不明で中高年に多い
- **病　理**：動脈の中膜が不規則に融解し，残存した中膜は島状を示す（medial island）．
- **病変と症状**：動脈解離や仮性動脈瘤（単発，多発）を生じ，血腫や狭窄・閉塞を合併する．動脈破裂をきたし大量出血によるショックに至ることもある．
- **頻　度**：腹腔動脈と分枝 60％，上腸間膜動脈と

分枝 17％，腎動脈 14％，下腸間膜動脈 9％．
- **鑑　別**：血管炎や線維筋性異形成が挙がるが，SAM では動脈解離の頻度が高い．

◆**脾動脈瘤**[5), 10)]
- **疫　学**：女性，とくに多産婦に認められることが多い．
- **原　因**：門脈圧亢進症（肝硬変），膵炎，外傷，感染症，動脈硬化，線維筋性異形成，結節性多発性動脈炎，ベーチェット病などが原因や関連疾患として考えられている．
- **病　変**：嚢状で 2 cm 未満と小さいことが多く，多発することもある．
- **症　状**：ほとんどは無症状で偶然に発見されることが多い．
- **合併症**：破裂はまれであるが，妊娠中に破裂する場合がある．また膵炎や外傷，感染に伴う仮性動脈瘤では，破裂のリスクが高い．

◆**膵動静脈奇形（AVM）**[8)〜11)]
- **疫学・原因**：まれな疾患で，先天性のものと，膵炎や肝硬変などと関連した後天性のものがある．Rendu-Osler-Weber 症候群との関連も報告されている[11)]．
- **病理・病態**：膵内の動脈と静脈との間に異常な吻合が形成される．動脈血が門脈系に直接流入するため，門脈血流の増加と門脈圧の亢進をきたす．
- **症　状**：通常は無症状で，門脈圧亢進症による食道胃静脈瘤による出血，十二指腸潰瘍による出血，膵管からの出血などを契機に発見される．

表　門脈閉塞症の原因疾患

・腫瘍の浸潤，圧排，腫瘍塞栓	肝細胞癌，転移性肝癌，膵癌，胆管癌，転移性リンパ節腫大
・炎症波及	膵炎，胆嚢・胆管炎，腸間膜炎症，急性腸炎，門脈菌血症，敗血症
・門脈血流のうっ滞→血栓	肝硬変，特発性門脈圧亢進症，門脈瘤
・血液凝固能亢進状態→血栓	抗リン脂質抗体症候群，抗凝固因子欠損症（アンチトロンビン，プロテイン C，プロテイン S 欠損症），骨髄増殖性疾患
・その他	開腹手術，外傷

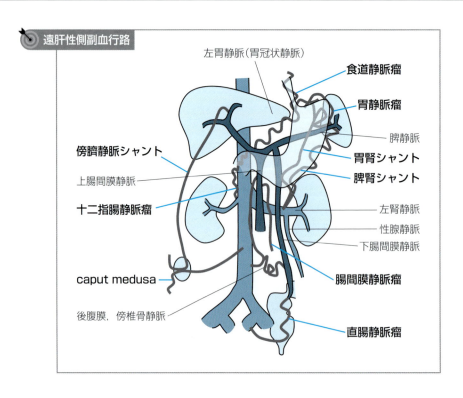

側副血行路

MR 診断のポイント

❶ 血管の検出(bright-blood)：b-TFE(非造影 MRA)，造影ダイナミック MRI・MRA
- 著明高信号に描出される

❷ 血管であることの確認(black-blood)：BB-T2，DW
- 内腔は無信号である

❸ 側副血行路の確認
- 正常と異なる部位や走行の拡張血管を検出し，連結している流入・流出血管を同定する.

- b-TFE では血管の内腔は均一な著明高信号の管状構造物として描出される.
  → 血管の形態や走行を確認することができる.
- b-TFE で著明高信号を呈するのは血管だけではない.
  → 膵管・胆管・胆嚢や胃十二指腸の内容液などの液体も高信号として描出される.
- BB-T2 では，血流のある血管は無信号として描出され，膵管・胆管・胆嚢や胃十二指腸内の液体成分は高信号として描出される.
  → b-TFE で著明高信号を呈する構造物が血管であることの確認画像として有用である.
- DW も BB-T2 と同様に血管は無信号として描出される.
  → b-TFE で著明高信号を呈する血管と膵胆管との鑑別ができる. 液体は低信号ながら信号強度を有する.
- T1-in や FS-T2 などの通常の MR 画像では，血管の内腔は，流速，層流，乱流，渦流によりさまざまな信号強度を呈する.
  → 側副血行路を血管として認識するのが困難である.
- 造影ダイナミック MRI では，造影される構造として描出される.
  → 経時的な撮像で血流の方向や側副血行路の全体像を把握できる.

症例1　傍食道，食道静脈瘤

【症例概要】C 型慢性肝炎，肝細胞癌の術後，74 歳，女性
内視鏡：RC(＋)の食道静脈瘤が認められた.

- b-TFE 横断像で胃小彎から食道下部周囲に屈曲蛇行する太い血管を認める.

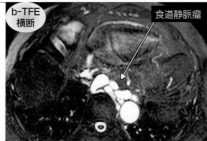

- 造影 MRI でも b-TFE 横断像と同様に食道周囲静脈の拡張が明らか.

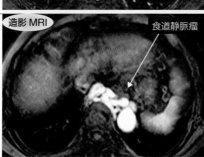

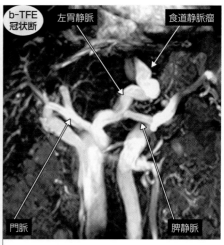

- b-TFE 冠状断で，高度に拡張した左胃静脈と食道静脈瘤，傍食道静脈瘤を認める.

210　XIV．膵，胆道の血管病変

症例2　空腸静脈-腎静脈シャント

【症例概要】肝硬変（C型），肝性脳症を繰り返す，75歳，女性

- b-TFE 横断像では腸間膜に多結節状の著明高信号域がみられる．
- この病変は上腸間膜静脈（SMV）と左腎静脈に連続するので，拡張した空腸静脈である．

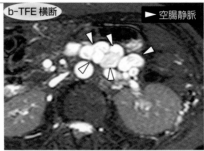
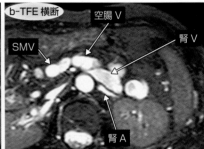

- 腸間膜内の拡張した空腸静脈は T1-in で多結節状の低信号の構造物を認める．
- FS-T2 では高信号と無信号が複雑に混在している．

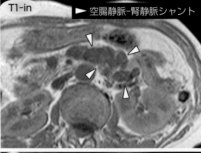
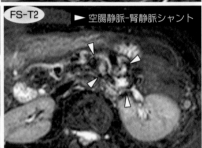

- 腸間膜内の拡張した空腸静脈は DW と BB-T2 で無信号なので血流のある血管と判明．

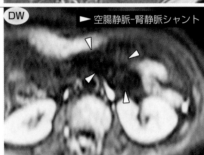
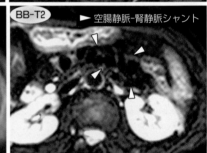

- b-TFE 冠状断像で，腸間膜の拡張蛇行する血管が SMV と連続している．
- b-TFE 横断像で検出された左腎静脈との連続は元画像でも確認され，それにつながる性腺静脈も拡張している．

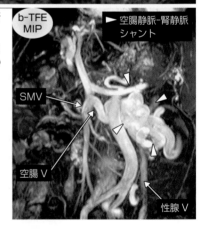

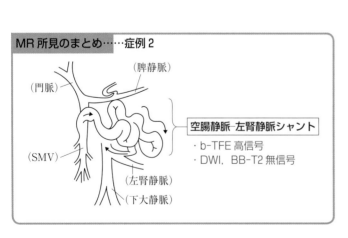

MR 所見のまとめ……症例2

症例3 Cavernous transformation

【症例概要】腹部US検査で門脈の走行異常を指摘，51歳，女性

- b-TFE冠状断で肝十二指腸間膜に沿って屈曲蛇行する高信号の太い血管を認める．正常の門脈本幹は認められない（門脈の萎縮：門脈炎・血栓症の治癒後の続発性変化）．

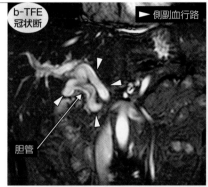
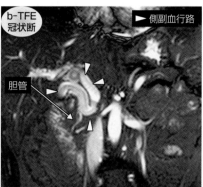

- b-TFE横断像で，正常の門脈本幹は認められず，本来の門脈の場所には屈曲蛇行する血管（cavernous transformation）を認める．
- 胆管は血管と同様に高信号を示すが，細く，血管との区別が難しい．

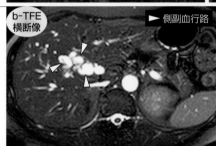
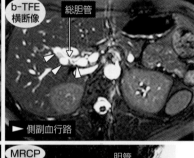

- BB-T2では，b-TFEで高信号であった血管は無信号を示す．対照的に，胆管は高信号を示し，血管と識別可能．
- MRCPでは，総胆管はこの異常血管群により圧排され偏位変形している．

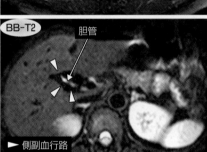
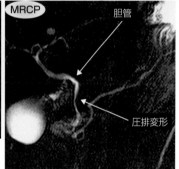

通常のMR画像（T1-inやFS-T2）による側副血行路の描出

- 血流の速さ，層流，乱流，渦流により血管の内部信号はさまざま（無信号，低信号や高信号）である．とくに血管が屈曲蛇行する場合は複雑に混在する．

- 肝門部のcavernous transformationは，T1-inで無～低信号域を呈している．
- FS-T2では高信号と無信号が複雑に混在し，蛇行血管と認識するのは困難．

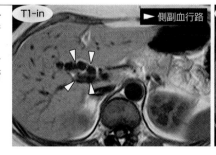
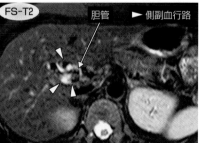

2 占拠性病変としての血管病変

1 Cavernous transformation

- cavernous transformation は肝十二指腸間膜内やその周囲を走行するので,拡張蛇行が強い場合には隣接する総胆管や総肝管に圧排変形をきたす.

MR 診断のポイント
❶総胆管・総肝管の圧排偏位・狭窄:MRCP,Heavy T2
❷原因となる血管を陽性描画(bright-blood):b-TFE

症例4 Cavernous transformation による胆管の圧排偏位

【症例概要】膵腫瘍の US 検査中,肝門部に多数の血管群を指摘.46歳,男性

- MRCP で,上部総胆管と総肝管の壁には左側からの大きな圧排変形と狭窄がみられる.
- Heavy-T2 では,胆管壁を圧迫する,不整な棍棒状の低信号構造がみられる.

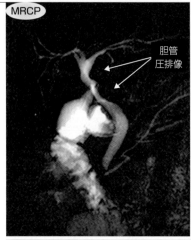

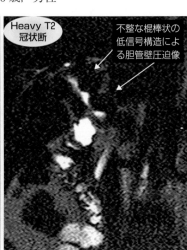

- b-TFE では肝十二指腸間膜周囲や肝門部に拡張蛇行する血管あり.
- MRCP での総胆管の圧排変形は,この高度に拡張した cavernous transformation が原因である.

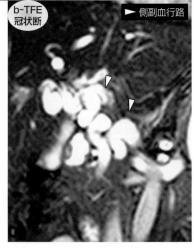

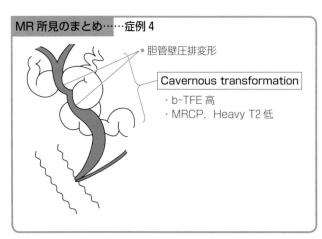

MR 所見のまとめ……症例4

胆管壁圧排変形

Cavernous transformation
- b-TFE 高
- MRCP,Heavy T2 低

2 動脈瘤

- 膵周囲に発生する動脈瘤の頻度は脾動脈瘤が圧倒的に高く，腹腔動脈と分枝，上腸間膜動脈と分枝が続く．
- 動脈瘤を膵周囲の軟部腫瘍や限局性の静脈瘤と誤診しないようにするには，①動脈瘤の内腔の血流信号（b-TFE 高信号，BB-T2 や DW 無信号）を捉えることと，②既存の動脈との連続性を確認することである．

> MR 診断のポイント
> ❶動脈と連続する結節状構造：b-TFE
> ❷内腔無信号：DW，BB-T2

症例5 脾動脈瘤

【症例概要】胆嚢腺筋腫症でフォロー中の MR 検査にて偶然発見，60歳，女性

- b-TFE 横断像，冠状断像では脾動脈に連続する高信号結節（嚢状の脾動脈瘤）．

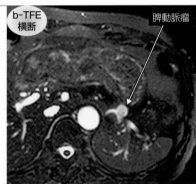
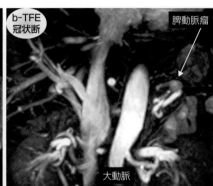

- BB-T2 で，動脈瘤は膵尾部に隣接する無信号の病変．
- T1-in で脾動脈と連続する低信号の結節性病変．

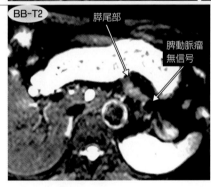
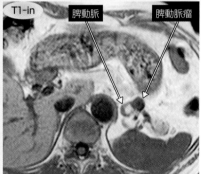

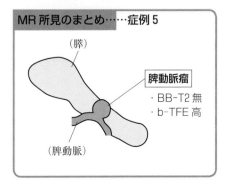

3 動脈瘤の切迫破裂

- SAM に起因する動脈瘤や膵炎に続発する仮性動脈瘤は破裂のリスクが高い.
- 動脈瘤の切迫破裂のサインは,動脈瘤周囲あるいは動脈瘤を取り囲む形の液体貯留や軟部組織の浮腫である.
- 動脈瘤周囲血腫の存在は,破裂後の被包化(sealed rupture, contained rupture)のサインである(p.50,症例9参照).

> MR 診断のポイント
> ❶動脈瘤:DW と BB-T2 で無信号の結節性病変,壁厚の判定
> ❷切迫破裂:周囲に液体貯留や炎症を示唆する動脈瘤周囲の FS-T2, BB-T2, DW 高信号域

症例6 膵十二指腸動脈瘤,切迫破裂

【症例概要】右季肋部激痛,60歳,男性

- 膵頭部の背側部に 23 mm と 12 mm 大の結節性病変あり.
- T1-in 低信号,FS-T2 では高信号と低信号 rim が混在.
- FS-T2 で,結節病変の背側の後腹膜に少量の液体貯留(高信号)あり.

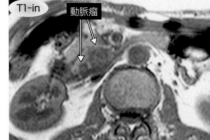
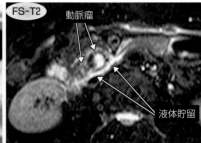

- 膵頭部背側の結節性病変は,FS-T1 中等度信号.
- BB-T2 では無信号で血流のある動脈瘤と確認できる.壁は厚く軽度高信号である.結節の背側の後腹膜に少量の液体貯留(高信号)を認める.

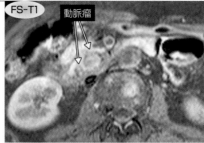
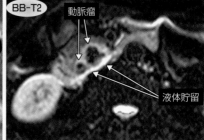

- 動脈瘤内腔は DW 無信号,ADC 高値を示し,血流のある状態.
- 壁は厚く DW 高信号を示し,変性や炎症を示唆.

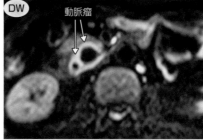
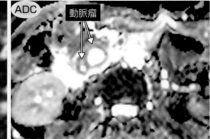

b-TFE による確認画像：血管を陽性描画（血管は高信号）

- b-TFE（横断像，冠状断像）では後膵十二指腸動脈に連続する2個の結節状の高信号腫瘤として嚢状の膵十二指腸動脈瘤が描出された．

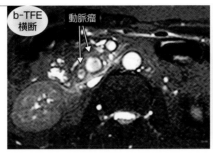
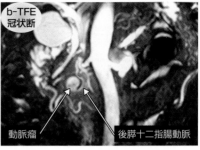

MR 所見のまとめ……症例6

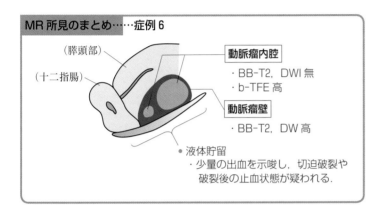

動脈瘤内腔
- BB-T2, DWI 無
- b-TFE 高

動脈瘤壁
- BB-T2, DW 高

- 液体貯留
  - 少量の出血を示唆し，切迫破裂や破裂後の止血状態が疑われる．

CT 所見

- 膵頭部の背側には後膵十二指腸動脈につながる 17 mm 大と 22 mm 大の嚢状動脈瘤あり．周囲の脂肪織に混濁を認め，切迫破裂や小出血後止血した状態と考えられる．
- 上腸間膜動脈にも最大短径 10 mm 大の紡錘状動脈瘤あり（大動脈と重なっている）．

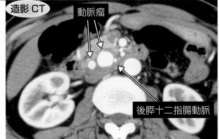
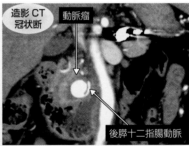
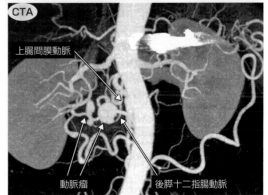

4 膵動静脈奇形（AVM）

- AVM はまれな疾患であるうえに，T1-in や FS-T2 などの通常の MR 画像だけで診断するのは困難である．
- AVM を MR 診断するには，①直接所見として異常に拡張蛇行する多数の膵内血管の血流信号（b-TFE 高信号，BB-T2 と DW 無信号）を捉えることと，②間接所見として主膵管の圧排屈曲・数珠状変形と膵実質の萎縮を確認することである．

MR 診断のポイント
❶AVM の線状粒状の無信号：DW，BB-T2
❷AVM の高信号：b-TFE
❸膵実質の辺縁凹凸変形：T1-in，FS-T1，FS-T2
❹膵実質の痩せ萎縮：DW，BB-T2
❺主膵管の屈曲蛇行・数珠状変形：MRCP

症例7 膵 AVM

【症例概要】心窩部痛，背部痛，57 歳，女性

- T1-in では膵体尾部は辺縁不整で実質は低信号．
- FS-T1 で，内部は不均一で，粒状の低信号が混在．

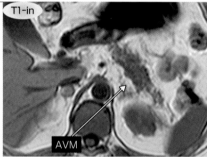
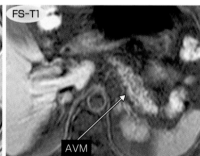

- 膵体尾部は FS-T2 で内部に多数の小粒状の低信号域と高信号域の混在あり．
- BB-T2 では内部に多数の粒状の無信号域がみられ，膵実質本体は痩せてみえる．

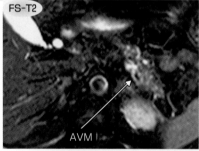
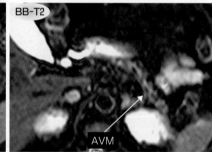

- 膵体尾部は DW でも（BB-T2 と同様に）多数の粒状の無信号域，膵実質本体の痩せあり．
- b-TFE では内部に粒状，棒状の高信号域が多数集簇している．

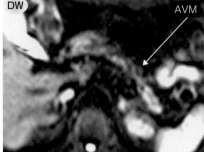
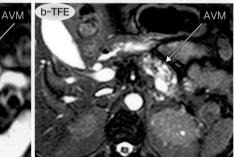

造影 MR・CT 所見：比較

- 造影 MR・CT 早期相で，大動脈と同等に強く造影される棒状，粒状の増強部の集簇を認める．門脈や脾静脈も早期に描出されている．
- 造影 MR と CT の比較では，造影剤投与後の撮像タイミングが適切である場合には，空間分解能が高い CT のほうが AVM の血管構造を把握するのに優れている．

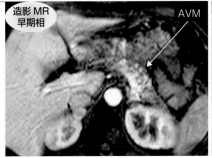
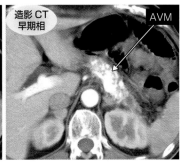

AVM による主膵管の圧排偏位

- MRCP では膵体尾部の主膵管に不整な屈曲蛇行像を認める．
- ERCP でも同様．
- 膵体尾部の AVM の拡張した小血管による特徴的な圧排偏位像．

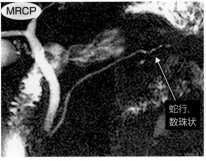
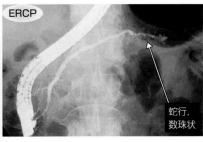

MR 所見のまとめ……症例 7

膵動静脈奇形
- 屈曲蛇行する血管
  - b-TFE 高
  - BB-T2，DWI：無
  - 造影早期相：高
- 脾静脈，門脈
  - 造影早期描出

付録 1. 膵 MR の正常解剖と画像コントラスト

◆ 撮像の基本型（下線はオプション）

1. 膵管・胆管（冠状断が基本）：MRCP（ss と ms）
2. 膵実質（横断像が基本）　　：T1 強調像（T1-in, FS-T1, <u>T1-out</u>）
   　　　　　　　　　　　　　　T2 強調像（FS-T2, Heavy T2, <u>BB-T2</u>）
   　　　　　　　　　　　　　　拡散強調像（DW）と ADC
   　　　　　　　　　　　　　　<u>造影ダイナミック（腫瘍性病変の場合）</u>
3. 血管（冠状断が基本）　　　：非造影 MRA（b-TFE）

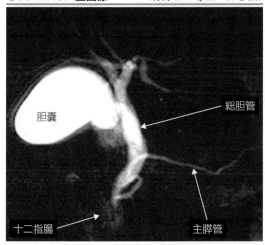

●ss-MRCP 正面像　　（付録 2 の Q 12〜14 参照）

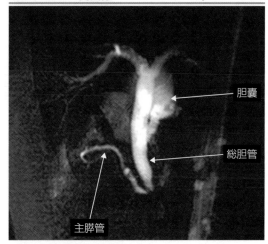

●ss-MRCP 側面像　　（Q 12〜14 参照）

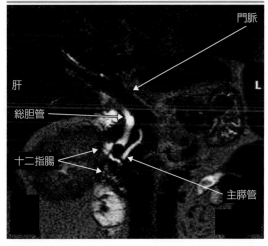

●ms-MRCP 元画像　　（Q 12〜14 参照）

付録1. 膵MRの正常解剖と画像コントラスト

● T1-in （Q 3, 4, 8, 9 参照）

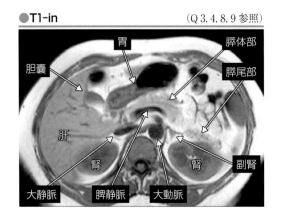

● T1-out （Q 3, 4, 7, 8 参照）

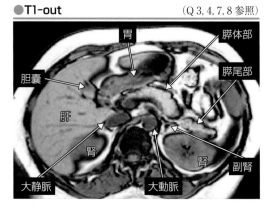

● FS-T1 （Q 2, 5〜8 参照）

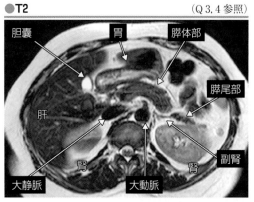

● T2 （Q 3, 4 参照）

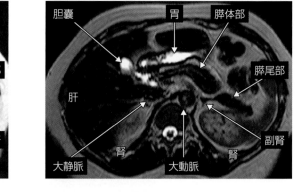

● Heavy T2 （Q 10 参照）

● FS-T2 （Q 2〜6, 10, 19 参照）

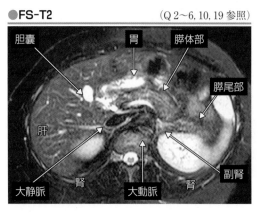

● BB-T2 （Q 2, 15, 16 参照）

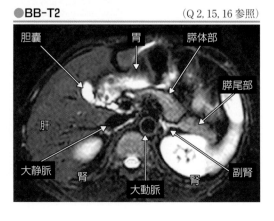

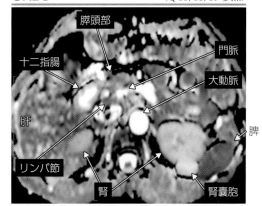
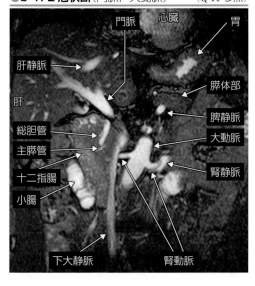
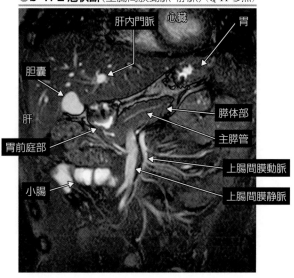
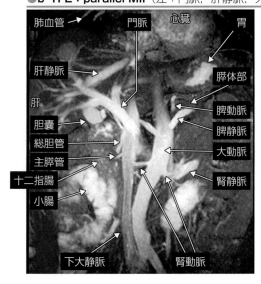
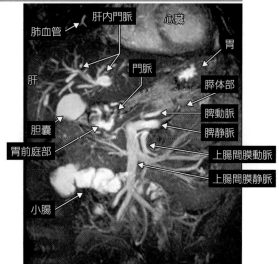

付録2. Q & A—MRIの基礎知識

Q1 MR画像とCT画像の空間分解能，コントラストの違いは？

◆ 空間分解能はCTが優位．高空間分解能の画像を短時間で得ることができる

- MDCTの場合，画素サイズ0.5～1 mmの等方性ボクセルの画像を十数秒の呼吸停止下で得ることができる．
- MRIで高空間分解能の画像を得るためには，3D収集でスライス厚を薄くし，小さな撮像視野(FOV)，高い画素数でデータを収集する必要がある．このような撮像法は，呼吸停止下では困難で，呼吸同期を用いて撮像する必要があるので，撮像時間は数分間かかる．

◆ 組織コントラストはMRIが優位．CTよりも組織間のコントラストは高い

- CTでは，石灰化や空気，脂肪を除き，実質や軟部組織のコントラストは低い．
- MRIはCTと比べて組織コントラストが高い．実質や軟部組織の病変を明瞭に描出できる(図1)．

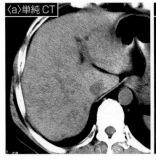
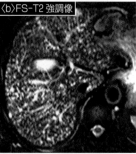

〈a〉単純CT　〈b〉FS-T2強調像

図1　Von Meyenburg Complex
　肝に多数の微小な過誤腫性嚢胞あり．
　単純CT(a)では小さな結節状の低吸収域が散在しているが，嚢胞と判定することは困難．
　FS-T2強調像(b)では，多数の微小な嚢胞が高信号域として明瞭に認められる．個々の嚢胞も分離して認識できる．これが画像コントラストの違いである．

Q2 MR画像の表示ウインドウ幅を狭めてもコントラストがCT画像のように高くならないのはどうしてですか？

◆ CT画像の画素(ボクセル)は連続数値(HU)で規定される

- CT値は－2,000～＋4,000まで(＝6,000)の範囲で記録されている．そのため256階調ではすべてを表示することができていないため，表示ウインドウ幅を狭くすればその数字に従ってさらにこまかくグレー表示される．
- 一方，MR画像の画素(ボクセル)の信号は256階調なので，表示ウインドウ幅を狭くしても表示ウインドウ内の範囲にあるボクセルのコントラストは変化しない．表示ウインドウの範囲よりも高い(あるいは低い)値のボクセルは真っ白(あるいは真っ黒)に表示されるだけである．

◆ MR画像は撮像した時点で画像のコントラストが決まっている

- 撮像後のMR画像の表示ウインドウ幅をどのように狭めても膵や肝のコントラストを高めることはできない．
- このためMR画像のコントラストを高めるためには表示ウインドウ幅を絞るのではなく，新たな画像を撮像して目的の臓器のコントラストを高くする必要がある．その代表例が脂肪抑制画像(脂肪信号を抑制)やBlack-Blood画像(血管内腔の信号を抑制)である．

Q3 T1，T2強調像での信号強度と組織固有のT1，T2との関係は？

- 緩和時間T1，T2は組織固有の特性である．T1，T2強調像（TR，TEの長さなどで規定される）で組織固有のT1，T2に応じた信号強度を示す．

  - T1値が短い（T1短縮）組織 → T1強調像で高信号：脂肪など
  - T1値が長い（T1延長）組織 → T1強調像で低信号：囊胞など
  - T2値の長い（T2延長）組織 → T2強調像で高信号：囊胞，脂肪など
  - T2値の短い（T2短縮）組織 → T2強調像で低信号：線維組織，石灰化など

Q4 T1，T2強調像の信号強度から推定される組織や病変は？

- T1強調像，T2強調像の信号を組み合わせて，組織を推定し診断する（図2）．
- T1，T2がもっとも長いのは自由水（尿，漿液，脳脊髄液など）である．
- 急性炎症や腫瘍は，T1延長，T2延長傾向を示すが，病変の種類や状態によりその程度はさまざまである．
- 変性や出血などにより修飾される．

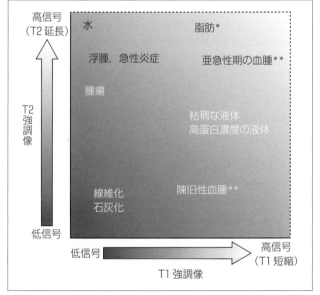

図2　T1，T2強調像の信号強度から推定される組織，病変
　＊脂肪組織は脂肪抑制法を用いれば，低信号である．
　＊＊血腫の信号は経時的に変化する．

Q5 なぜ脂肪抑制すると臓器のコントラストが高くなるのですか？

◆ 画像コントラストはもっとも信号の高い組織で規定される

- MR画像は撮像された信号量全体をグレースケールに割り当てる．もっとも信号の高いものが真っ白になり，無信号までを256階調に分割し振り分ける．すなわち画像コントラストは，もっとも高い信号強度の組織で規定されることになる．T1強調像（T1-in）では脂肪組織がもっとも高い信号を呈するので，T1-inのコントラストは脂肪の信号が規定する．脂肪抑制法を併用するともっとも高信号の脂肪の信号がなくなり，上腹部FS-T1では膵がもっとも信号の高い組織になる．

- T1-inでは膵・肝・腎は脂肪の信号に比べ低く，256階調のうちの一部に割り振られるだけなので，臓器間の信号強度の差異は軽微であるが，FS-T1では膵がもっとも信号の高い組織であるので，膵・肝・腎は256階調をフルに使って割り振られる．このため実質臓器の信号強度の幅が広がり，実質臓器のコントラストが高くなる（図3）．

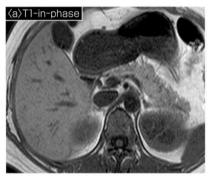
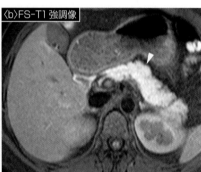

図3　脂肪抑制法を用いないT1-in-phase（a）では臓器間の信号の差は認識しづらいが，脂肪抑制法を併用することで，臓器間の信号差が明瞭になる（b）．すなわち，もっとも信号の高い臓器は膵臓（◁）で，次いで，腎皮質，肝，腎髄質の順である．

Q6 脂肪抑制法（FS）の利点・有用性は？

◆ 利　点（図4）

① 高信号を示す病変が脂肪によるものか非脂肪性かの鑑別診断ができる（Q7参照）．
② 脂肪に囲まれた，あるいは脂肪織内の高信号の病変や造影効果の検出などに有用（Q8参照）．
③ 脂肪信号が抑制されることで，組織コントラストが高くなり，軽微な信号差を認識しやすくなる（Q5参照）．膵実質の信号の評価に有用．
④ 前腹壁脂肪の信号が抑制されることで，ゴーストアーチファクトの信号を軽減できる（Q20参照）．

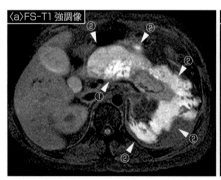
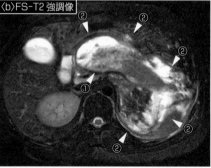

図4　急性壊死性膵炎
a：膵体部の出血性壊死部（①），膵周囲から後腹膜腔に広がる出血性脂肪壊死部（急性壊死性貯留，②）は高信号を示す．
b：膵体部の出血性壊死部（①）は，不均一な軽度の高信号を示す．膵周囲から後腹膜腔に広がる出血性脂肪壊死部（急性壊死性貯留，②）は高信号と低信号が混在している．

Q7 脂肪成分を検出することは何に役立ちますか？ その方法は？

◆ 意　義：病変内の脂肪の検出が腫瘍の性状診断のキーポイントになる場合がある

脂肪や脂肪成分を含む腫瘍：肝腫瘍では肝細胞癌，腎腫瘍では淡明細胞癌や血管筋脂肪腫，副腎腫瘍では皮質腺腫や骨髄脂肪腫，膵腫瘍では腎淡明細胞癌の転移や神経内分泌腫瘍などが，脂肪成分を含む場合がある．これらの腫瘍の診断は，腫瘍内の脂肪を検出することが重要．

◆ 脂肪検出の方法：塊状の脂肪と微量の脂肪を検出する場合で方法が異なる（図5）

塊状の脂肪（肉眼的な脂肪，ボクセル全体を占める）を検出する方法〔選択的脂肪抑制法の利用〕：

- 選択的脂肪抑制法を用いない画像と，用いた画像の信号を比較する（T1 vs. FS-T1 もしくは T2 vs. FS-T2）．
- 塊状の脂肪は，脂肪抑制法により，皮下脂肪や腹腔内脂肪と同様に信号が低下する．

微量の脂肪（顕微鏡的な脂肪，水と脂肪の混在するボクセル）を検出する方法〔T1-out-of-phase（T1-out）と T1-in-phase（T1-in）〕の組み合わせ：

- out-of-phase では脂肪と水の混在するボクセルの信号が低下するので，微量な脂肪成分の検出に有効である．すなわち T1-in と比べ T1-out で信号が低下しているのを確認する（選択的脂肪抑制法では，信号低下が軽度なため，微量な脂肪の判定は困難である）．

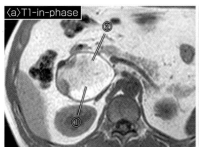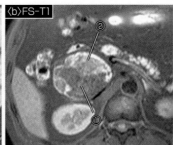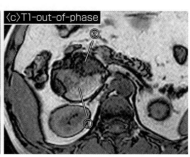

図5　後腹膜腔の成熟嚢胞性奇形腫

　後腹膜腫瘍は成熟嚢胞性奇形腫で，塊状の脂肪（①）と微量の脂肪（②）を内包している．腫瘍の大部分はT1-in-phase で高信号を呈している．この信号強度を FS-T1，T1-out と比較する．
　①：FS-T1 で大きく信号が低下し低信号を示し，T1-out では高信号のままである．塊状の脂肪である．
　②：FS-T1 で信号低下は軽度で，T1-out では大幅に信号が低下し著明な低信号を呈する．微量の脂肪である．少量の脂肪と水成分が混在した組織であることがわかる．

Q8 T1強調像で高信号を示す要因は何ですか？どのような腫瘍の性状診断に役立ちますか？

◆ T1高信号の要因
- T1高信号を呈する組織成分には，脂肪，出血（メトヘモグロビン），血性・粘稠・高蛋白濃度の液体，常磁性体（メラニン，Gd造影剤で造影された組織など）がある．

◆ T1高信号の腫瘍
- 一般的に腫瘍はT1強調像で低〜中等度信号を示すが，上記の組織成分を含む場合はその部分が高信号を呈する．塊状の脂肪を有する腫瘍は脂肪腫，皮様嚢腫，奇形腫などであり，微量の脂肪を含む腫瘍は肝細胞癌，腎淡明細胞癌，副腎腺腫などである．
- そのほかの要因でT1高信号をきたす腫瘍は，血性の液体や出血などを含み出血変性する充実性偽乳頭状腫瘍や神経内分泌腫瘍，粘稠・高蛋白の液体を含む粘液性嚢胞性腫瘍，メラニンを含む悪性黒色腫（図6）などが挙げられる．

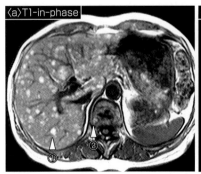
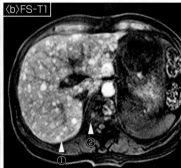

図6 T1で明瞭な高信号：悪性黒色腫（肝転移，骨転移）
　T1-in-phase(a)で，肝内に多数の小さな高信号域を認める(①)．椎体にも小さな高信号域を認める(②)．
　これらはFS-T1強調像(b)で信号の低下はみられず，脂肪ではない．
　腫瘍内のメラニンのため，T1高信号を示す．

Q9 T1-in-phase画像にはどのような有用性がありますか？

◆ 解剖学的構造の認識
- 脂肪が明瞭な高信号を示すため，脂肪に囲まれた臓器や腫瘍の輪郭を認識しやすい．
- 腫瘍がどの臓器由来かを判定する．腫瘍と臓器の隣接する面に直交する断面で撮像し，脂肪層（▷）の有無を確認することにより，その臓器由来かどうかを判定できる（図7）．

◆ 脂肪や出血部の検出（Q7参照）
- T1-in-phase画像とFS-T1強調像を見比べて，塊状の脂肪を検出．
- T1-in-phaseでは脂肪と出血は高信号を呈するが，FS-T1と組み合わせて読影すれば両者を鑑別できる．

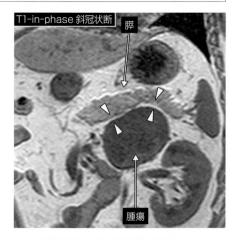

図7 膵外腫瘍：褐色細胞腫（副腎外）
　膵と腫瘍との間に，高信号の脂肪層（▷）を認める．膵外腫瘍であると判定できる．

Q10 Heavy T2強調像はどのような場合に有用ですか？どのような短所がありますか？

◆ 有用性

- Heavy T2強調像はT2高信号の強さの差を明瞭にするので，通常のT2強調像では鑑別が困難な高信号の病変（たとえば囊胞と血管腫）を異なる信号強度で描出できる．Heavy T2強調像（TE = 300～400 msec）で水は著明な高信号，血管腫は中等度の信号強度を示し，両者の鑑別が可能である（図8）．
- 膵胆管の観察や，囊胞性病変の検出や形態評価に有用である．

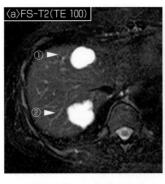 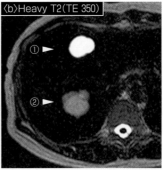

図8 囊胞（水）と血管腫の鑑別
a：FS-T2強調像では囊胞（①）も血管腫（②）も，同等の著明高信号を示す．
b：Heavy T2強調像では，囊胞のほうが血管腫よりもT2値が長いため，高信号を示す．

◆ 短　所：実質腫瘍の検出には適さない

- T2の比較的短い組織（実質腫瘍，肝や膵などの臓器）は一様に低信号を示すので，これらの病変の検出は困難（図9）．

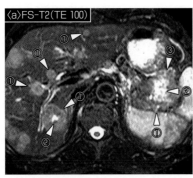 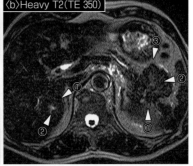

図9 多発肝転移，膵癌
　肝転移：FS-T2（TE 100）では，大小多数の肝転移（①）が明瞭に描出される．右葉後区の大きなものの内部には著明高信号域（変性壊死；②）を認める．Heavy T2（TE 350）では，肝転移は肝実質と同等の低信号を示し，ほとんど描出されない．壊死部（②）のみ軽度の高信号域として認められる．
　膵尾部癌：FS-T2（TE 100）で，膵尾部に大きな不整形腫瘍あり（③），軽度高信号，内部に不均一な著明高信号域（変性壊死；②）を伴う．Heavy T2（TE 350）では，腫瘍は低信号を示し，変性壊死部（②）はごく軽度の高信号を示す．

Q11 非造影MRA(b-TFE)の原理とその画像の特徴は？

◆ 原 理

　定常状態を利用する撮像法である．定常状態とは，繰り返し時間内の磁化の減少量と回復量が釣り合い，縦磁化と横磁化が平衡状態となり，信号は一定の値となる．撮像は，エコー時間(TE)が繰り返し時間(TR)のちょうど1/2になるように設定することでこの定常状態が得られる．使用するシークエンスはグラディエントエコー系列で，Balanced FE，true FISP，FIESTA などと呼ばれている．

◆ 画像の特徴

- Balanced TFE image(b-TFE)で得られる信号は通常のグラディエントエコーよりも格段に強い．
- 血流に対する補正効果を内包しているため血管を非常に高信号に描出する．また画像コントラストは，T2値を強く反映した画像である．
- 門脈，肝静脈，腹部大動脈と分枝などの血管系が高信号に描出されるので，造影剤を必要としない非造影MRAとして有用である．
- 尿路・胆管・膵管・消化管内容液などの液体成分も高信号に描出され，MRCPとしても利用できる．

Q12 MRCPの撮像方法の種類とその相違は？

◆ MRCPの種類：single-slice(ss)法とmulti-slice(ms)法がある
◆ 撮像法の相違：スライス厚，枚数，TEが異なる

- ss-MRCPは，厚さ50～70 mmの1枚のスライス(スラブ)で撮像する．後処理での再構成はできないので，撮像断面の角度を変えて，複数枚撮像する(図10)．
- ms-MRCPは，多数の厚さ1～5 mmの薄いスライス(元画像)を取得し，撮像後にMIP処理で角度を変えた立体的な膵胆管像を得る(図11)．

	ss-MRCP(single-shot TSEなど)	ms-MRCP(TSE，HASTEなど)
撮像方法の特徴	・きわめて強いT2強調像(TE 1,200～1,400)	・強いT2強調像(TE 300～350，Heavy T2) ・2Dあるいは3D法
	・厚いスラブ(50～70 mm)で1枚ずつ角度を変えて撮像	・冠状断あるいは斜冠状断像で，多数の薄い(5 mm以下)スライス(元画像)を取得→撮像後MIP再構成で多方向画像を作成
撮像時間	・短い ・1スライス約4秒(呼吸停止下)	・長い ・2D法(約20秒，呼吸停止下) ・3D法(約3分，呼吸同期下)

◆ ss-MRCPの多方向撮像

- 厚いスラブを用いて，異なる角度で複数枚撮像し，膵管，胆管，胆嚢をカバーする．
- 通常，冠状断・両側斜冠状断および矢状断・両側斜矢状断の6方向を撮像する(図10)．
- ms法とは異なり撮像後に任意方向の再構成画像を作成することはできない．複数枚の多方向の撮像を行うことで，重なりを避けたり，ステレオ視が可能になる．
- 矢状断・斜矢状断(図10b)を経時的に撮像することで，乳頭膨大部の膵胆管の分離を容易にする．また，乳頭膨大部括約筋の収縮，弛緩による膵胆管の下端や共通管の変化を観察することができる．

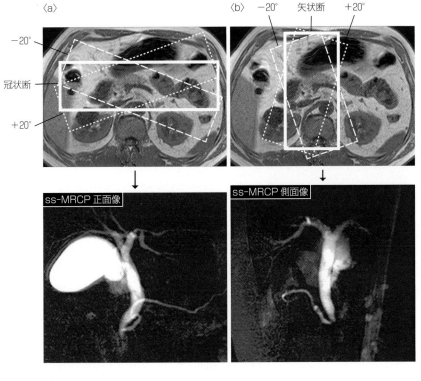

図10 ss-MRCPの多方向撮像
経時的に異なる角度で撮像する．1スライスは約4秒で撮像できるが，次のスライスの撮像は縦磁化の回復を待つために，約10秒間隔をあける．
a：冠状断，+20°，−20°．
　各々で主膵管，総胆管，胆嚢をカバーするように設定．
b：矢状断，+20°，−20°．
　総胆管と膵頭部主膵管を含むように設定．

◆ ms-MRCP 撮像法と MIP（最大値投影法）

元画像と MIP 画像：
- ms法で得られる多数の薄い元画像は，細部の観察には有用であるが，全体像の把握は困難である．MIP (maximum intensity projection) 処理を行うことで，立体的な膵胆管像を得ることができ，全体像の把握に有用．

MIPの原理と特性：
- MIPは，三次元的に構築されたデータに対し任意の視点方向に投影処理を行い，投影経路中の最大値を投影面に表示する手法である．最大値以外のデータは切り捨てられ，情報の間引きが行われる．
- 観察面は任意に設定でき，多方向の画像を得ることができる．
- 多方向の再構成画像を得ることで，ステレオ視が可能になる．
- 画像はバックグラウンドとのコントラストが良く鮮明である．

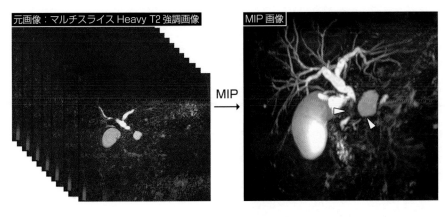

図11 膵頭部癌
元画像1枚ずつでは総胆管と主膵管の狭窄を指摘するのは容易ではない．
MIP画像では全体像を観察でき，一目で狭窄部を認識できる．

Q13 ss-MRCP と ms-MRCP の画像の特徴，相違は？

◆ 重なり：ss-MRCP は透視画像の特性あり

- ss-MRCP では，管が重なった部分は，透視画像のように透見できる（図12a）．
- ms-MRCP の MIP 像では，投影方向の最大値が表現されるので，管の重なり部も均一な高信号を示し透見することはできない（図12b）．

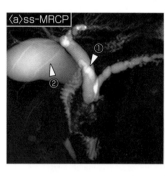
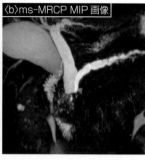

図12 膵頭部癌
胆嚢管（①）と総胆管が前後で重なっている．
ss-MRCP（a）では透視画像のように胆嚢管が透けてみえる．また胆嚢に重なった肝内胆管（②）も透見できる．
ms-MRCP MIP 像（b）ではこれらは透見できない．

◆ 胆汁に囲まれた腫瘍や結石：ss-MRCP では透見できるが，ms-MRCP（MIP）では描出されない

- 高信号の胆汁内に，低信号の腫瘍や結石が存在する場合，ss-MRCP では透視画像の特性を有するため構造物として透見できる（図13a）．
- ms-MRCP では，胆嚢内の構造物は，元画像（図13c）では描出される．しかし MIP 像（図13b）では，投影方向に高信号の胆汁が存在するために胆嚢は均一な高信号を示し，腫瘍は描出されない．元画像の読影が重要である．

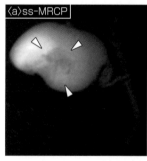
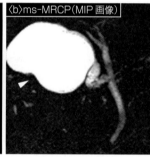
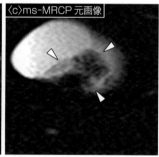

図13 胆嚢癌
胆嚢内腔に突出する腫瘍（▷）．
元画像（c）では腫瘍表面の凸凹不整像が明瞭に描出されている．

◆ 管の連続性：ss-MRCP では良好，ms-MRCP（MIP 像）では偽所見に注意

- ss-MRCP では，3秒程度の呼吸停止が良好であれば，膵管や胆管は連続性良く，鮮明に描出される（図14a）．
- ms-MRCP では，撮像時の呼吸停止が不良（呼吸同期法では呼吸が不規則）であれば，元画像ごとの呼吸による位置ズレやブレのために，MIP 画像で膵胆管が途切れたり，ダブって見えたりすることがある（図14b）．元画像を参照しても真偽が判別困難なことがあるので，ss-MRCP で管の連続性や狭窄の有無を確認する．

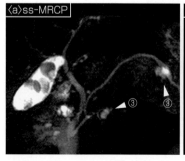
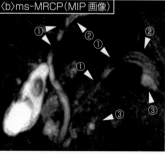

図14 胆嚢結石，膵嚢胞
ss-MRCP（a）では膵胆管は連続性良く，各々1本に描出されている．
ms-MRCP MIP 像（b）では，呼吸停止が不良のため，主膵管や肝内胆管が途切れたり（①），二重三重にみえる（②）．
膵嚢胞性腫瘍の辺縁もぼやけている（③）．

◆ 濃縮胆汁は描出不良：濃縮胆汁は ss-MRCP で大幅に信号が低下する

- MRCP では，水成分を強調するために，通常 TE を長く設定する．
- ss-MRCP と ms-MRCP とでは TE の長さが大きく異なるため，T2 短縮に対する影響も異なる．
- ms-MRCP の TE は 300〜350 msec であるため，T2 短縮に対して ss-MRCP ほどの影響は受けない．濃縮胆汁は T2 短縮しているが，胆嚢は描出される（図 15a）．
- ss-MRCP の TE は 1,200〜1,400 msec と非常に長い．このため，濃縮胆汁の信号は著明に低下する（図 15b）．

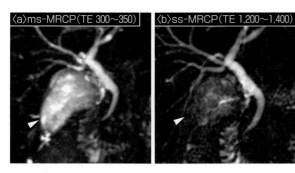

〈a〉ms-MRCP（TE 300〜350） 〈b〉ss-MRCP（TE 1,200〜1,400）

図 15　濃縮胆汁
濃縮胆汁を含む胆嚢は，ms-MRCP（a）では高信号として描出されているが，ss-MRCP（b）では大幅に信号が低下し，ほとんど描出されない．

Q14　ss-MRCP と ms-MRCP の読影手順は？

◆ MRCP の使い分け

- ss-MRCP で膵胆管の全体像を把握し，ms-MRCP の元画像で細部の観察を行う．
- 膵胆管合流部は，経時的に多方向撮像された ss-MRCP で Oddi 括約筋の収縮・弛緩をチェックする．このとき以下の特徴を踏まえて読影する．

	ss-MRCP	ms-MRCP MIP 画像
管の連続性	・良好，アーチファクト少ない	・MIP 画像：時に偽所見（呼吸の影響）
透視画像の特性	・あり	・MIP 画像：なし
胆嚢内の胆石や隆起性病変	・透見可能	・MIP 画像：描出されない（元画像では描出）
濃縮胆汁（T2 短縮の影響）	・信号低下は著明	・信号低下は軽度
有利な点	・全体像の観察 ・膵胆管合流部の評価	・MIP 画像：全体像の観察 ・元画像：細部の観察

Q15　拡散強調像と ADC の関係は？

◆ 拡散強調像：組織の拡散を強調した画像

- 拡散とは水分子のランダムな運動（ブラウン運動）で，細胞密度や組織構築，液体の粘稠度などで規定される．
- 基本となるパルスシークエンスに motion probing gradient（MPG）という動きを検出するための一対の逆向きの傾斜磁場を印加することで拡散強調像が得られる．

◆ b-factor：画像の拡散強調の強さ（印加する MPG の強度）

・大きいほど拡散強調の程度が強い．

◆ ADC：見かけの拡散係数

・拡散係数は，組織の拡散のしやすさを表す定量的な指標である．MR で得られる拡散係数は正確には"見かけの拡散係数"（apparent diffusion coefficient；ADC）と呼ばれる．灌流などの拡散以外の要素を含むためである．単位は $10^{-3}\,mm^2/sec$（単位時間当りに拡散する面積）で表現する．

・ADC は，二つ以上の複数の異なる b-factor（例：b＝0 と 800）を用いて得られた信号強度から，その信号の減衰を指数関数で近似し，片対数グラフにプロットして得られる傾きである．

・ADC map は ADC 値を画素ごとに計算して作成する画像で，T2 の影響は排除されており，ROI を用いて ADC 値を測定することができる．

・ADC は組織の拡散能の定量的な指標で，T2 の影響を排除して組織の性状を評価することができる（Q 18 参照）

Q16 拡散強調像（DW）の読影の手順とポイントを教えてください．また，どのような短所がありますか？

◆ 読影の手順とポイント：ウインドウ幅を狭くして高信号部を拾い上げる 高信号部の ADC をチェックし，T1，T2 強調画像で性状評価する

① DW での高信号域を拾い上げる．

・腫瘍などの病変は，DW で高信号を示すことが多いので，脾臓などと同等の著明な高信号部に着目する．

・ウインドウ幅を狭くし，コントラストを強くして読影する（図 16）．

② 高信号部を，他のシーケンス（T1 強調像，FS-T2 強調像など）と対比して，解剖学的位置，組織正常を判定する．

③ MPG 付加前の画像（b 0）と比較し，ADC map で ADC 値を評価する．

・MPG 付加前の画像（b 0）で高信号の病変は，拡散制限が乏しくても DW でも高信号を示すことがある（T2-shine-through 効果）．囊胞や血管腫にみられる現象で，b 0 画像と ADC を評価することで診断可能．悪性の充実性腫瘍と間違わないようにすることが重要．

④ 悪性腫瘍であっても DW で描出が困難な場合があることを念頭におく．

・心臓直下の肝左葉の病変は，心拍動のアーチファクトのため DW で描出されないことがある（Q 19 参照）．

・DW で，高信号を示さない悪性腫瘍がある（Q 18 参照）．

⑤ 目的外の病変が偶然発見されることがあるので，撮像範囲のすべての高信号域をチェックする．

・上腹部撮像では肺野や乳腺が範囲に含まれ，肺癌や乳癌が検出される場合がある．

・見逃されやすい悪性腫瘍として，腎盂癌や大腸癌がある．

・正常リンパ節も高信号を示すが，腫大リンパ節に注目する．

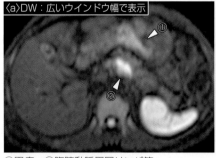
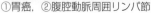
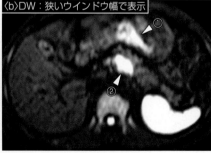

①胃癌，②腹腔動脈周囲リンパ節

図 16　胃癌，腹腔動脈周囲リンパ節転移

ウインドウ幅を広げた画像（a）では，病変（高信号域）は目立たない．

ウインドウ幅を狭くしてコントラストを高くした画像（b）では，病変を高信号として容易に認識できる．

正常の脾や副腎，リンパ節，脊髄は，DW で著明な高信号を示す．これらと同等の高信号域に注目する．

◆ 短所：空間分解能が低い，画像が歪む，アーチファクトが強い

- DW はコントラストの高い画像であるが，空間分解能が低く，また正常臓器の信号も低いので，解剖学的構造の確認が難しい．また画像が歪み，アーチファクトが強いなどの短所がある．

- 他のシーケンスで補いながら読影することが肝要．またアーチファクトに関する知識も必要である（Q 20 参照）．

Q17 拡散強調像（DW）の信号強度に影響を及ぼすものにはどのようなものがありますか？

◆ 病変の T2 の影響：T2-shine-through

- DW は，MPG 付加前（b 0）の T2 強調像の信号の影響を受ける．
- すなわち，T2 強調像（あるいは b 0 画像）で著明な高信号を示すものは，DW でも高信号を呈する

（T2-shine-through）．
- T2-shine-through の効果は b 値に依存する．b 値が高いほど，その効果は少ない．

◆ 用いる脂肪抑制法の種類

- DW は脂肪抑制法を併用して撮像される．用いる脂肪抑制法には，選択的脂肪抑制法と T1 緩和時間差法（STIR 法）があり，どちらの脂肪抑制法を使用しているかを把握して読影することが重要である．
- STIR 法併用の画像は，信号/雑音比（SNR）は非常に低いが，磁化率アーチファクトに強く，安定した脂肪抑制効果が得られる．この場合，脂肪と

同等の短い T1 値を有する病変の信号も低下し検出されないことがあるので注意を要する（T1 高信号を呈する血腫や血栓，メラノーマなど）．
- 選択的脂肪抑制法併用の画像は，SNR が良好で T1 短縮を伴う病変も検出できる．ただし磁化率の影響などにより，脂肪抑制効果が不均一なことがある．

Q18 ADC から病変の性状が判定できますか？

◆ ADC 評価の意義：ADC は組織の拡散能の定量的な指標

- ADC を用いれば，T2 の影響を排除して組織の性状を評価することができる．DW で高信号を示す病変の ADC をチェックすることが重要．
- DW で高信号を示す病変は悪性腫瘍が多い．しかし T2-shine-through で肝嚢胞や血管腫のような良性病変も高信号を示すことがある．ADC と b 0 画像をチェックすることで嚢胞や血管腫を悪性腫瘍と誤診するのを回避できる．

- ADC 低値の病態：悪性腫瘍（とくに細胞密度の高いもの），粘稠な液体（膿瘍），亜急性期の血腫や血栓，急性脳梗塞など．
- ADC の低下しない悪性腫瘍もあることを念頭において読影診断することが重要．たとえば粘液の豊富な細胞密度の低い腫瘍（粘液癌，印環細胞癌など），肝細胞癌，腎細胞癌など．

拡散強調像（選択的脂肪抑制法）	ADC map	成 分
高信号	低値（拡散能低下・制限）	細胞密度の高い腫瘍（リンパ腫，小細胞癌など），血腫・血栓（亜急性期），うっ滞する静脈，粘稠な液体（膿，類皮嚢腫など），細胞性浮腫（急性脳梗塞）
中〜高信号	中〜高値（拡散制限少ない）	海綿状血管腫，炎症，水，嚢胞
低信号	低値	プロトン密度の低いもの，線維化
無，低信号	見かけ上低値	磁化率アーチファクト，脂肪塊*
無信号	見かけ上高値	血管（血液）**

*選択的脂肪抑制法による信号低下（STIR 法を使用した拡散強調像では，脂肪と同等に T1 の短い組織も低信号を示す：参照 Q 19）．

**一対の MPG によって位相分散が戻らないため，信号は低下する．

Q19 拡散強調像（DW）の読影上の注意すべきアーチファクトについて教えてください

◆ 肝左葉病変の描出不良（信号低下）

- 心拍動の影響で，心臓直下の肝左葉の病変はDWで描出されないことがある（図7a, b）．この場合，ADC値も不正確である（図17c）．

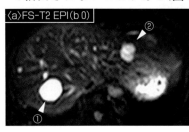 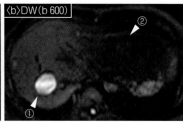 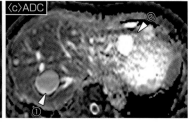

図17　肝嚢胞
　FS-T2(a)で，右葉(①)と左葉(②)に嚢胞(高信号)を認める．右葉の嚢胞(①)はDWで高信号，ADCは比較的高値を示す．肝左葉はDWで描出不良で，その中の嚢胞(②)もまったく描出されない．
　右葉と左葉の嚢胞のADC値は異なり，左葉の嚢胞は著明な高値を呈している．これはDWで大きく信号が低下し，ADCが高く計算されたためである．この周囲の左葉肝実質のADCも右葉に比べ高く，これも同様のアーチファクトである．

◆ 体内金属や鉄沈着などの磁化率アーチファクトの影響

- 体内の金属クリップや肝臓に高度の鉄沈着（ヘモジデローシス）があると，磁化率アーチファクトが強く現れ，DWでは無信号域が大きく広がる（図18a, b）．このためADCも不正確になる（図18c）．

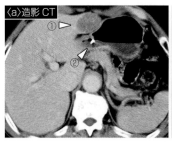 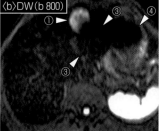 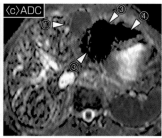

図18　転移性肝腫瘍（大腸癌），胃切除後，肝鉄血症（ヘモジデローシス）
　造影CTでは，肝左葉に類円形の転移性肝腫瘍(①)がみられる．残胃に胃部分切除後の金属性ペッツ(②)あり．DWやADCではこの周辺は広範な無信号(③)を示す．なお胃内の空気(④)も無信号である．
　DWでは転移性腫瘍は，高信号を呈しているが，左背側部が三日月状に欠損している．金属ペッツによるアーチファクトがかぶっているためである．
　肝実質はヘモジデローシスのためDWで信号はびまん性に低下し，ADCでは多数のモザイク状・スポット状のADC低値域が混在している．ヘモジデローシスでは肝実質のADC値は不正確である．

◆ 不規則な呼吸運動によるアーチファクト

- 上腹部の拡散強調像の撮像法には，呼吸停止下，安静呼吸下，呼吸同期法の三つがある．
- 安静呼吸下や呼吸同期法での撮像では，規則的な呼吸であれば良好な画像が得られる．呼吸が不規則であると，DWやADCは不均一となり，病変の描出能も低下する（図19）．

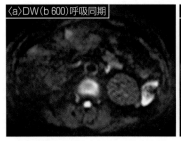 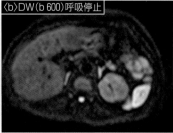

図19
a：呼吸同期法で撮像したが，呼吸が不規則なため，肝，腎の描出は不良で，不均一な信号強度を示す．脾には低信号域の偽病変がみられる．
b：呼吸停止法で再撮像した．均質な画像で，肝，腎，脾，副腎も明瞭である．

Q20 MR特有のアーチファクトについて教えてください

◆ MRIアーチファクト：種々の原因によるMR特有のアーチファクト

- 病変と酷似するものや，アーチファクトによって病変が描出されないこともある．
- 撮像時に，アーチファクトを軽減する対策を講じることが重要である．

種　類	原　因
・生体，体内因子に起因するアーチファクト 　モーションアーチファクト（ゴースト）→図20a 　フロー（流れによる）アーチファクト（ゴースト）→図20b 　化学シフトアーチファクト 　磁化率アーチファクト→図21	体動，呼吸，心血管の拍動，腸管蠕動 拍動流，血流，髄液，胆汁など 体内脂肪や病変内の脂肪 体内金属，空気，出血
・撮像条件によるアーチファクト	不適切なパラメータの設定など
・機器や外部因子によるアーチファクト	渦電流，外部電磁波など
・脂肪抑制に関するアーチファクト→図22 　（脂肪抑制効果の不良，水信号の抑制）	局所磁場不均一，空気や金属の存在など

◆ ゴーストアーチファクト

- 動きの影響によるアーチファクトはおもに位相エンコード方向に発生する．位相方向の信号はTRごとにデータ収集されるため，画像上アーチファクトは本来あるべき場所からの位置ズレ（位相シフト）となって現れる（ゴーストアーチファクト）．
- 上腹部の撮像では，呼吸停止が不良な場合，前腹壁の脂肪信号がゴーストアーチファクトとなって出現する（図20a）．血管内の高信号が拍動によってゴーストアーチファクトとして認められる（図20b）．

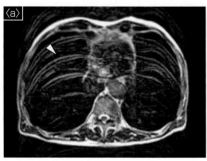
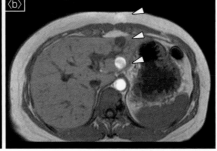

図20　ゴーストアーチファクト

◆ 磁化率アーチファクト

- 磁化率の異なった組織の境界では磁力線の歪みが生じる．これに伴い信号の低下や増強が出現する．体内金属や空気との境界面でこのアーチファクトがみられる．
- 金属異物では，金属を中心とした信号低下とその周囲に著明な高信号帯がみられる（図21）．脂肪抑制を併用した画像で顕著である．

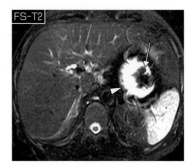

図21　磁化率アーチファクト
　胃の内壁に金属クリップがある．それを中心に低信号域（→）と周囲の高信号帯（▷）の大きなアーチファクトを認める．

◆ 周波数選択的脂肪抑制法のアーチファクト：水信号抑制

- 周波数選択的脂肪抑制法は，水と脂肪のプロトンの共鳴周波数(3.5 ppm)を利用する．すなわち，脂肪の共鳴周波数に合わせたパルスを印加することで脂肪の信号を抑制する．
- 局所磁場が不均一な場合，共鳴周波数がズレ，脂肪抑制効果が不均一になったり，水の信号を抑制してしまうことがある．撮像範囲FOVの辺縁部や，肺との境界面などの解剖学的に空気の複雑に入り込んだ部位などで起こりやすい(図22)．
- 撮像時に，適切に磁場の不均一性を補正(シミング)して，磁場均一性を最適化することで改善できる．

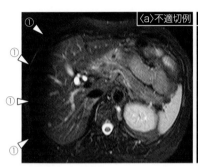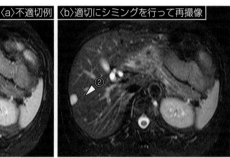

〈a〉不適切例　〈b〉適切にシミングを行って再撮像

図22　選択的脂肪抑制 T2 強調像
a：右腹壁の皮下脂肪のみでなく，肝実質(①)の信号も抑制されている．血管腫(②)が描出されていない．
b：肝実質は辺縁まで描出され，血管腫(②)も検出できる．

Q21　静磁場強度の違い(3Tと1.5T)で画質はどれくらい違いますか？

- 臨床では1.5Tや3Tの静磁場強度の超伝導装置が多く用いられる．
- 3TではSNRが高くT2強調像で優位性が明らかであるが，T1コントラストがつきにくいことやガス・金属によるアーチファクトが強いことなどの短所もある．臨床的にはよく管理されたMR装置ならば1.5T装置で十分な診断情報が得られる．個々の施設のニーズにあった選択(1.5Tと3T)をすればよい．

◆ 3Tと1.5T装置の比較

- **SNR**：3Tのほうが高い．理論的には3Tは1.5Tの2倍のSNRであるが，SAR(比吸収率)の規制によるパワー制限，T1延長(縦磁化の回復遅延)，磁化率効果の増強などにより，実際には2倍ほど高くない．
- **磁化率アーチファクト**：3Tのほうが強い．
- **T1コントラスト**：3Tが劣る．3Tではすべての組織のT1(縦緩和時間)が延長し，水のT1(4.2 s)に近づく．このためT1強調像におけるコントラストが低下する．IR(反転回復)法などで対処．
- **脂肪組織の信号強度**：3Tで強い．3TではT1延長の程度は脂肪組織がもっとも軽度であるため，相対的に脂肪組織の信号が高くなる．
- **造影剤による増強効果**：3Tのほうが造影増強効果はやや強い．
- **化学シフト**：3Tのほうが強い．化学シフトアーチファクトは2倍になる．周波数選択的脂肪抑制法やMRSには有利である．
- **RF(ラジオ波)の空間分布の不均一性**：3Tで強い．誘電効果と誘導電流によるRF遮断効果により，3TではRFの空間分布が不均一になり，信号が低下し，不均一になる．最新型ではRFを均一に送信するシステムなどにより改善．
- **SAR**：3Tで強い．このため多くのシーケンスでSAR基準値を超える．FA(フリップ角)を下げるなどで対処．
- **流入効果**：3Tのほうが強い．T1延長のため，縦磁化の回復が遅く，流入してくる水分子は相対的に強い．非造影TOF MRAには有利．
- **静磁場の力学的な作用(牽引力，回転力)**：3Tで強い．

参考文献

◆ Ⅰ 膵胆管の先天異常

1) Mortele KJ, et al: Multimodality Imaging of Pancreatic and Biliary Congenital Anomalies. RadioGraphics 2006; 26: 715-731

2) Todani T: Choledochal cysts and pancreatobiliary maljunction. In Balisteri WF, Ohi R, Todani T, et al: Hepatobiliary, pancreatic and splenic disease in children. 1997, 261-286, Elsevier Science BV, Amsterdam

3) 島田光生, 他：膵・胆管合流異常の診療ガイドライン. 胆道 2012；26：678-690

4) Watanabe Y, et al: High-resolution MR cholangiopancreatography. Critical Reviews in Diagnostic Imaging 39: 1998; 115-258

5) Dohke M, Watanabe Y, et al: Anomalies and anatomic variants of the biliary tree revealed by MR cholangiopancreatography. AJR 1999; 173: 1251-1254

6) Matos C, et al: Choledochal cysts: comparison of findings at MR cholangiopancreatography and endoscopic retrograde cholangiopancreatography in eight patients. Radiology 1998; 209: 443-448

7) 渡邊祐司, 永山雅子, 他：膵胆管の正常変異と先天異常（3）―乳頭膨大部：膵・胆管合流異常, 総胆管瘤. 臨牀消化器内科 2003；18：1439-1447

8) 渡邊祐司, 永山雅子, 他：MRCP ピットフォール（2）胆汁の生理：流れ. 臨牀消化器内科 2003；18：489-493

9) Türkvatan A. et al: Congenital variants and anomalies of the pancreas and pancreatic duct: Imaging by magnetic resonance cholangiopancreatography and multidetector computed tomography. Korean J Radiol 2013; 14: 905-913

10) 渡邊祐司, 永山雅子, 他：膵胆管の正常変異と先天異常（1）―膵管と胆管. 臨牀消化器内科 2003；18：1213-1220

11) Sandrasegaran K, et al: Annular pancreas in adults. AJR 2009; 193: 455-460

12) Oddi R: Di una speciale disposizione a sfintere allo sbocc del coledoco. Annali dell' Universita Libera di Perugia 1887; 2: 249-264

13) Boyden EA: The anatomy of the choledochoduodenal junction in man. Surg Gynecol Obstet 1957; 104: 641-652

14) 小野慶一：Oddi 筋の外科臨床. 日消外会誌 1987；20：671-679

15) McLoughlin MT, et al: Sphincter of Oddi dysfunction and pancreatitis. World J Gastroenterol 2007; 13: 6333-6343

16) 朴沢重成, 他：特発性慢性膵炎疑診例に含まれる Oddi 括約筋機能不全 SOD の検出. 厚生労働科学研究費補助金難治性疾患克服研究事業 難治性膵疾患に関する研究分担研究報告書. 2009；184-186

17) 高松 徹, 他：膵管癒合不全を伴った十二指腸括約筋機能不全の一例. 膵臓 2012；27：695-700

18) Toouli J, et al: Manometry based randomised trial of endoscopic sphincterotomy for sphincter of Oddi dysfunction. Gut 2000; 46: 98-102

19) 日本膵・胆管合流異常研究会, 日本膵・胆管合流異常診断基準検討委員会：膵・胆管合流異常の診断基準 2013. 胆道 2013；27：785-787

20) 古味信彦：先天性胆管拡張症に伴う膵管胆道合流異常 50例の分類. 膵臓 1991；6：28-38

21) 神澤輝実, 他：Choledochocele とその類縁疾患. Prog Dig Endosc 2001；58：50-54

22) Guelrud M, et al: The role of ERCP in the diagnosis and treatment of idiopathic recurrent pancreatitis in children and adolescents. Gastrointest Endosc 1994; 40: 428-436

23) Manfredi R, et al: Pancreas divisum and "Santorinicele": Diagnosis with dynamic MR cholangiopancreatography with secretin stimulation. Radiology 2000; 217: 403-408

◆ Ⅱ 急性膵炎

1) Steinberg W, Tenner S: Acute pancreatitis. N Engl J Med 1994; 330: 1198-1210

2) Kloppel G, et al: Pathology of acute and chronic pancreatitis. Pancreas 1993; 8: 659-670

3) Hamada S, et al: Nationwide epidemiological survey of acute pancreatitis in Japan. Pancreas 2014; 43: 1244-1248

4) 武田和憲, 他：急性膵炎重症度判定基準最終改訂案の検証. 厚生労働科学研究費補助金難治性疾患克服研究事業 難治性膵疾患に関する調査研究, 平成 19 年度総括・分担研究報告書 2008；29-33

5) 急性膵炎診療ガイドライン 2010 改訂出版委員会 編：急性膵炎ガイドライン 2010 第 3 版 金原出版 2010

6) Banks P, et al: Classification of acute pancreatitis—2012: revision of the Atlanta classification and definitions by international consensus. Gut 2013; 62: 102-111

7) 急性膵炎診療ガイドライン 2015 改定出版委員会 編：急性膵炎診療ガイドライン 第 4 版. 2015, 金原出版, 東京

8) Lecesne R, et al: Acue pancreatitis: interobserver agreement and correlation of CT and MR cholangiopancreatography with outcome. Radiology 1999; 211: 727-735

9) Elamas N: The role of diagnostic radiology in pancreatitis. Eur Radiol 2001; 38: 120-132

10) Ward J, et al: T2-weighted and dynamic enhanced MRI in acute pancreatitis: comparison with contrast enhanced CT. Clin Radiol 1997; 52: 109-114

11) Tsuji Y, et al: Perfusion computerized tomography can predict pancreatic necrosis in early stages of severe acute pancreatitis. Clin Gastroenterol Hepatol 2007; 5: 1484-1492

12) 渡邊祐司, 永山雅子, 他：急性膵炎（2）診断と重症度評価. 臨牀消化器内科 2004；19：749-758

13) Watanabe Y, et al: High-resolution MR cholangiopancreatography. Critical Review in Diagnostic Imaging 1998; 39: 115-258

14) Robinson PJ, et al: Pancreatitis: computed tomography and magnetic resonance imaging. Eur Radiol 2000; 10: 401-408

15) Amano Y, et al: Nonenhanced magnetic resonance imaging of mild acute pancreatitis. Abdom Imaging 2001; 26: 59-63

16) 渡邊祐司, 永山雅子, 他：急性膵炎(3) 合併症, 特殊例. 臨牀消化器内科 2004；19：1191-1194

17) 渡邊祐司, 永山雅子, 他：急性膵炎(1) 原因. 臨牀消化器内科 2004；19：615-620

18) van Santvoort HC, et al: A step-up approach or open necrosectomy for necrotizing pancreatitis. N Engl J Med 2010; 362: 1491-1502

19) 乾　和郎, 他：膵仮性嚢胞の内視鏡治療ガイドライン 2009. 膵臓 2009；24：571-593

20) Bradley EL, et al: The natural history of pancreatic pseudocysts: a unified concept of m anagement. Am J Surg 1979; 137: 135-141

21) Kalb B, et al: MR imaging of cystic lesions of the pancreas. RadioGraphics 2009; 29: 1749-1765

22) EI Hamel A, et al: Bleeding pseudocysts and pseudoaneurysms in chronic pancreatitis. Br J Surg 1991; 78: 1059-1063

23) Carr JA, et al: Visceral pseudoaneurysms due to pancreatic pseudocysts: rare but lethal complications of pancreatitis. J Vasc Surg 2000; 32: 722-730

24) Stabile BE, et al: Reduced mortality from bleeding pseudocysts and pseudoaneurysms caused by pancreatitis. Arch Surg 1983; 118: 45-51

25) Novacic K, et al: Embolization of a Large Pancreatic Pseudoaneurysm Converted from Pseudocyst（Hemorrhagic Pseudocyst）. J Pancreas 2008; 9: 317-321

26) Fulcher AS, et al: Thoracopancreatic Fistula: Clinical and Imaging Findings Journal of Computer Assisted Tomography 1999; 23: 181-187

27) Akahane T, et al: Pancreatic pleural effusion with a pancreatic opleural fistula diagnosed by magnetic resonance cholangiopancreatography and cured by somatostatin analogue treatment. Abdom Imaging 2003; 28: 92-95

28) Lee VS, et al: What causes diminished corticomedullary differentiation in renal insufficiency? J Magn Reson Imaging 2007; 25: 790-795

29) Thurnher MM, et al: Peripancreatic fat necrosis mimicking pancreatic cancer. Eur Radiol 2001; 11: 922-925

30) Johnson CD, et al: CT of acute pancreatitis: Correlation between lack of contrast enhancement and pancreatic necrosis. Am J Roentgenol 1991; 156: 93-95

31) Vernecchia FS, et al: Pancreatic abscess: predictive value of early abdominal CT. Radiology 1987; 162: 435-438

32) Bazan HA, et al: Emphysematous pancreatitis. N Engl J Med 2003; 349: e25

33) Grayson DE, et al: Emphysematous infections of the abdomen and pelvis: A pictorial review. RadioGraphics 2002; 22: 543-561

◆ Ⅲ　慢性膵炎

1) Kloppel G, et al: Pathology of acute and chronic pancreatitis. Pancreas 1993; 8: 659-670

2) 慢性膵炎臨床診断基準改訂案. 日消誌 2009；106：A499-A509

3) 下瀬川徹：慢性膵炎臨床診断基準 2009　改定基準に対する意見と今後の展開. 膵臓 2009；24：704-708

4) 日本消化器病学会 編：慢性膵炎診療ガイドライン 2015 (改訂第2版). 2015, 南江堂, 東京

5) 厚生労働省難治性膵疾患に関する調査研究班, 日本膵臓学会, 日本消化器病学会：慢性膵炎臨床診断基準 2009. 膵臓 2009；24：645-646

6) 渡邊祐司, 永山雅子, 他：慢性膵炎(1)　分類と症状, 原因. 臨牀消化器内科 2004；19：1311-1318

7) Robinson PJ, et al: Pancreatitis: computed tomography and magnetic resonance imaging. Eur Radiol 2000; 10: 401-408

8) Semelka RC, et al: Chronic pancreatitis: MR imaging features before and after administration of gadopentetate dimegulumine. J Magn Reson Imaging 1993; 3: 79-82

9) Sica GT, et al: Magnetic resonance imaging in patients with pancreatitis: evaluation of signal intensity and enhancement changes. J Magn Reson Imaging 2002; 15: 275-284

10) 渡邊祐司, 永山雅子, 他：消化器 MRI の読み方：慢性膵炎(2)　MR 所見, 急性増悪, 総胆管拡張. 臨牀消化器内科 2004；19：1415-1426

11) Blasbalg R, et al: MRI features of groove pancreatitis. AJR 2007; 189: 73-80

12) Ray P, et al: Groove pancreatitis. Diagnostic impact of dynamic radiology. Presse Med 2003; 8: 1705-1706

13) Kalb B, et al: MR imaging of cystic lesions of the pancreas. RadioGraphics 2009; 29: 1749-1765

14) Patel ND, et al: Brunner's gland hyperplasia and hamartoma: imaging features with clinicopathologic corre- lation. AJR 2006; 187; 715-722

15) 永山雅子, 渡邊祐司, 他：胃十二指腸粘膜下腫瘤性病変(3). 臨牀消化器内科 2008；23；1369-1376

16) DeSouza K, et al: Groove pancreatitis: A brief review of a diagnostic challenge. Arch Pathol Lab Med 2015; 139: 417-421

17) Blasbalg R, et al: MRI features of groove pancreatitis. AJR 2007; 189: 73-80

18) Raman SP, et al: Groove pancreatitis: Spectrum of imaging findings and radiology-pathology correlation. AJR 2013; 201: W29-W39

19) Castell-Monsalve FJ, et al: Groove pancreatitis: MRI and pathologic findings. Abd Imaging 2008; 33: 342-348

20) Kalb B, et al: Paraduodenal pancreatitis: Clinical perfor-

mance of MR imaging in distinguishing from carcinoma. Radiology 2013; 269: 475-481

21) Ku YH, et al: Pancreatic groove cancer. Medicine 2017; 96: e5640

22) Ishigami K, et al: Differential diagnosis of grove pancreatic carcinoma vs. groove pancreatitis: usefulness of the portal venous phase. Eur J Radiol 2010; 74: e95-e100

◆ Ⅳ 自己免疫性膵炎

1) 厚生労働省難治性膵疾患調査研究班・日本膵臓学会：自己免疫性膵炎診療ガイドライン 2013. 膵臓 2013；28：715-784

2) Yoshida K, et al: Chronic pancretitis caused by an autoimmune abnormality. Proposal of the concept of autoimmune pancreatitis. Dig Dis Sci 1995; 40: 1561-1568

3) 日本膵臓学会自己免疫性膵炎検討委員会：日本膵臓学会自己免疫性膵炎診断基準 2002. 膵臓 2002；17：585-587

4) 西森 功, 他：自己免疫性膵炎の実態調査. 膵臓 2002；17：619-627

5) Okazaki K, et al: Autoimmune related pancreatitis. Gut 2002; 51: 1-4

6) Ito T, et al: Autoimmune pancreatitis as a new clinical entity-three cases of aoutoimmune pancreatitis with effective steroid therapy. Dig Dis Sci 1997; 42: 1458-1468

7) Venu RP, et al: Autoimmune pamcreatitis, pancreatic mass, and lower gastrointestinal bleed. J Clin Gastroenterol 1998; 28: 364-367

8) Horiuchi A, et al: Characteristic pancreatic duct appearance in autoimmune chronic pancreatitis: a case report and review of the Japanese literature. Am J Gastroenterol 1998; 93: 260-263

9) Nakazawa T, et al: Clinical evaluation of atypical primary sclerosing cholangitis associated with pancreatitis. Gastroenterology 2000; 118: A454-A455

10) Hamano H, et al: High serum IgG4 concentrations in patients with sclerosing pancreatitis. N Engl J med 2001; 344: 732-738

11) Sahani DV, et al: Autoimmune pancreatitis: imaging features. Radiology 2004; 233: 345-352

12) Wakabayashi T, et al: Long-tern prognosis of duct-narrowing chronic pancreatitis. Strategy for steroid treatment. Pancreas 2005; 30: 31-39

13) Tanaka S, et al: Corticosteroids-responsive diabetes mellitus associated with autoimmune pancreatitis. Lancet 2000; 356: 910-911

14) Zamboni G, et al: Histopathological features of diagnostic and clinical relevance in autoimmune pancreatitis: a study on 53 resection sepcimens and 9 biopsy specimens. Virchows Arch 2004; 445: 552-563

15) 渡邊祐司, 永山雅子, 他：特殊型膵炎：自己免疫性膵炎 (1). 臨牀消化器内科 2004；19：1535-1543

16) 渡邊祐司, 永山雅子, 他：特殊型膵炎：自己免疫性膵炎 (2). 臨牀消化器内科 2004；19：1667-1674

17) Irie H, et al: Autoimmune pancreatitis: CT and MR characterics. AJR 1998; 170: 1323-1327

18) Sugiyama Y, et al: Characteristic magnetic resonance features of focal autoimmune pancreatitis useful for differentiation from pancreatic cancer. Jpn J Radiol 2012; 30: 296-309

19) Kawai Y, et al: Autoimmune pancreatitis: assessment of the enhanced duct sign on multiphase contrast-enhanced computed tomography. Eur J Radiol 2012; 81: 3055-3060

20) Choi SY, et al: Differentiating mass-forming autoimmune pancreatitis from pancreatic ductal adenocarcinoma on the basis of contrast-enhanced MRI and DWI findings. AJR 2016; 206: 291-300

21) Hur BY, et al: Magnetic resonance imaging findings of the mass-forming type of autoimmune pancreatitis: comparison with pancreatic adenocarcinoma. J Magn Reason Imaging 2012; 36: 188-197

22) Taniguchi T, et al: Autoimmune pancreatitis detected as a mass in the tail of the pancreas. J Gastroenterol Hepatol 2000; 15: 461-464

23) Wakabayashi T, et al: Clinical and imaging features of autoimmune pancreatitis with focal pancreatic swelling or mass formation: comparison with so-called tumor-forming pancreatitis and pancreatic carcinoma. Am J Gastroenterol 2003; 98: 2679-2687

24) Inoue D, et al: Autoimmune pancreatitis with multifocal mass lesions. Radiat Med 2006; 24: 587-591

◆ Ⅴ 外 傷

1) Lahiri R, et al: Pancreatic trauma. Ann R Coll Surg Engl 2013; 95: 241-245

2) Vasquez JC, et al: Management of penetrating pancreatic trauma: an 11-year experience of a level-1 trauma center. Injury 2001; 32: 753-759

3) Wisner DH, et al: Diagnosis and treatment of pancreatic injuries. Arch Surg 1990; 125: 1109-1113

4) Debi U, et al: Pancreatic trauma: A concise review. World J Gastroenterol 2013; 19: 9003-9011

5) 日本外傷学会臓器損傷分類委員会：膵損傷分類 2008. 日

外傷会誌 2008；2：208

6) 小林慎二郎, 他：膵損傷に対する治療戦略. 日腹部救急医会誌 2012；32：1181-1185

7) Soto JA, et al: Traumatic Disruption of the Pancreatic Duct. Diagnosis with MR Pancreatography. AJR 2001; 176: 175-178

8) Gillams AR, et al: Diagnosis of Duct Disruption and Assessment of Pancreatic Leak with Dynamic Secretin—Stimulated MR Cholangiopancreatography. AJR 2006; 186: 499-506

◆ Ⅵ 膵囊胞性疾患

1) Sahani DV et al: Diagnosis and management of cystic pancreatic lesions. AJR 2013; 200: 343-354
2) Kim SY et al: Macrocystic neoplasms of the pancreas: CT differentiation of serous oligocystic adenoma from mucinous cystadenoma and intraductal papillary mucinous tumor. AJR 2006; 187: 1192-1198
3) Klöppel G, et al: Histological Typing of Tumors of the Exocrine Pancreas. International Histological Classification of the Tumors. WHO, Springer, 1996
4) Solcia E, et al: Tumor of the pancreas. Atlas of tumor pathology 3rd series, Fascile 20. Armed Forces Institute of Pathology, Washington DC, 1997
5) Kalb B et al: MR imaging of cystic lesions of the pancreas. RadioGraphics 2009; 29: 1749-1765
6) Choi JY, et al: Typical and atypical manifestations of serous cystadenoma of the pancreas: imaging findings with pathologic correlation. AJR 2009; 193: 136-142
7) Khurana B, et al: Macrocystic serous adenoma of the pancreas: radiologic-pathologic correlation. AJR 2003; 181: 119-123
8) Gabata T, et al: Solid serous cystadenoma of the pancreas: MR imaging with pathologic correlation. Abdom Imaging 2005; 30: 605-609
9) 渡邊祐司, 永山雅子, 他：膵囊胞性病変(1) 漿液性囊胞腫瘍. 臨牀消化器内科 2006；21：101-111
10) Adsay NV, et al: Squamous-lined cysts of the pancreas: lymphoepithelial cysts, dermoid cysts (teratomas), and accessory-splenic epidermoid cysts. Semin Diagn Pathol 2000; 17: 56-65
11) Kwak MK, et al: A case of epidermoid cyst in an intrapancreatic accessory spleen mimicking pancreas neoplasms: MRI with DWI. Clinical Imaging 2016; 40: 164-166
12) Nam SJ, et al: Lymphoepithelial cysts in the pancreas: MRI of two cases with emphasis of diffusion—weighted imaging characteristics. J Magn Reson Imaging 2010; 32: 692-696
13) Kazumori H, et al: Lymphoepithelial cyst of the pancreas. J Gastroenterol 1997; 32: 700-703
14) Domen H, et al: Lymphoepithelial cyst of the pancreas. Case Rep Gastroenterol 2012; 6: 604-611
15) Terakawa H, et al: Clinical and radiological feature of lymphoepithelial cyst of the pancreas. World J Gastroenterol 2014; 20: 17247-17253
16) Motosugi U, et al: Epidermoid cyst in intrapancreatic accessory spleen: radiological findings including superparamagnetic iron oxide-enhanced magnetic resonance imaging. J Comput Assist Tomogr 2010; 34: 217-222
17) 渡邊祐司, 永山雅子：膵囊胞性病変(5) 先天性囊胞. 臨牀消化器内科 2006；21：631-636
18) 田村達郎, 他：膵内副脾に発生した epidermoid cyst の1例. 日臨外会誌 2010；71：2965-2969
19) Mage D, et al: Lymphoepithelial cyst of the pancreas: an analysis of 117 patients. Pancreas 2014; 38: 324-330

◆ Ⅶ 膵管内腫瘍

1) Tanaka M, et al: International Association of Pancreatology. International consensus guidelines 2012 for the management of IPMN and MCN of the pancreas. Pancreatology 2012; 12: 183-197
2) 山雄健次, 他：IPMN 国際診療ガイドライン 2012 の解説と残された課題. 診断の立場から. 膵臓 2013；28：131-135
3) Furukawa T, et al: Classification of types of intraductal papillary-mucinous neoplasm of the pancreas: a consensus study. Virchows Arch 2005; 447: 794-799
4) Furukawa T: Histologic subclassification and its clinical significance. Tanaka M, ed: Intraductal Papillary Mucinous Neoplasm of the Pancreas. Springer, Tokyo, 2014; 27-42
5) 石神康生, 他：IPMN, MCN, SCN. 画像診断 2017；37：441-452
6) 山口幸二：IPMN 国際診療ガイドライン 2012 の解説と残された課題. 手術適応. 膵臓 2013；28：136-140
7) Tanaka M: Development of pancreatic carcinoma in IPMN patients. Tanaka M, ed: Intraductal Papillary Mucinous Neoplasm of the Pancreas. Springer, Tokyo, 2014; 117-128
8) Song SJ, et al: Differentiation of intraductal papillary mucinous neoplasms from other pancreatic cystic masses: Comparison of Multirow-Detector CT and MR imaging using ROC analysis. J Magn Reson Imaging 2007; 26: 86-93
9) Lim JH, et al: Radiologic spectrum of intraductal papillary mucinous tumor of the pancreas. RadioGraphics 2001; 21: 323-340
10) Rooney SL, et al: intraductal tubulopapillary neoplasm of the pancreas: An update from a pathologist's perspective. Arch Pathol Lab Med 2016; 140: 1068-1073
11) Motosugi U, et al: Imaging studies of intraductal tubulopapillary neoplasms of the pancreas: 2-tone duct sign and cork-of-wine-bottle sign as indicators of intraductal tumor growth. J Comput Assist Tomogr 2012; 36: 710-717
12) Ishigami K, et al: Imaging of intraductal tubular tumors of the pancreas. AJR 2008; 191: 1836-1840

◆ Ⅷ 充実性偽乳頭状腫瘍

1) Bosman FT, et al: WHO Classification of Tumours of the Digestive System, Fourth Edition. IARC Press, Lyon, 2010
2) DeLellis RA, et al: Pathology and Genetics of Tumours of Endocrine Organs. WHO Classification of Tumours. IARC Press, Lyon, 2004

3）Chae SH, et al: Magnetic Resonance Imaging Spectrum of Solid Pseudopapillary Neoplasm of the Pancreas. J Comput Assist Tomogr　2014; 38: 249-257

4）Nakatani K, Watanabe Y, et al: MR imaging features of solid-pseudopapillary tumor of the pancreas. Magn Reson Med Sci　2007; 6: 121-126

5）Choi JY, et al: Solid pseudopapillary tumor of the pancreas: typical and atypical manifestations. AJR　2006; 187: 178-186

6）Kristin M, et al: Solid-pseudopapillary tumor of the pancreas. RadioGraphics　2003; 23: 1644-1648

◆ IX 膵神経内分泌腫瘍

1）Halfdanarson TR, et al: Pancreatic neuroendocrine tumors（PNETs）: incidence, prognosis and recent trend toward improved survival. Ann Oncol　2008; 19: 1727-1733

2）膵・消化管神経内分泌腫瘍(NET)診療ガイドライン作成委員会：膵・消化管神経内分泌腫瘍(NET)診療ガイドライン（第1.1版）. 2015, http://jnets.umin.jp/pdf/guideline001_1s.pdf

3）National Comprehensive Cancer Network: NCCN Clinical Practice Guidelines in Oncology: Neuroendocrine Tumors. version.1.2015

4）Jensen RT, et al: ENETS Consensus Guidelines for the management of patients with digestive neuroendocrine neoplasms: functional pancreatic endocrine tumor syndromes. Neuroendocrinology　2012; 95: 98-119

5）Gullo L, et al: Nonfunctioning pancreatic endocrine tumors: a multicenter clinical study. Am J Gastroenterol 2003; 98: 2435-2439

6）五十嵐久人，他：膵内分泌腫瘍の最近の知見：膵内分泌腫瘍の診断と内科的治療　1.　インスリノーマ. 膵臓 2008；23：676-684

7）Vaidakis D, et al: Pancreatic insulinoma: current issues and trends. Hepatobiliary Pancreat Dis Int　2010; 9: 234-241

8）Anlauf M, et al: Precursor lesions in patients with multiple endocrine neoplasia type 1-associated duodenal gastrinomas. Gastroenterology　2005; 128: 1187-1198

9）Jensen RT, et al: Gastrinoma（duodenal and pancreatic）. Neuroendocrinology. 2006; 84: 173-182

10）Bosman FT, et al: WHO Classification of Tumours of the Digestive System, Fourth Edition. IARC Press, Lyon, 2010

11）Ong SL, et al: A fuller understanding of pancreatic neuroendocrine tumours combined with aggressive management improves outcome. Pancreatology　2009; 9: 583-600

12）Ito T, et al: Preliminary results of a Japanese nationwide survey of neuroendocrine gastrointestinal tumors. J Gastroenterol　2007; 42: 497-500

13）Akatsu T, et al: Intraductal growth of a nonfunctioning endocrine tumor of the pancreas. J Gastroenterol　2004; 39: 584-588

14）Takaji R, et al: Carcinoid tumors of the pancreas: dynamic CT and MRI features with pathological correlation. Abdom Imaging　2009; 34: 753-758

15）Kawamoto S, et al: Small Serotonin—Producing Neuroendocrine Tumor of the Pancreas Associated With Pancreatic Duct Obstruction. AJR　2011; 197: W482-W488

16）Shi C, Siegelman SS, et al: Pancreatic duct stenosis secondary to small endocrine neoplasms: a manifestation of serotonin production. Radiology　2010; 257: 107-114

17）Strosberg J, et al: Survival and prognostic factor analysis in patients with metastatic pancreatic endocrine carcinomas. Pancreas　2009; 38: 255-258

18）Obara T, et al: Pancreatic duct obstruction caused by malignant islet cell tumors. Gastrointest Endosc　2000; 51: 604-607

◆ X 膵 癌

1）江川新一，他：膵癌登録報告2007ダイジェスト：膵臓 2008；23：105-123

2）Egawa S, et al: Japan pancreatic cancer registry; 30th year anniversary: Japan Pancreas Society. Pancreas 2012; 41: 985-992

3）日本膵臓学会膵癌診療ガイドライン改訂委員会：膵癌診療ガイドライン2013年版. 金原出版，東京，2013

4）永山雅子，渡邊祐司，他：膵癌（1）　臨床像とMRI所見. 臨牀消化器内科　2006；21：751-755

5）永山雅子，渡邊祐司，他：膵癌（2）　MRI所見と注意点. 臨牀消化器内科　2006；21：1187-1196

6）永山雅子，渡邊祐司，他：膵癌（3）　進展度診断-1. 臨牀消化器内科　2006；21：1344-1352

7）永山雅子，渡邊祐司，他：膵癌（4）　進展度診断-2. 臨牀消化器内科　2006；21：1465-1470

8）永山雅子，渡邊祐司，他：膵癌（5）　鑑別診断-1. 臨牀消化器内科　2006；21：1555-1562

9）永山雅子，渡邊祐司，他：膵癌（6）　鑑別診断-2. 臨牀消化器内科　2006；21：1667-1675

10）Miller FH, et al: MRI of adenocarcinoma of the pancreas. AJR　2006; 187: W365-W374

11）Gabata T, et al: Small pancreatic adenocarcinoma: Efficacy of MR imaging with fat suppression and gadolinium enhancement. Radiology　1994; 193: 683-688

12）Lopez Hanninen E, et al: Prospective evaluation of pancreatic tumors: accuracy of MR imaging with MR cholangiopancreatography and MR angiography. Radiology 2002; 224: 34-41

13）Takakura K, et al: Clinical usefulness of diffusion-weighted MR imaging for detection of pancreatic cancer: comparison with enhanced multidetector-row CT. Abdom Imaging　2011; 36: 457-462

14) Fukukura Y, et al: Pancreatic adenocarcinoma: variability of diffusion-weighted MR imaging findings. Radiology 2012; 263: 732-740

15) Fukukura Y, et al: Diffusion-weighted MR imaging of the pancreas: optimizing b-value for visualization of pancreatic adenocarcinoma. Eur Radiol 2016; 26: 3419-3427

16) Adamek HE, et al: Pancreatic cancer detection with magnetic resonance cholangiopancreatography and endoscopic retrograde cholangiopancreatography: a prospective controlled study. Lancet 2000; 356: 190-193

17) Park HS, et al: Preoperative evaluation of pancreatic cancer: comparison of gadolinium-enhanced dynamic MRI with MR cholangiopancreatography versus MDCT. J Magn Reson Imaging 2009; 30: 586-595

18) Rao SX, et al: Small solid tumors (< or = 2 cm) of the pancreas: relative accuracy and differentiation of CT and MR imaging. Hepatogastroenterology 2011; 58: 996-1001

19) Kanematsu M, et al: Pancreas and peripancreatic vessels: effect of imaging delay on gadolinium enhancement at dynamic gradient-recalled-echo MR imaging. Radiology 2000; 215: 95-102

20) 日本膵臓学会：膵癌取り扱い規約　第7版. 2016，金原出版

21) Gabata T, et al: Groove pancreatic carcinomas: radiological and pathological findings. Eur Radiol. 2003; 13: 1679-1684

22) Low G, et al: Multimodality imaging of neoplastic and nonneoplastic solid lesions of the pancreas. RadioGraphics 2011; 31: 993-1015

23) To'o KJ, et al: Pancreatic and peripancreatic diseases mimicking primary pancreatic neoplasia. RadioGraphics 2005; 25: 949-965

24) Raman SP, et al: Groove pancreatitis: spectrum of imaging findings and radiology-pathology correlation. Am J Roentgenol 2013; 201: W29-W39

25) Ku YH, et al: Pancreatic groove cancer. Medicine 2017; 96: 2 (e5640)

26) Ishigami K, et al: Differential diagnosis of grove pancreatic carcinoma vs. groove pancreatitis: usefulness of the portal venous phase. Eur J Radiol 2010; 74: e95-e100

27) Bagci P, et al: Large duct type invasive adenocarcinoma of the pancreas with microcystic and papillary patterns: a potential microscopic mimic of non-invasive ductal neoplasia. Modern Pathology 2012; 25: 439-448

28) Ichikawa T, et al: Atypical exocrine and endocrine pancreatic tumors (anaplastic, small cell and giant cell types): CT and pathologic features in 14 patients. Abdom Imaging 2000; 25: 409-419

29) Chadha MK, et al: Anaplastic pancreatic carcinoma. A case report and review of liteerature. J Pancreas 2004; 5: 512-515

30) Paner GP, et al: Hepatoid carcinoma of the pancreas. Cancer 2000; 88: 1582-1589

31) Marchegiani G, et al: Pancreatic Hepatoid Carcinoma: A Review of the Literature. Dig Surg 2013; 30: 425-433

◆ XI 膵外原発癌の膵臓への転移と直接浸潤

1) Nakamura E, et al: Secondary tumors of the pancreas: clinicopathological study of103 autopsy cases of Japanese patients. Pathol Int 2001; 51: 686-690

2) Song SW, et al: Diagnosis and treatment of pancreatic metastases in 22 patients: a retrospective study. World J Surg Oncol 2014; 12: 299

3) Triantopoulou C, et al: Metastatic disease to the pancreas: an imaging challenge. Insights Imaging 2012; 3: 165-172

4) Maeno T, et al: Patterns of pancreatic metastasis from lung cancer. Anticancer Res 1998; 18: 2881-2884

5) Carucci LR, et al: Pancreatic metastasis from clear cell renal carcinoma: diagnosis with chemical shift MRI. J Comput Assisst Tomogr 1999; 23: 934-936

6) Kalra MK, et al: State-of-the art imaging of pancreatic neoplasm. Br J Radiol 2003; 76: 857-865

7) 永山雅子，渡邊祐司，他：膵癌 (6)　鑑別診断-2. 臨牀消化器内科　2006；21：1667-1675

8) Moussa A, et al: Pancreatic metastases: a multicentric study of 22 patients. Gastroenterol Clin Biol 2004; 28: 872-876

◆ XII 膵悪性リンパ腫

1) Saif MW: Primary pancreatic lymphoma. J pancreas 2006; 7: 262-273

2) Reed K, et al: Pancreatic cancer: 30 year review (1947 to 1977). Am J Surg 1979; 138: 929-933

3) Ezzat A, et al: Primary pancreatic non- Hodgkin's lymphomas. J Clin Gastroenterol 1996; 23: 109-112

4) Behrns KE, et al: Pancreatic lymphoma: Is it a surgical disease? Pancreas 1994; 9: 662-667

5) Nayer H, et al: Primary pancreatic lymphoma. Cancer 2004; 102: 315-321

6) Masui T, et al: MR imaging of primary malignant lymphoma of the pancreas. Radiation Medicine 2005; 23: 213-215

7) 永山雅子，渡邊祐司，他：膵悪性リンパ腫. 臨牀消化器内科　2007；22：1661-1667

8) Merkle EM, et al: Imaging findings in pancreatic lymphoma: differential aspects. AJR Am J Roentgenol 2000; 174: 671-675

◆ XIII 膵周囲腫瘍

1) Chen H, et al: The North American Neuroendocrine Tumor Society consensus guideline for the diagnosis and management of neuroendocrine tumors: pheochromocytoma, paraganglioma, and medullary thyroid cancer. Pancreas　2010; 39: 775-783

2) Rha SE, et al: Neurogenic tumors in the abdomen: tumor types and imaging characteristics. Radiographics　2003; 23: 29-43

3) Bonekamp D, et al: Castleman disease: The great mimic. RadioGraphics　2011; 31: 1793-1807

4) Ko SF, et al: Imaging spectrum of Castleman's disease. AJR Am J Roentgenol　2004; 182: 769-775

5) 楊　志剛，他：腹部リンパ節結核の分布と造影CT所見．日医放会誌　1997；57：567-571

6) De Backer AI, et al: Abdominal tuberculous lymphadenopathy: MRI features. Eur Radiol　2005; 15: 2104-2109

◆ XIV 膵臓, 胆道の血管性病変

1) Gallego C, et al: Congenital and acquired anomalies of the portal venous system. RadioGraphics　2002; 22: 141-159

2) Herlinger H, et al (eds): Clinical Radiology of the Liver. Marcel Dekker: New York, 1983

3) 永山雅子，渡邊祐司，他：膵臓，胆道，肝臓の血管病変 (3)　側副血行路．臨牀消化器内科　2008；23：519-526

4) Pang TCY, et al: Peripancreatic pseudoaneurysms: a management-based classification system. Surg Endosc 2014; 28: 2027-2038

5) Carr JA, et al: Visceral pseudoan- eurysms due to pancreatic pseudocysts: rare but lethal compli- cations of pancreatitis. J Vasc Surg　2000; 32: 722-730

6) Slavin RE, et al: Segmental arterial mediolysis: a precursor to fibromuscular dysplasia? Mod Pathol　1995; 8: 287-294

7) Slavin RE: Segmental arterial mediolysis: Cardiovasc

Pathol　2009; 18: 352-360

8) Ogawa H, et al: Arteriovenous malformation of the pancreas: assessment of clinical and multislice CT features. Abdom Imaging　2009; 34: 743-752

9) Rezende MB, et al: Pancreatic arteriovenous malformation. Dig Surg　2003; 20: 65-69

10) 永山雅子，渡邊祐司，他：膵臓，胆道，肝臓の血管病変 (2)　占拠性病変としての血管病変-2．臨牀消化器内科 2008；23：389-395

11) Lacout A, et al: Pancreatic involvement in hereditary hemorrhagic teleangiectasia: Assessment with multidetector helical CT. Radiology　2010; 254: 479-484

12) 永山雅子，渡邊祐司，他：膵臓，胆道，肝臓の血管病変 (1)　占拠性病変としての血管病変-1．臨牀消化器内科 2008；23：289-294

索　引

和　文

あ

アーチファクト　235
アップルコア状　184
アルコール性慢性膵炎　59，62
アンギオ CT　41
悪性黒色腫　226
悪性膵神経内分泌腫瘍　144
　──（CT）　145
悪性末梢神経鞘腫瘍　196
悪性リンパ腫　187，190
　──（CT）　187，194
　──と Castleman 病の鑑別
　　203
　──に随伴する膵炎　190
　──の MR 所見　189
　──の鑑別診断　188
　──の検出と範囲　189
　──の信号強度の評価　189
　──の分類　187
　──の臨床症状　187

い

インスリノーマ　126，128，
　129
胃癌，腹腔動脈周囲リンパ節転
　移　232
胃癌リンパ節転移　182
胃手術　38
異所性膵　33
胃切除後　234
胃壁内の膵仮性囊胞　47
胃壁内瘻孔　52，53

え

鋭角合流型　18，19
液体成分と壊死組織や出血の混
　在（被包化壊死）　44
液面形成　122，199
壊死（褐色細胞腫）　198

壊死性膵炎　40
　──の時間経過　42
壊死部のガス像　43
壊死部のサイズと信号強度の経
　過（壊死性膵炎）　42
遠肝性側副血行路　208

お

オーバーハング　185

か

ガストリノーマ　126，130
　──（CT）　131
カテコラミン　195
カニ爪状　184
カルチノイド
　──（CT）　143
　──G1　142
外傷性膵炎の合併症　86
外傷性膵頸部損傷　89
外傷性膵損傷　85，87
　──（CT）　88
　──の MR 所見　86
解剖学的構造の認識　226
潰瘍性大腸炎　83
仮性動脈瘤
　──内腔（CT）　51
　──内腔の検出（仮性動脈瘤
　　破裂）　50
　──の確認所見（CT）　51
　──の周囲血腫の形状（仮性
　　動脈瘤破裂）　50
　──の発生部位と機序　51
　──破裂　50
仮性囊胞　64
　──内の出血の機序　49
　──内の出血の判定　49
褐色細胞腫　195，198，226
肝外肝内胆管拡張型　21
肝左葉　234
間質性浮腫性膵炎　38，39，54
　──の主膵管　39

間質の線状帯状の高信号（間質
　性浮腫性膵炎）　38
間質の浮腫性炎症（急性膵炎）
　37
感染合併　43
感染性膵壊死　43
肝鉄血症　234
肝転移　168
肝囊胞　234
管の連続性　230
乾酪壊死巣（結核性リンパ節炎）
　203

き

気腫性膵炎　43
偽所見　230
機能性神経内分泌腫瘍の種類と
　特徴　126
機能性膵神経内分泌腫瘍　128
機能的膵管癒合不全　22，29
球形の腫瘍（充実性偽乳頭状腫
　瘍）　120
球形の囊胞腫瘍（粘液性囊胞腫
　瘍）　98
急性壊死性膵炎　224
急性壊死性貯留　40，41，42，
　43
急性腎不全　54
急性膵炎　35
　──（CT）　45
　──の MR 所見　37
　──の MR 検査手順　37
　──の合併症　36，43
　──の経過・予後　35
　──の原因　35
　──の造影 CT による重症
　　度判定と Grade 分類　36
　──の分類　36
　──の臨床症状　35
共通管　16
局所進展　162
金属製ペッツ　234

く

グルカゴノーマ　126, 134, 140
　──（CT）　141
空腸静脈-腎静脈シャント　210
くちばし状　174

け

ケラチン内容物
　──（膵リンパ上皮嚢胞）105
　──（類表皮嚢胞）103
ケラチンの特徴的な MR 所見　106
結核性リンパ節炎　203
　──（CT）　204
血管
　── 浸潤　163
　── であることの確認　209
　── の検出　209
　── の評価（膵癌）　150
　── 病変　207
　── を陽性描画（側副血行路）212
血性液貯留　40
血性腹水　40
　──（仮性動脈瘤破裂）　50
結節型の転移性膵癌の特徴　179
原因不明の慢性膵炎　64
原発性硬化性胆管炎　79
原発巣-リンパ節転移の連続性　182
原発部位の確認　183

こ

ゴーストアーチファクト　235
後診断　82
後腹膜奇形腫　197
後腹膜腫瘍　225
後腹膜神経鞘腫　200, 201
　──（CT）　201
後腹膜成熟奇形腫　205
　──（CT）　206
後腹膜軟部組織　195

後腹膜傍神経節腫　199
後方組織浸潤　160, 163
　──（浸潤性膵管癌）　158
高齢者の T1 強調像（膵癌）154
呼吸運動　234

さ

最大値投影法　229
再発性慢性膵炎　64

し

磁化率アーチファクト　234, 235
自己免疫性膵炎　71
　──（CT）　75
　──（分節型）　74
　── 2 型　83
　── と悪性リンパ腫の鑑別診断　188
　── と膵癌の鑑別　76
　── の CT 画像所見　71
　── の MR 所見　72
　── の MR 診断　73
　── の疫学　71
　── の合併病変　83
　── の鑑別診断　73
　── の血液所見　71
　── の自然軽快　82
　── の実質病変　76
　── の症状　71
　── の膵外病変　83
　── の治療　71
　── の病理　71
　── びまん型　79, 83
　── 病変部の病勢と造影所見　78
　── 分節型　79
脂肪　224, 225
　── 壊死（急性膵炎）　37
　── 塊（後腹膜奇形腫）　205
　── 織の混在が少ない状態　154
　── 織の混在の多い状態　154

　── 成分を含む腫瘍（後腹膜奇形腫）205
　── に囲まれた膵外 NET　133
　── の検出　226
　── 変性　57
塊状の ──　225
膵周囲 ── 織壊死　40
微量の ──　225
脂肪抑制　224
　── 法の種類　233
選択的 ── T2 強調像　236
若年者の T1 強調像（膵癌）154
周囲膵実質の信号　62
縦隔内仮性嚢胞　52
充実性偽乳頭状腫瘍　119, 120, 122, 123, 124
　──（CT）　123, 124
　── と神経内分泌腫瘍との鑑別　124
　── の MR 所見　120
　── の分類　119
充実部の悪性度（膵管内乳頭粘液性腫瘍）　110
充実部の淡い造影増強（充実性偽乳頭状腫瘍）　120
十二指腸
　── ガストリノーマ　132
　── 狭窄　30
　── 浸潤　165, 166
　── の粘膜下腫瘍　68
　── の嚢胞形成　68
周波数選択的脂肪抑制法　236
周辺臓器の評価（膵癌）　150
主膵管
　── 型 IPMN と慢性膵炎の鑑別点　56
　── 狭窄　142
　── 損傷　86, 89
　── 損傷と液体貯留　90
　── との関係（膵嚢胞性腫瘍）92
　── との交通（粘液性嚢胞腫瘍）98
　── と分枝膵管の不規則な拡張と狭窄（慢性膵炎）56

—— 内腫瘍進展　145
—— 内の充実性腫瘍（膵管内管状乳頭状腫瘍）　116
—— 内の小結節（膵管内管状乳頭状腫瘍）　116
—— に変化のない癌　152
—— の拡張（膵管内乳頭粘液性腫瘍）　110
—— の狭細化　79
—— の狭細化（自己免疫性膵炎）　75
—— の狭細化の分布　80
—— の狭窄と拡張（膵悪性リンパ腫）　189
—— の狭窄，拡張（直接浸潤）　182
—— の狭窄部の形態（慢性膵炎）　62
—— の屈曲蛇行（AVM）　216
—— の数珠状変形（AVM）　216
—— の膵石・蛋白栓　59
—— の途絶　152
—— の不規則な狭窄・拡張（慢性膵炎）　56，58
—— の変化に乏しい癌　152
—— 壁の造影増強所見（自己免疫性膵炎）　80
数珠状変化　56
出血性変化が目立たない充実性偽乳頭状腫瘍　123
出血部の検出　226
出血変性
—— （褐色細胞腫）　198
—— （充実性偽乳頭状腫瘍）　120
—— の異常信号の機序　121
出血を合併した膵仮性嚢胞　48
漿液性嚢胞腫瘍
—— の MR 所見　92，93
—— の三つのタイプと信号強度　92
漿液性嚢胞腺腫　94
—— （CT）　94
—— macrocystic type　96
—— microcystic type　94，95

—— solid type　97
—— の形態・病理　92
硝子変性（膵神経内分泌腫瘍）　138
小膵癌　152，155
—— の検出　160
上腸間膜浸潤　163
小嚢胞形成　66
上腹部不定愁訴　15
食道静脈瘤　209
腎癌からの転移の可能性（転移性膵腫瘍）　178
神経原性腫瘍　195
—— の MR 所見　196
神経鞘腫　195
——，神経線維腫の MR 診断のポイント　200
神経線維腫　195
神経内分泌腫瘍の病理組織学的分類　126
信号強度から推定される組織，病変　223
腎細胞癌の膵転移　177，181
腎腫大　54
滲出液貯留
—— （外傷性膵損傷）　89
—— （膵断裂）　87
浸潤性膵管癌　158
—— large duct type　169
—— large duct type（CT）　170
—— 硬性型　171，172
—— 硬性型（CT）　172
—— と悪性リンパ腫の鑑別診断　188
浸潤範囲　182
心拍動　234

す

スキルス胃癌　182
ステロイド
—— 治療後の線維化や萎縮　82
—— 治療による実質の異常信号の変化　82
—— 治療による主膵管と実質所見の変化　81

—— の診断的治療　81
ステンドグラス様所見（粘液性嚢胞腫瘍）　98
膵液の胆道内への逆流　18
膵液漏　47
—— による仮性嚢胞（外傷性膵損傷）　89
膵壊死　45
—— （急性膵炎）　37
膵外原発癌　177，178
膵外腫瘍　226
膵外神経叢浸潤　162，163
膵仮性嚢胞　46，89
—— （胃壁内）　47
—— （膵癌に続発）　53
—— 内出血　48
—— 内出血（CT）　49
膵管
—— 拡張　58
—— 狭窄閉塞と尾側膵管拡張（浸潤性膵管癌）　158
—— の狭細化（自己免疫性膵炎）　72
—— の正常変異　27
—— の重複変異　27
—— のループ状変異　27
膵癌　53，149
—— （膵管・胆管の評価）　150
—— 多発肝転移　227
—— と閉塞性膵炎　154，155
—— の MRCP 所見　151
—— の MR 所見　149
—— の MR 診断の実際　150
—— の位置と膵胆管の閉塞・拡張　151
—— の検出（浸潤性膵管癌）　158
—— の病理像　149
—— 腹膜播種，肝転移　156
小 ——　152，155，160
小 —— の検出　160
膵管癌　158
—— （CT）　159
膵癌診療ガイドライン　149
膵管内管状乳頭状腫瘍　116

―― 膵管内充実部の悪性度
116
―― の MR 所見　116
膵管内管状乳頭腺癌　116
――（CT）　117
―― の鑑別診断　118
膵管内進展　144
―― する腫瘍　145
膵管内乳頭粘液性腫瘍　109
―― 混合型（腺腫）　112
―― 主膵管型（腺腫）　113
―― の MR 所見　110
―― の悪性化　109
―― の悪性のリスク　110
―― の組織亜分類　109
―― の治療と経過観察　109
―― の肉眼分類　109
―― の肉眼分類別特徴　110
―― の病理　109
―― 分枝型（腺腫）　111
―― 併存癌　109
膵管内乳頭粘液性腺癌　114
――（CT）　115
膵管非融合　28
―― に発生した膵頭部癌
153
膵管癒合不全　28
――（膵頭部癌合併例）　29
膵管瘤　24
膵鉤部癌　153
膵実質
―― シークエンス（膵癌）
154
―― 断裂の有無（膵断裂）
87
―― と周囲脂肪織の壊死性
変化（壊死性膵炎）　40
―― 内の転移結節（転移性
腫瘍）　178
―― の萎縮および線維化（慢
性膵炎）　56
―― の萎縮と線維化の評価
57
―― の異常信号域（自己免疫
性膵炎）　72
―― の壊死　40
―― の炎症（急性膵炎）　37

―― の敷石状粒状の高信号
（間質性浮腫性膵炎）　38
―― の断裂と損傷　86
―― の小さな腫瘍の検出
128
―― のびまん性腫大あるい
は限局性腫大（自己免疫性
膵炎）　72
―― の評価（膵癌）　150
―― の辺縁凹凸変形
（AVM）　216
―― の痩せ萎縮（AVM）
216
―― 病変部の造影パターン
（自己免疫性膵炎）　72
―― への直接浸潤　182
膵周囲液体貯留　86
――，腹水（急性膵炎）　37
―― が血性（壊死性膵炎）
40
膵周囲脂肪織壊死　40
膵周囲腫瘍　195
膵周囲浸出液貯留（間質性浮腫
性膵炎）　38
膵周囲の褐色細胞腫の MR 診
断のポイント　198
膵十二指腸動脈瘤　214
――（CT）　215
膵神経内分泌癌　146
――（CT）　147
膵神経内分泌腫瘍　125，138
――（CT）　138
―― と悪性リンパ腫の鑑別
診断　188
―― の MR 所見　127
―― の鑑別診断　127
―― の分類　125
膵石　56，58
――（慢性膵炎）　56
―― ・蛋白栓の信号強度　63
―― 嵌頓　60，61
―― の移動　59
膵損傷の分類　85
膵体尾部癌　164，165
――（CT）　168
膵体部癌　155，156，157
――（閉塞性膵炎）　151，155
――，リンパ節転移　155

膵胆管合流異常　18
―― に随伴する病態　18
―― の合流形式　18
膵胆管の重なり　17
膵断裂　87
膵低形成　32
膵動静脈奇形　208，216
――（CT）　217
膵頭部癌　229，230
――（double duct sign）　151
――，総胆管浸潤，膵外神経
叢浸潤　162
――，閉塞性黄疸　157
膵嚢胞　230
膵嚢胞性腫瘍　91
膵の発生　26
膵尾部癌　163，167
――（CT）　167
―― 術後　47
―― に伴う膵仮性嚢胞　47
膵尾部先端の癌　152
膵辺縁の輪郭の直線化と膵周囲
被膜様構造（自己免疫性膵炎）
72
膵リンパ上皮嚢胞　105，106，
107
――（CT）　106，108
―― の MR 所見　105
―― の MR 診断のポイント
108
―― の肉眼的形態の特徴
105
―― の病理　105

せ

セロトニン産生腫瘍　142，143
静磁場強度　236
成熟嚢胞性奇形腫　225
石灰化　124
――（膵神経内分泌腫瘍）
138
―― 膵石　63
―― 膵石（CT）　63
―― の検出　139
―― を伴う膵腫瘍　139
切迫破裂　213

線維性被膜(充実性偽乳頭状腫瘍) 120
線状粒状の無信号(AVM) 216
選択的脂肪抑制 T2 強調像 236
先天異常 15
先天性胆道拡張症 20

そ

ソマトスタチノーマ 126
ソマトスタチン受容体イメージング 133
造影 MR 156
造影ダイナミック MR 157
総胆管
── ・総肝管の圧排偏位・狭窄(側副血行路) 212
── 狭窄(慢性膵炎) 62
── 結石・膵石・膵管の形態異常(急性膵炎) 37
── 浸潤 166
── と主膵管の屈曲変形と拡張(慢性膵炎) 65
── の狭窄,拡張(直接浸潤) 182
── の狭窄,十二指腸との距離開大(慢性膵炎) 66
── の狭窄部の形態(慢性膵炎) 62
── 壁の造影増強所見(自己免疫性膵炎) 80
総胆管癌,膵浸潤 184
総胆管嚢腫 20
総胆管瘤 22
側副血行路 207, 209
── の確認 209
組織固有の T1, T2 223

た

ターゲットサイン 200, 201
退形成癌 173, 174
──(CT) 174
大血管浸潤 163, 164
体内金属 234
体尾部欠損 32

多発性インスリノーマ 129
胆管非拡張型 19
胆汁
── に囲まれた腫瘍や結石 230
── の逆流によるアーチファクト 23
── のジェット流 23
── の膵管内への逆流 18
胆嚢癌 230
──,多発性膵転移 180
── 合併(先天性胆道拡張症) 21
胆嚢結石 230
胆嚢内の構造物 230
蛋白栓 56, 58
──(慢性膵炎) 56
淡明細胞癌 177
断裂部間隙の液貯留,主膵管との交通(外傷性膵損傷) 89
断裂部の挫滅(膵断裂) 87

ち

小さな癌 152, 155, 160
遅延性濃染 78
中年者の T1 強調像(膵癌) 154
直角合流型 18
著明高信号 rim 200
治療前の異常所見 82

て

泥状沈降物 46
低信号 rim 141
鉄沈着 234
転移結節の性状(転移性膵腫瘍) 178
転移性肝腫瘍 234
転移性膵腫瘍 177
── の MR 所見 177
転移の判定 167

と

透視画像 230
動脈瘤 213

── の切迫破裂 214
鈍的損傷 86

な

内腔突出 185
内容液が出血による血性 48
内容液の均一性と少量の泥状沈降物(膵仮性嚢胞) 46
内容液の性状(瘻孔形成) 52
内容物が血性,血腫であること(仮性動脈瘤破裂) 50

に

二次性膵悪性リンパ腫 193
乳頭部括約筋 15
乳頭部膵胆管正常像 15
乳頭膨大部の読影 17

ね

粘液性嚢胞腫瘍 98
── の MR 所見 98
── の悪性を示唆する所見 98
── の浸潤癌の診断 101
── の肉眼的形態の特徴 98
── の病理 98
粘液性嚢胞腺癌 100
──(CT) 101
粘液性嚢胞腺腫 99
──(CT) 99
粘液の確認(粘液性嚢胞腫瘍) 98
年齢による T1-in と FS-T2 の読影優先度 156

の

嚢腫型 20
濃縮胆汁 231
嚢胞性腫瘍
── の液体信号と DW 低信号 rim 141
── の隔壁部(膵嚢胞性腫瘍) 92

solid にみえても ──（膵嚢
　胞性腫瘍）　92
辺縁凹凸のある ──（膵嚢胞
　性腫瘍）　92
嚢胞と血管腫の鑑別　227
嚢胞内への出血の確認所見　49
嚢胞の形態
　──（膵リンパ上皮嚢胞）
　　105
　──（類表皮嚢胞）　103
嚢胞変性
　──（グルカゴノーマ）　140
　── をきたした PNET の鑑
　　別診断　141

は

肺癌，孤発性膵転移　178
　──（CT）　179
背側膵低形成　32

ひ

非機能性神経内分泌腫瘍　126
非機能性膵神経内分泌腫瘍
　137
比吸収率　236
皮質髄質の境界不明瞭化　54
非造影 MRA（b-TFE）　156,
　157, 164, 207, 221, 227,
　228
脾動脈瘤　208, 213
被包化壊死　43, 44, 45
びまん性大細胞性 B 細胞リン
　パ腫　190, 191
表示ウインドウ幅　222
病変内の炎症病勢の強弱（自己
　免疫性膵炎）　77

ふ

腹腔動脈浸潤　164
複雑合流型　18, 19
副腎転移　167
腹水　168
副脾（類表皮嚢胞）　103
腹部リンパ節結核　197
腹膜播種　168

分枝膵管の拡張（慢性膵炎）　58
分節性動脈中膜融解　207

へ

ヘモジデローシス　234
閉塞性黄疸（慢性膵炎）　62
閉塞性膵炎　155
　──（浸潤性膵管癌）　158
　── を伴わない膵癌　160
壁在結節　110, 113, 114
壁在の充実部
　──（膵管内乳頭粘液性腫瘍）
　　110
　── の検出（粘液性嚢胞腫
　　瘍）　98
壁の性状
　──（被包化壊死）　44
　──（膵仮性嚢胞）　46
別開口　16
辺縁凹凸のある嚢胞性腫瘍（膵
　嚢胞性腫瘍）　92
辺縁の癌　152
扁平上皮性嚢胞性腫瘍　102

ほ

ボクセル　222
乏血性の悪性膵神経内分泌腫瘍
　138
傍神経節腫と Castleman 病の
　鑑別　203
紡錘型　20, 21
蜂巣状構造と中心瘢痕（膵嚢胞
　性腫瘍）　92

ま

末梢神経系腫瘍　195
慢性肝炎での反応性リンパ節腫
　大　167
慢性膵炎　31, 46, 47, 55,
　58, 60, 64
　── 合併の異所性膵　33
　── の MR 所見　56
　── の仮性嚢胞　64
　── の急性増悪　61
　── の原因と分類　55

　── の症状　55
　── の病理　55

み

水の信号を抑制　236

め

迷入膵　33

も

門脈閉塞症の原因疾患　208

り

良性末梢神経鞘腫瘍　195
輪状膵　30, 31
　── 部膵管　30
リンパ腫類似の信号強度
　（Castleman 病）　202
リンパ節
　── 腫大　196
　── 腫大（結核性リンパ節
　　炎）　204
　── 転移　167
　── の検出　167
　── の評価（膵癌）　150

る

類円形
　──（Castleman 病）　202
　──（神経鞘腫，神経線維腫）
　　200
類表皮嚢胞　102, 104
　──（CT）　104
　── の MR 所見　103
　── の肉眼的形態の特徴
　　102
　── の病理　102

ろ

瘻孔形成　52
瘻孔の位置，形状，長さ，拡が
　り　52

欧 文

¹¹¹In オクトレオスキャン　133

A

ACTH 産生腫瘍　126
ADC（見かけの拡散係数）
　221, 231, 232, 233, 234
　―― 評価の意義　233
AIP；autoimmune pancreatitis
　71
anaplastic carcinoma　173
ANC；acute necrotic collec-
　tion　42
APFC；acute peripancreatic
　fluid collection　38
AVM；arteriovenous malfor-
　mation　208, 216

B

BB-T2　220, 222
beak 状　174
b-factor　232
Billroth-I　38
　―― 法再建に伴う慢性膵炎
　65
BPNST；benign peripheral
　nerve sheath tumor　195
bright-blood（側副血行路）
　209, 212
Brunner 腺過形成　66, 68
Brunner 腺過誤腫　69
b-TFE　156, 157, 164,
　207, 221, 228
　―― の原理　228

C

capsule-like rim　73
Castleman 病（hyaline-vascular
　type）　202
　―― の MR 診断のポイント
　202
　―― の鑑別診断　203
cavernous transformation
　207, 211, 212

CT
　―― での膵壊死の判定　41
　―― の空間分解能, コント
　ラスト　222
cystic type　20
cyst-in-cyst appearance（粘液
　性囊胞腫瘍）　98

D

delayed enhancement　73, 78
double duct sign　151
duct-penetrating sign　73
DW　221, 231, 232, 233,
　234
　―― で検出できる他臓器所
　見　77
　―― と T1-in 併用で膵癌検
　出　155
　―― 読影上の注意すべき
　アーチファクト　234
　―― による膵癌検出　155
　―― の信号強度　233
　―― の短所　233
　―― の読影手順とポイント
　232
　―― の病変検出能　77

E

enhanced duct sign　73

F

FDG-PET（悪性リンパ腫）
　192, 194
FDG-PET/CT（膵リンパ上皮
　囊胞）　108
fluid-fluid level　122
FS-T1　220, 224, 225, 226
FS-T2　220, 222, 224,
　227, 234
fusiform type　20

G

Gray-Turner sign　41
groove 膵癌　153, 166

groove 領域の腫瘍　66
groove pancreatitis　66
　―― と groove 領域癌の鑑
　別　67
　―― の成因機序　67

H

Heavy T2　220, 227
　―― の有用性と短所　227
hepatoid carcinoma　175
　――（CT）　176
hypoplasia　32

I

^{I-123}MIBG シンチグラフィ　199
IgG4 関連病変　83
IPMC；intraductal papillaly
　mucinous carcinoma　114
IPMN；intraductal papillaly
　mucinous neoplasm　109
　主膵管型 ―― と慢性膵炎の
　鑑別点　56
ITPN；intraductal tubulopapil-
　lary neoplasm　116

M

MCN；mucinous cystic neo-
　plasm　98
MEN 1 型に合併する神経内分
　泌腫瘍　129
Mikulicz 病　83
MIP；maximum intensity
　projection　229
MPNST；malignant peripheral
　nerve sheath tumor　196
MR
　―― 画像の空間分解能, コ
　ントラスト　222
　―― 診断の弱点　43
　―― による急性膵炎の評価
　39
　―― による多血性充実性腫
　瘍の造影増強効果の判定
　129

MRCP
　── で注意すべき症例（膵癌）　152, 153
　── の経時的撮像　15, 22, 24
　── の種類　228
　── の使い分け　231
ms- ──　219, 228, 230, 231
ms- ── 撮像法　229
ms- ── の特徴　230
ss- ──　219, 228, 230, 231
ss- ── の多方向撮像　228
ss- ── の特徴　230

N

NET；neuroendocrine tumor
　── における主膵管狭窄・途絶所見　136
　── の T1 信号強度　135
　── G2　144
neurinoma　195
neuroendocrine carcinoma　146
neurofibroma　195
NK/T 細胞リンパ腫　193

O

Oddi 括約筋　15
　── 過緊張（機能不全）　17

P

partial agenesis　32
PET/CT（膵管内管状乳頭腺癌）　117
pheochromocytoma　195

S

Santorini 管　22, 28
　── 瘤　25
Santorinicele　25
SAR；specific absorption rate　236
sausage-like appearance　73
schwannoma　195
segmental arterial mediolysis　207
short MPD　152
skip lesions　73
speckled enhancement　73, 78
speckled hyperintensity　73

T

SPN；solid pseudopapillaly neoplasm　119

T

T1-in　220, 226
T1-out　220, 225
T1-speckled hyperintensity　76
T1 強調像　223
　── での膵癌検出　154
　── 高信号　226
T2　220, 223
T2-shine-through　233
T2 強調像　156, 223

V

VIPoma　126, 135
　──（CT）　136

W

Wirsung 管　22, 28
WON；walled-off necrosis　43, 44, 45

図を見てわかる　膵疾患の MRI
──知っておきたい撮像と読影・診断のポイント

2017 年 9 月 20 日　第 1 版 1 刷発行

編 著 者　渡邊　祐司，永山　雅子
発 行 者　増永　和也
発 行 所　株式会社 日本メディカルセンター
　　　　　東京都千代田区神田神保町 1-64（神保町協和ビル）
　　　　　〒 101-0051　TEL 03（3291）3901（代）
印 刷 所　株式会社アイワード

ISBN 978-4-88875-297-8
©2017　乱丁・落丁は，お取り替えいたします．

本書に掲載された著作物の複製・転載およびデータベースへの取り込みに関する許諾権は
日本メディカルセンターが保有しています．

JCOPY <㈳出版者著作権管理機構委託出版物>
本書のコピーやスキャン等による無断複製は著作権法上での例外を除き禁じられています．複製さ
れる場合は，そのつど事前に，㈳出版者著作権管理機構（電話 03-3513-6969，FAX 03-3513-6979，
e-mail：info@jcopy.or.jp）の許諾を得てください．